几十年临床效验集结

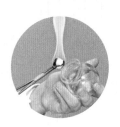

屡用屡效的拔罐方法

U0294929

拔除五十病全图解

主　编　欧阳顺　杨远滨

副主编　王　丹　田　伟

编　委　宋欢欢　祁婷婷　褚建朝　魏宪军　田静峰　张秋芬
　　　　周　静　何　龙　李雪超　赵来社　梁德星　李志跃

图文资讯与技术支持
　　　　王　丹　俞　祥　欧阳子为　郭永海　王珍珍　崔月星

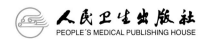

人民卫生出版社

PEOPLE'S MEDICAL PUBLISHING HOUSE

图书在版编目（CIP）数据

拔除五十病全图解 / 欧阳颀，杨远滨主编. -- 北京：
人民卫生出版社，2018
ISBN 978-7-117-27581-1

Ⅰ.①拔…　Ⅱ.①欧…　②杨…　Ⅲ.①拔罐疗法—图
解　Ⅳ.①R244.3-64

中国版本图书馆 CIP 数据核字（2018）第 241833 号

人卫智网	www.ipmph.com	医学教育、学术、考试、健康， 购书智慧智能综合服务平台
人卫官网	www.pmph.com	人卫官方资讯发布平台

拔除五十病全图解

主　　编：欧阳颀　杨远滨
出版发行：人民卫生出版社（中继线 010-59780011）
地　　址：北京市朝阳区潘家园南里 19 号
邮　　编：100021
E - mail：pmph @ pmph.com
购书热线：010-59787592　010-59787584　010-65264830
印　　刷：北京汇林印务有限公司
经　　销：新华书店
开　　本：889 × 1194　1/32　印张：13.5
字　　数：339 千字
版　　次：2018 年 11 月第 1 版　2018 年 11 月第 1 版第 1 次印刷
标准书号：ISBN 978-7-117-27581-1
定　　价：49.80 元

第1步

扫描下方二维码下载"约健康"APP

第2步

注册登录"约健康"

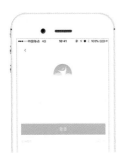

第3步

点击扫一扫

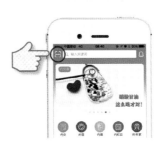

第4步

扫描每篇篇首二维码，观看视频

内容提要

　　本书首先介绍了拔罐的基础知识，以大量操作演示图片详细地介绍了拔罐疗法的操作步骤、适应证、技巧和注意事项。尤其是为了使操作者对拔罐疗法有更直观的印象，别出心裁地以真人秀视频形式展现了各种罐法的操作技巧和不同罐象的临床意义。同时在此基础上，以临床实例重点介绍了内科、外科、骨伤科、妇科、儿科、皮肤科、五官科50种常见多发病的具体拔罐方法，包括疾病概述、辨证分型、取穴图解、拔罐操作图解以及疾病调护，以备临床选用。本书理论联系实际，内容丰富翔实，文字通俗易懂，图文并茂，可操作性强，适合广大基层中医临床工作者、针灸爱好者及家庭保健者学习参考。

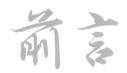

　　拔罐疗法是以罐为工具，利用燃烧、加热、抽吸等方法排除罐内的空气产生负压，使其吸附于腧穴或应拔部位的体表，造成局部组织充血或瘀血，产生良性刺激，以达到调整机体功能、恢复生理状态、祛除疾病、强壮身体为目的的一种物理性治疗方法。由于拔罐疗法入门容易，具有操作简便、器具价廉等优点，治病保健范围广泛，千百年来为广大医务工作者及民间所习用。

　　本书内容丰富翔实，文字简洁，通俗易懂，科普中透出专业，图文并解，可操作性强。拔罐部位的选取、操作要点和临床应用，一目了然。配有大量原创和原生态视频，便于操作者按图索骥轻松上手，尤其是附有大量拔罐后罐象密码图，便于操作者掌握拔罐疗法的"火候"。

本书共分为5章，首先介绍了拔罐的基础知识，以图文并解的方式详细阐述常用拔罐方法的操作步骤、适应证、技巧和注意事项。同时在此基础上，从临床实例重点介绍了内科、外科、骨伤科、妇科、儿科、皮肤科、五官科50种常见多发病的具体拔罐方法，包括疾病概述、辨证分型、取穴图解、拔罐疗法操作图解以及疾病调护。特别提示，除了位于前正中线或后正中线的穴位是单穴，其余穴位一般默认指双侧。图示中穴位点外有外圈者，表示可以拔罐。

此书存在的不足或错误之处，希冀读者不吝指正，以便再版时完善或修正！愿此书能起到抛砖引玉的作用，为您的健康提供帮助，成为广大基层中医临床工作者、针灸爱好者的益友。

陆军总医院　欧阳颀

2018年金秋于北京

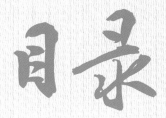

▎ 第二章 ▎
内科病症罐疗

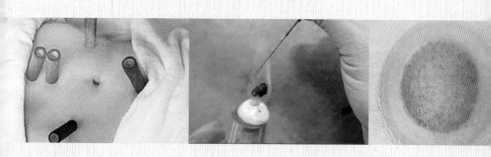

第三章

骨伤、外科病症罐疗

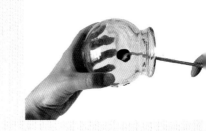

第四章

妇、儿科病症罐疗

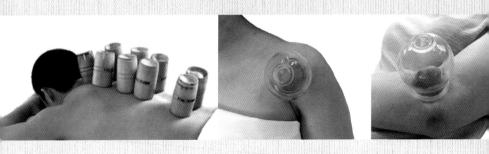

▍ 第五章 ▍
皮肤、五官科病症罐疗

第一章

拔罐疗法

基础知识

第一节
罐具与操作

一、拔罐疗法器具制备

（一）罐具的种类

罐具的种类很多，有兽角罐、竹罐、陶罐、金属罐、玻璃罐、塑胶罐、抽气罐、代用罐等。目前临床最常用的为竹罐、玻璃罐、真空抽气罐等，很多医疗器械店及药店有售。

1. 兽角罐

（1）材料与制作：用牛角或羊角加工制成，用于吸吮排气法。用锯在角顶尖端实心处锯去尖顶，实心部分仍需留 1~2 厘米，不可锯透，作为罐底。口端用锯锯平齐，打磨光滑。使用时将兽角罐的罐口紧按在应拔皮肤上，用嘴吸吮其顶部的开口以形成负压，然后用半融的蜡或湿面团封闭。

（2）优点：经久耐用。

（3）缺点：因动物犄角不易收集而很少应用。目前，云南、贵州等地，仍有人用兽角罐拔罐。

2. 竹罐

（1）材料与制作：随排气方法不同，选材、制作有些区别。竹制火罐因用火力排气，须选取质地坚实的老竹子，经得起火烤而不变形、不漏气；竹制水罐，因要用水或药液煮罐，蒸气排气，要选择尚未成熟但也不青嫩的质地坚实的竹子制作。

取坚固无损的细毛竹，截成长 6~9 厘米的竹管（不宜过长或过短，过长者重量较大，容易脱落，过短者由于管腔容积小，吸引力亦小，不易吸着），一端留节为底，另一端作罐口，用刀刮去青皮及内膜，制成形如腰鼓的圆筒。管壁的厚度为 0.2 ~ 0.5 厘米，口径约为 3 厘米、4.5 厘米、6 厘米不等。用砂纸磨光，使罐口平整光滑（图 1-1）。

（2）优点：轻巧、价廉、不易跌碎、比重轻、吸得稳，且取材容易、制作简便、便于携带。

（3）缺点：易爆裂漏气。不透明，难以观察罐内皮肤反应。

3. 陶罐

（1）材料与制作：用陶土烧制而成，罐的两端较小，中间略向外凸出，状如瓷鼓，底平，口径大小不一，口径小者较短，口径大者略长（图 1-2）。

（2）优点：此罐适用于火力排气法，吸力大，造价较低廉。

（3）缺点：质地较重，容易摔碎损坏，无法观察罐内皮肤变化。

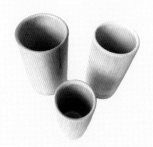

A. 竹制火罐

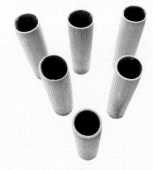

B. 竹制水罐

图 1-1　竹罐

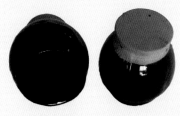

图 1-2　陶罐

4. 金属罐

（1）材料与制作：用铁、铜、铝或不锈钢等金属材料制成，形状如竹罐，口径的大小不一（图1-3）。

（2）优点：金属罐适用于火力排气法和抽气排气法，不易破碎，消毒便利。

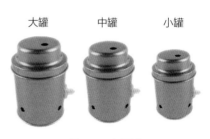

大罐　　　中罐　　　小罐

图 1-3　金属罐

（3）缺点：造价高，太笨重，不透明，无法观察拔罐部位皮肤的变化，尤其是传热太快，容易烫伤患者皮肤。目前已较少应用。

5. 玻璃罐

（1）材料与制作：系用耐热质硬的透明玻璃加工制成，形状如笆斗，肚大口小，罐口边缘微厚而略向外翻。按罐口直径及内腔大小，分为不同型号（图1-4）。

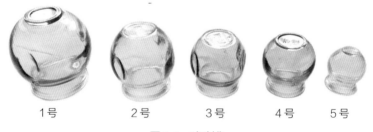

1号　　　　2号　　　　3号　　　　4号　　　5号

图 1-4　玻璃罐

（2）优点：罐口光滑，质地透明，使用时可直接观察局部皮肤的变化，便于掌握留罐时间。临床应用较普遍，多用于火力排气法，特别适用于走罐、闪罐、刺络拔罐及留针拔罐。

（3）缺点：导热较快，易烫伤，容易破碎。

6. 抽气罐　为一种用小药瓶、有机玻璃或透明的工程树脂材料制成，利用机械抽气原理使罐体内形成负压，吸附于选定部位皮肤上的拔罐方法。应用较多的有真空抽气罐、电动抽气罐和自制注射器抽气罐。

（1）真空抽气罐：罐具多为有机玻璃或透明工程塑料制成，形如吊钟，上置活塞便于抽气（图1-5）。

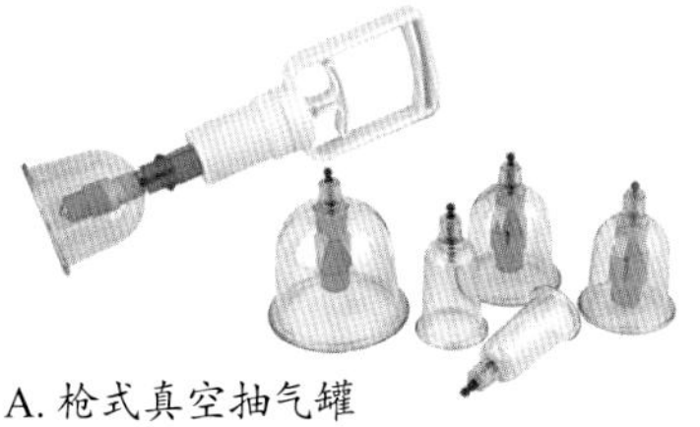

A. 枪式真空抽气罐

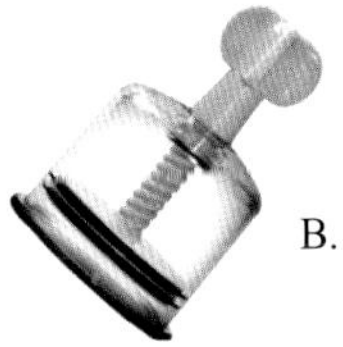

B. 旋钮式真空抽气罐

图1-5 真空抽气罐

优点：

① 罐体透明，易于观察罐内皮肤变化，便于实施针罐、药罐、血罐等手法。

② 罐口尺寸多样，适应人体各个不同部位，尤其是小部位和关节附近，并能自己给自己的后背拔罐。

③ 罐口边缘厚而外翻，且起罐容易，底端阀门排气，不易造成皮肤伤害。

④ 罐内负压可大可小，可根据病人的体质情况和病情随时调整，便于掌握拔罐时间。

⑤ 无烫伤之忧，较之传统意义上的火罐，使用更安全，操作更简便，且坚韧耐用，易清洗消毒，是目前较普及的新型拔罐器，可用于个人和家庭的自我医疗保健。

缺点：无火罐的温热刺激效应。

（2）电动抽气罐：即将罐具连接于电动吸引器，如"经穴电动拔罐治疗仪"等。抽气罐的优点是可以避免烫伤，操作方法容易掌握，负压的大小可以精准调整等。且可连接测压仪器，以随时观察负压情况（图1-6）。

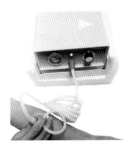

图1-6 电动抽气罐

（3）注射器抽气罐：罐具多用青霉素、链霉素药瓶或类似的小药瓶，切去瓶底并磨平滑，并完整保留瓶口的橡胶塞，以便于用注射器抽气时使用。这种自制罐适用于小部位和关节附近拔罐，缺点是罐口单薄略显粗糙，也容易破碎。

7. 塑胶罐

（1）材料与制作：用具有良好伸缩性能的耐热塑料、橡胶或胜胶压制而成。口径大小不一，形状因临床需要各异。多用挤压法，将罐具置于特定部位，用力在罐底压下，排出罐内空气，松手后即可吸拔在体表（图1-7）。

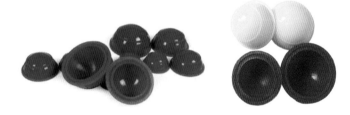

图 1-7　塑胶罐

（2）优点：消毒便利，不易破损，携带轻便，操作简单安全，可用于腕、踝、膝关节处和稍凹凸不平等特殊部位拔罐。留罐期间，不影响活动和功能训练。

（3）缺点：价格高，不宜控制压力，无法观察罐口内皮肤的变化，并易老化变形。

8. 代用罐

凡是口小腔大，口部光滑平整，不怕热，能产生一定吸拔力的器具均可选用。生活中最为人们所喜用的就是玻璃罐头瓶，其他如酒杯、空药瓶、小口茶碗等均可。所以，临证时，在没有专用罐具或在突发的紧急情况下，不必拘泥，可利用形状相似之物器代之（图1-8）。

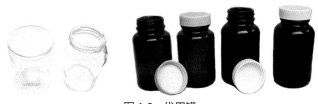

图1-8 代用罐

9. 复合罐具 随着科学技术的发展，拔罐疗法与现代科技相结合产生协同或增效作用，罐具配用治疗仪者越来越多，如刺血罐、电热罐、磁疗罐、红外线罐、紫外线罐、激光罐等多种，扩大了治疗范围。复合罐具目前仍限于少数医疗部门使用，尚未全面推广，故不多作介绍。

（二）辅助材料

拔罐治疗时，除根据拔罐部位面积的大小及治疗需要，选择一定数量的相应型号的罐具外，尚需准备排气所用的各种器具及辅助材料，以及防治皮肤损伤、晕罐等意外情况的药品和器械，如燃料、消毒用品、毛巾、镊子等。用竹罐时，要准备煮竹罐用锅、火炉（或电炉）等；使用药罐时，当备好需用的药品；应用走罐时，需准备润滑剂等。总之，应依据施术的方法不同而准备。

1. 燃料 火罐是以火热作为排气手段的，燃料一般常用乙醇棉球和纸片。

（1）乙醇棉球：常选用蘸有 75%～95% 乙醇溶液的棉球，家庭拔罐时无乙醇时，也可以用高度数的白酒代替。乙醇作为燃料具有热能高、火力旺，能迅速排出罐内空气，负压大，吸附力强等特点，当盖罐后火便速灭，不易烫伤皮肤。

（2）乙醇火把（视频1：火把制作）：临床常用自制火把蘸95% 乙醇溶液，火力足，拔火罐时方便有劲。火把制作有小技巧，一定要有倒钩，这样才不用担心火把反复使用时脱落。浸足乙醇溶液后，一定要敲或甩几下火把，防止乙醇滴落引起烫伤（图 1-9）。

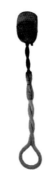

图 1-9　拔罐用火把

（3）纸片：是拔罐较为常用的燃料，宜选用质薄易燃者为好，而不选择厚硬及带色纸，以免燃烧不全、热力不足影响排气，或因纸厚造成炭灰坠落而灼伤皮肤。

2. 消毒清洁用品　选择常用的消毒液，一般多作为拔罐疗法与针刺、挑刺、放血配合使用时消毒局部皮肤和罐具之用，如 75% 的酒精、碘伏或 1% 的新洁尔灭等。

3. 针具　在拔针罐或血罐时，需要准备毫针、三棱针、皮肤针。

（1）毫针：用于针刺的毫针，一般以 1～1.5 寸的常用（图 1-10）。

（2）三棱针：常用的规格有大号、中号、小号三种，专为点刺和挑刺放血之用，适用于穴位及浅表静脉泻血。必要时，一次性采血针、粗毫针、注射针头，甚至缝衣针，均可替代三棱针（图 1-11）。

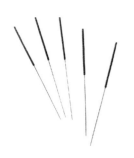

图 1-10　毫针

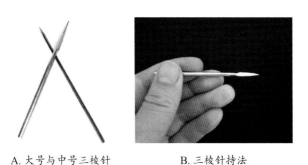

A. 大号与中号三棱针　　　　　B. 三棱针持法

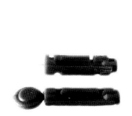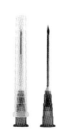

C. 采血针　　　　　D. 注射针头

图 1-11　刺血针具

（3）皮肤针：皮肤针样式有好几种，名称也各异，因针盘上针数多少的不同，如 5、7、18，又名梅花针、七星针、十八罗汉针。适宜浅刺皮肤泻血，一般以经络循行及神经、肌肉分布为依据，按自上而下、自外而内的顺序叩刺出血（图 1-12）。

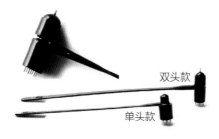

双头款

单头款

图 1-12　七星针

4. 润滑剂　对于一些特定的拔罐法需要一些介质作为润滑剂，以防止皮肤划伤或避免烫伤。润滑剂一般在接受治疗前涂在施术部位和罐口，以加强皮肤与罐口的结合密度，保持罐具吸力。临床常用的有如下几种。

（1）液体：选用能起到润滑作用的液体，如水、液状石蜡、植物油等，既可起到润滑作用，又可以增强拔罐时的吸附力。

（2）固体：选用质地柔软、细腻、光润的软质固体，如凡士林、面霜、B超使用的耦合剂等，既可起到润滑的作用，又可对局部皮肤起到濡润作用，以防止局部皮肤干裂。

（3）药物：常将有治疗作用的药物加工制成润滑剂，使其发挥润滑与治疗的双重作用。如瘀血明显时，常以红花油、松节油、按摩乳等作为走罐介质，以增强活血功能，提高治疗效果。

5. 药品　治疗因拔罐引起的皮肤损伤、晕罐等意外情况的药品，如烫伤膏、中枢神经兴奋药、速效救心丸等。

二、拔罐疗法的分类

拔罐疗法的种类很多，临床采用什么拔罐方法，应根据病情而定。不同的拔罐疗法，具有不同的治疗作用，特别是与其他疗法配合应用，其差异则更大。因此，合理选用拔罐方法，对提高临床疗效具有重要意义。

（一）以拔罐形式分类

1. 单罐法　即单罐独用，一般用于治疗病变范围比较局限的疾病、病变范围较小的部位或压痛点为一点，可按病变或压痛范围大小选用适当口径的火罐。如胃病在中脘穴拔罐（视频2：

中脘穴拔罐）；胁肋部挫伤，在压痛明显处拔罐；肱二头肌长头肌腱炎在肩内陵穴拔罐；网球肘选肱骨外上髁疼痛处拔罐；痈疖切开后或自溃后在其上拔罐以排脓等皆为单罐法（图 1-13）。

视频 2：中脘穴拔罐

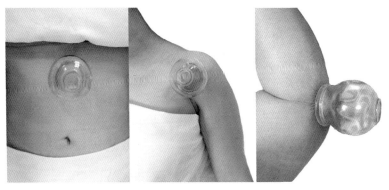

A. 中脘穴单罐法　　　B. 肩内陵单罐法　　　C. 肱骨外上髁疼痛处单罐法

图 1-13　单罐法

2. 多罐法

（1）适应范围：多罐法即多罐并用，一般用于治疗病变范围比较广泛，病变处肌肉较丰满的疾病，或敏感反应点较多者。

（2）操作要点：采用多罐法时，可根据病变部位的解剖形态和经络循行等情况，酌情吸拔数个至 10 余个。宜采取先上后下和从外向内的顺序；罐具的大小型号应当是上面部位用小号，下面部位依次用大号，不可上面用大号，下面用小号。根据布罐的方式不同可分为以下几种类型。

排罐法：是指沿经脉的循行线路，或按肌束、神经的走向成行排列吸拔多个火罐的方法。间距可密可疏，罐距小于 3.5 厘米称密排法，罐距大于 7 厘米称疏排罐法。如坐骨神经痛，选环跳、承扶、殷门、委中、承山等穴疏排置罐（视频 3：沿坐骨神经走行疏排置罐法）；腰背肌筋膜炎，沿风门、心俞、膈俞、肾俞、大肠俞等穴密排置罐（视频4：腰背肌筋膜炎密排罐法）。该法多用于慢性陈旧性病变、神经肌肉疼痛等病症。若身体强壮，罐具排列可以紧密些；若身体虚弱，罐具排列应稀疏些（图1-14）。

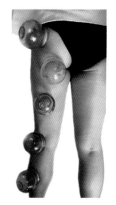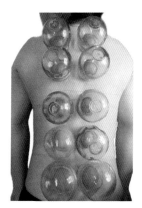

A. 沿坐骨神经疏排罐法　B. 腰背肌筋膜炎密排罐法

图 1-14　排罐法

视频3：沿坐骨神经走行疏排置罐法

视频4：腰背肌筋膜炎密排罐法

散罐法：又叫星罐法，适用于一人多种疾病或一病多种表现，反应不明显而零散选穴拔罐的病症，如肩周炎选肩髃、肩贞、肩前、曲池等穴位（图1-15）（视频5：肩周炎散罐法）。

神经节段拔罐法：是指治疗经络肢节病时，除在局部拔火罐外，还宜在支配病变部位的相应神经根部拔火罐的方法。如膝关节炎、膝关节损伤，除在局部拔火罐外，还要在腰椎第3至第5

节和骶椎第 1 至第 2 节拔火罐。再如胸痛、肋间神经痛、胸挫伤，首先需拔疼痛部位的神经根部，即胸椎两侧（图 1-16）。

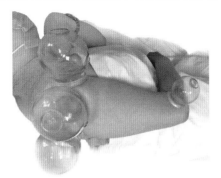

视频 5：肩周炎散罐法

图 1-15　肩周炎散罐法

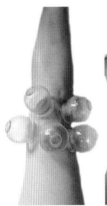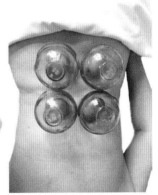

A.膝关节局部拔罐　　　　　　B.腰骶部拔罐

图 1-16　神经节段拔罐法

病变反射区拔罐法：是指治疗内脏疾病时，除在局部内脏器官的投影部位拔罐的同时，重点还应在内脏病变反射区有阳性反应物的部位加拔火罐的方法。如慢性浅表性胃炎，除局部拔罐外，还应重点在病变反射区（胸椎第 6 至第 9 节）拔火罐，可以明显改善症状（图 1-17）。

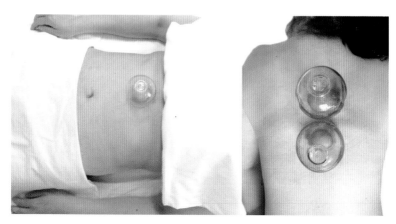

A. 中脘穴局部拔罐　　　　　B. 胸椎第 6 至第 9 节拔罐

图 1-17　病变反射区拔罐法

平衡罐法：也就是内脏神经调节吸拔法。此法在交感神经和副交感神经效应区拔火罐。如果某病需提高交感神经效应时，即在胸、腰部拔火罐；某病需提高副交感神经效应时，在颈、骶部拔火罐。如习惯性便秘的患者，多为交感神经兴奋性升高抑制胃肠蠕动，治疗时重点在腰、骶部拔火罐，能提高副交感神经兴奋，增加胃肠蠕动，达到治疗目的（图 1-18）。

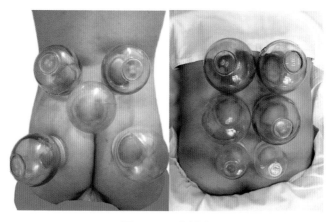

图 1-18　平衡罐法

3. 留罐法 又称坐罐法，指罐吸拔在应拔部位后留置一定时间的拔罐方法。

（1）适应证：留罐法可用于拔罐治疗的大部分病症，是最常用的拔罐方法。

（2）留罐分类：留罐时按皮肤表面的反应情况，又可以分为充血性罐和瘀血性罐。上罐后留置时，达到皮肤潮红，即起罐，为充血性罐。达到皮下出血，皮肤有紫点或紫斑时，为瘀血性罐（图 1-19）。

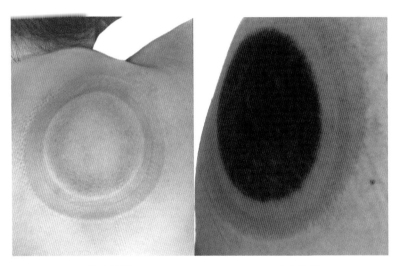

A. 充血性罐　　　　　　　　　B. 瘀血性罐

图 1-19　留罐法

（3）留罐时间：一般为 5 ~ 20 分钟，罐大吸拔力强的应适当减少留罐时间，夏季及肌肤瘠薄处，或其他配合热疗的如全科罐法、频谱罐法，留罐时间不宜过长，以免损伤皮肤；如需拔瘀血罐，时间可稍延长。若非必要不宜延长留罐时间，以免拔破皮肤或起水疱。

4. 闪罐法 是指罐吸拔在应拔部位后随即取下，再拔上，再取下，如此反复操作多次至局部皮肤潮红，或罐体底部发热为度的一种临床常用的拔罐方法。

（1）作用和适应证：此法的兴奋作用较为明显，通过反复的拔、起，使皮肤反复地紧、松，反复地充血、不充血、再充血，形成物理刺激，对神经和血管有一定的兴奋作用，可增加细胞的通透性，改善局部血液循环及营养供应，具有散风解表、疏经通络、补足正气之效。多用于外感表证、局部皮肤感觉障碍、肌肉痿弱，或一些功能减退的虚弱病症及中风后遗症等。

适用于身体各处，多用于皮肤不太平整、容易掉罐的部位。同时由于闪罐法属于充血拔罐法，拔后在皮肤上不留瘀紫斑，故较适合面部拔罐和小儿拔罐。

（2）操作要点：采用闪火法，操作时罐口应始终向下，棉球应送入罐底，棉球经过罐口时动作要快，避免罐口反复加热以致烫伤皮肤，操作者应随时掌握罐体温度，如感觉罐体过热，可更换另一个罐继续操作。同时为了加强刺激，对肌肤较松弛的部位可适当停留几秒，上提罐体以拉紧皮肤（视频6：面部闪罐法）。也可以与熨罐法配合使用，当闪罐法罐底发热时则可翻转罐体施用熨罐法，当熨罐法罐体变凉时，即可翻转罐体再采用闪罐法治疗（图1-20）。

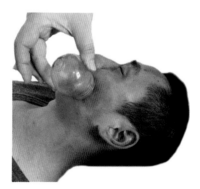

视频6：面部闪罐法

图1-20　闪罐法

（3）注意事项：有冷风直吹时，不宜选用闪罐法，因其通过反复刺激使腠理一直处在轻微开泄状态，并有约一半时间（闪罐间歇）暴露在外面，风寒之邪很容易乘虚而入。另外，闪罐法单次吸拔作用于体表的时间一般较短，拔下即起罐，再拔再起，其对经穴或患部的吸拔力量相对较弱且不持久，不易将体内深部的病邪吸之外出。

5. **走罐法**　又称推罐法、行罐法，为吸拔后在皮肤表面来回推拉罐具、扩大施术面积的一种拔罐方法。即在吸拔部位的皮肤或罐口边缘涂卜有润滑作用的介质，再以闪火法或抽气法将罐吸拔于所选部位的皮肤上，然后，医者用单手或双手握住罐体，用手法使罐体在皮肤表面一定范围内运动，直至局部皮肤潮红、深红，甚至起丹痧点时，才将罐起下（图 1-21）。

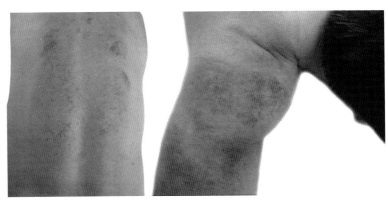

图 1-21　走罐法

（1）作用和适应证：此法在临床中较为常用，多用于颈背、腰臀、大腿等面积大而平坦、肌肉较丰厚结实的部位，常用于治疗外感、麻痹、肌肉萎缩、神经痛和风湿痹痛等。

（2）操作要点

走罐方向的选择

➢ 走罐时，罐体的运动方向以循肌肉分布方向或经络循行路线上为主，实证可用逆经走罐法，虚证多用顺经走罐法。

➤ 不同部位采用不同的行罐方法。一般腰背部宜沿垂直方向上下推拉，如治疗腰肌劳损时，即可循经在腰部的督脉和膀胱经进行上下往返移动的走罐治疗；胁肋部宜沿肋骨走向左右平行推拉；肩部、腹部宜采用转罐法或局部旋转移动，如治疗肩周炎时可以在肩部做顺逆时针走向的缓慢旋转；四肢部宜沿长轴方向来回推拉等。

走罐手法的把握： 常用的手法有推罐、拉罐、旋罐、滑罐、漂罐、摇罐等。

➤ 推罐：由医者胸前往远端移动罐体。

➤ 拉罐：由远端往医者胸前移动罐体。

➤ 旋罐：在移动罐体的过程中稍旋转罐体，使罐体运动轨迹呈"S"形或"~"形（视频7：旋罐法）。

视频7：旋罐法

➤ 滑罐：在移动罐体的过程中给罐体有上提之力，使罐体轻盈滑动。

➤ 漂罐：在移动罐体过程中使罐在一定方向、一定部位上突然停止，一般多停留于病灶处。

➤ 摇罐：走罐过程中在病灶处或病理反应点处停留且摇动罐体（视频8：推、拉、摇罐法）。

视频8：推、拉、摇罐法

走罐速度与吸拔力的结合： 将走罐速度的快慢与吸拔力的大小有机结合，能产生不同的效果，操作时应注意根据患者的病情和体质做出相应的选择。这种结合通常分为浅吸快移、浅吸慢移、深吸快移、深吸慢移4种。

➤ 浅吸慢移法：是指走罐时使肌肤隆起于罐内2~4毫米高，移动速度2~4厘米/秒。此法常用于走罐开始之初，以其较轻地吸拔，缓慢地走速，给肌肤一个轻浅的温煦刺激，有效缓解走罐带给患者的疼痛，提高患者对此疗法的接受度。

➢ 浅吸快移法：是指走罐时使肌肤隆起于罐体内 2 ~ 4 毫米高，以每秒 30 ~ 50 厘米的速度推罐，以皮肤微微潮红为度。此法吸附力轻，刺激力量小，有卫外固表祛邪之功，同时快速推拉罐体有按摩和刮痧的作用，可产生温热刺激。适用于外感表证、皮痹、麻木等症。

➢ 深吸快移法：使肌肤隆起于罐体内 4 ~ 7 毫米高，以每秒 15 ~ 30 厘米的速度推罐，以皮肤呈现红紫色为度。此法吸附力强、刺激力量大，有通经脉、调气血之效，常选背部腧穴或腹部经脉为主。多用于治疗某些经脉、脏腑功能失调的疾病。

➢ 深吸慢移法：使罐内肌肤隆起 7 ~ 10 毫米高，以每秒 3 ~ 5 厘米的速度推罐，以皮肤表面紫黑色为度。此法刺激量在走罐法中最大，作用层次深，有驱痼冷、荣筋肉之功，走罐部位以督脉、足太阳膀胱经上的背俞穴及皮部为主。常用于经脉气血阻滞、筋脉失养等病症，如寒湿久痹、坐骨神经痛、积聚、痛风及肌肉萎缩等。

（3）注意事项

润滑剂的选用：在罐口或皮肤上涂上诸如凡士林、液状石蜡、香油、B超使用的耦合剂之类的润滑油，一是便于推动，减少疼痛；二是避免皮肤损伤。若治疗风湿痹痛时，也可涂上风湿油、扶他林、红花油之类有治疗作用的药物作润滑剂，使其发挥润滑与治疗的双重作用。

罐具的选择：走罐时最好用闪火法吸罐。本法宜选用口径较大、罐口壁较厚且光滑无破损的玻璃罐或有机玻璃罐。

走罐的技巧：推罐时，用力均匀，要求罐口有一定的倾斜度，即后半边着力，前半边稍提起，速度据病情及耐受程度可快可慢。需加大刺激量时，可在移动过程中，将罐具向下重按。

背部走罐的妙处：背部走罐是目前临床采用最普遍的走罐疗法，可治疗许多疾病，如感冒、发热、咳嗽，消化不良、厌食、腹泻等症，腰背部软组织疾病以及痤疮、目赤肿痛、睑腺炎（麦粒肿）、口腔溃疡等五官病症。尤其是当走罐之后，那些隐而不现的病理反应点皆呈现出来，再用挑刺拔罐法，对久治不愈的疑难杂症，如气管炎、肺炎、哮喘、慢性肠炎、原发性高血压、盆腔炎、痤疮、湿疹等病症有良好疗效。

6. **发疱罐法** 是指通过延长时间、增大吸拔力量，或配合热疗等使罐内产生水疱而达到治疗目的的特殊拔罐方法（图 1-22）。

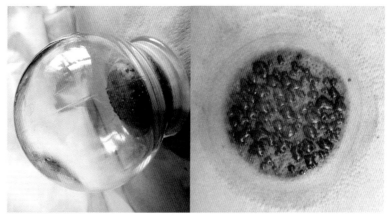

图 1-22 发疱罐法

（1）作用和适应证：与灸法的瘢痕灸、发疱灸相类似，若辨证准确，使用得当，发疱罐法可治疗许多疑难杂症。临床多用于感冒、水湿、湿温、酒毒等湿毒为患的疾病，最宜于治疗久病痰湿、痰瘀之疾，如顽固性湿疹、长期咳痰等。

（2）操作要点：拔罐发疱与留罐时间、吸拔力等有关。一般需要的留罐时间较长，为 15～60 分钟，即对穴位进行长时间刺激，非陈疾久痼不必选用此法。与疾病性质、患者体质也关系密切，如哮喘患者的膻中穴、酒精中毒患者的中脘穴、久咳患者的肺俞穴易起水疱。

（3）注意事项：本法忌用于水肿、瘢痕体质的患者。若患者
虽有水湿之邪但正气大虚，或痰湿不甚又皮肤薄弱，也要慎用发
疱罐法。因为此法在拔出痰湿、痰瘀的同时，正气也常随之而泄。
起罐后可见大小不等的水疱，小水疱可不必挑破，1～2天会自行
消退；大水疱可用灭菌针挑破放水，涂甲紫消毒即可（图1-23）。

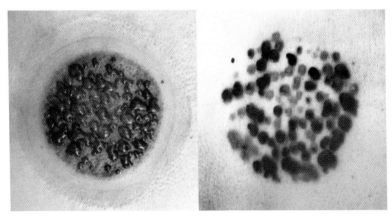

A. 小水疱　　　　　　　　　B. 自然吸收

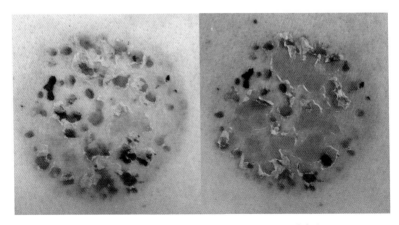

C. 结痂　　　　　　　　　D. 脱落愈合

图1-23 水疱的愈合过程

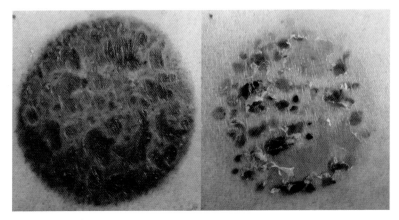

E. 大水疱针挑排出液体   F. 结痂愈合

图 1-23（续）

（二）以综合运用分类

1. 药罐法 有利于药物更多地被皮肤吸收，用药不同，药效各异，局部作用更为明显，兼有拔罐、药物的双重作用。可分为煮药罐法和贮药罐法两种。

（1）煮药罐法：用中药煎煮竹罐后吸拔，称煮药罐法。将根据病情配制好的处方药物装入布袋内，扎紧袋口，放入清水煮至适当浓度，再将竹罐投入药汁内煮 10~20 分钟，使用时，按水罐法拔于需要的部位上（图 1-24）。

本法的优点是温热作用好，可起到罐与药的双重作用，多用于治疗风寒湿痹证、感冒、咳嗽、哮喘、溃疡病、慢性胃炎、消化不良、银屑病等。所用的药液可根据病情灵活改变，一般多选用性味辛温、具有活血止痛作用的中药制成，如麻黄、蕲蛇、羌活、独活、防风、秦艽、木瓜、川椒、川乌、草乌、曼陀罗花、刘寄奴、乳香、没药、赤芍、当归、艾叶、红花等。

（2）贮药罐法：在罐内存贮一定量的药液吸拔，称贮药罐法。在抽气罐内或玻璃罐内事先盛贮一定量的药液，药液量为罐

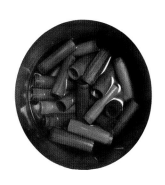

A. 煮药罐

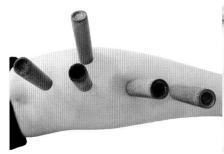

B. 循肌肉走行线吸拔

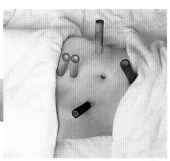

C. 腹部穴位吸拔

图 1-24   煮药罐法

的 1/3 ~ 2/3，使贮药罐吸附在皮肤上（注：药在罐中，罐吸附在皮肤上）。在应用贮药罐时，若应拔部位不在侧面，操作者手法又不十分熟练时，应先设法使患者的应拔部位调整为侧位再拔罐，以免拔罐时药液漏出，待吸拔后再恢复到舒适体位，此时应防止在活动中因肌肉过度牵拉而脱罐。必须使罐底朝上，这样药液才能充分浸渍于受术的皮肤表面，发挥其刺激作用（图 1-25）。

常用药为辣椒水、正骨水、生姜汁、红花油、两面针酊、风湿酒、止痛膏、金黄膏等。常用于风湿病、哮喘、咳嗽、感冒、溃疡病、慢性胃炎、消化不良、银屑病等。

2. 针罐法   是针刺与拔罐相结合的一种综合拔罐法，在临

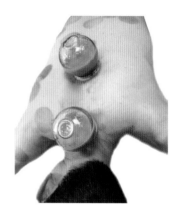

图 1-25　贮药罐法

床上颇为常用。

（1）作用和适应证：此法在相关穴位上实施操作，能起到针刺和拔罐相结合的双重效果，增强对经络穴位的刺激量，既可以疏通局部气血，达到舒筋通络、缓急止痛的作用，又可以通过针刺对深层经脉的调整，有利于阴阳的平衡和脏腑疾病的恢复。常用于比较顽固的病证，如风湿痹痛、陈旧性筋骨损伤、坐骨神经痛、腰椎间盘突出症等。

（2）操作要点：其具体操作也可分为两类。

留针拔罐法：选定穴位，针刺至得气，运用一定手法，留针于穴区，再在其上拔罐。留罐 10～20 分钟，待皮肤红润、充血或瘀血时，将罐轻轻起下，然后将针起出。

此法多用于体位略作变动影响不大的部位以及局部病痛而又病程较长者。留针拔罐时应该先按照毫针刺法操作要求认真进行操作，并结合各种针刺手法，促进局部产生"得气"后才能拔罐。

不留针拔罐法：系指针刺后立即去针，或虽留针，但须至起针后，再以针孔为中心拔罐的一种方法。

（3）注意事项：运用留针拔罐法时，应该注意手法的掌握和罐具、针具的型号选择，注意针柄、针尾不可触及罐体内壁。防止留针拔罐过程中，皮肤向罐内凸起，针尾触及罐底内壁而刺入更深层次，导致意外的发生，尤其胸背部、腹部、腰骶部深处有重要脏器的部位更需小心，胸部前后禁用留针拔罐法。

3. **火针拔罐法**　是火针与拔罐相结合的一种临床常用的治疗方法（图 1-26）。

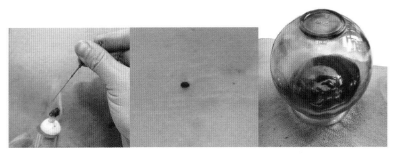

A. 烧针　　　　　　B. 点刺出血　　　　　　C. 加拔火罐

图 1-26　火针拔罐法

（1）作用和适应证：本法有温经散寒、软坚散结的作用，火针能够造成病变局部完全开放，再加上火罐强力的吸附作用，使局部毒邪与恶血尽数裹挟而出，受损周围组织得到新血濡养，从而达到止痛和愈病之功。适用于虚寒性胃痛、寒湿性关节炎、良性结节肿块等。

（2）操作要点：将火针针尖烧红至发白，迅速刺入选定的腧穴或病位，勿过深，快速出针，出针后立即拔罐 5～10 分钟。

（3）注意事项：火针治疗时宜快进快出，勿过深。注意避开血管、神经及颜面等暴露部位。出血性疾病或瘢痕体质者忌用本法。

4. **刺络拔罐法**　俗称"血罐法"，是刺血与拔罐相结合的一种临床常用的治疗方法。

（1）作用和适应证：刺络拔罐疗法偏泻的特性，能促使瘀血或水肿的排除，达到祛瘀生新、泻除毒邪、通经活络的目的。适用于病程短、症状较重，表现亢奋，具有红、热、痛、痒、游走不定等实证型患者，如中风、昏迷、中暑、高热、头痛、咽喉痛、目赤肿痛、睑腺炎、急性腰扭伤、风湿痛、痈肿、丹毒、皮肤瘙痒、感染性热病、高血压（实证型）等，皆可用此法治疗。此外，对重症、顽症及病情复杂的患者也非常适用，如对各种慢性软组织损伤、带状疱疹、神经性皮炎、神经衰弱、胃肠神经痛等疗效尤佳。对虚寒体质的患者一般不用此法。

（2）操作要点：临床操作有两种方法。

三棱针放血（刺络）拔罐法：即在应拔部位的皮肤消毒后，用三棱针点刺出血，再行拔罐，直至放出适量血液，以加强刺血治疗的作用。常用的刺法有以下几种。

➤ 缓刺：适用于肘窝、腘窝及静脉怒张处等部位的静脉放血，先在近心端用橡胶管进行结扎，并在皮肤表面适当拍打，或上下推按，使静脉血管充血明显后，刺入脉中 2～3 毫米立即将针退出（图 1-27）（视频 9：缓刺法）。

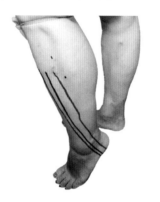

视频 9：缓刺法

图 1-27　缓刺法

➤ 速刺：适用于四肢末端十二井穴和十宣穴等穴位放血，此处一般不拔罐（图 1-28）。

➤ 挑刺：用三棱针挑破细小静脉或痣点，挤出少量血液（1～3 滴），适用于背部和耳后等处（图 1-29）。

➤ 围刺：围绕病痛区、肿处四周点刺放血（图 1-30）。

➤ 丛刺：用三棱针在某一较小部位，多次点刺，使之微出血（图 1-31）。

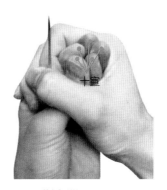

图 1-28　速刺法

A. 小痣点　　　　　　　　　B. 挑刺出血

图 1-29　挑刺法

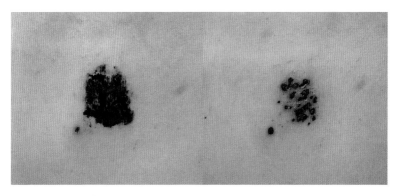

A. 病痛区围刺出血　　　　　B. 结痂

图 1-30　围刺法

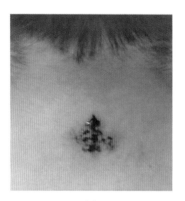

图 1-31　大椎穴丛刺法

➢ 散刺（又称豹文针）：用于面积较宽的部位，用一次性采血针进行循环散射状点刺，刺至皮肤发红渗血为度（图 1-32）。

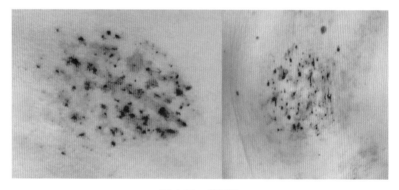

图 1-32　散刺法

皮肤针放血（刺络）拔罐法：皮肤消毒后，取消毒好的皮肤针，以右手拇指、中指、环指（无名指）握住针柄末端，示指（食指）伸直按住针柄中段，借助腕力上下挥动锤头状针盘，使针盘上的针尖与皮肤呈垂直角度反复击打。可在穴位上进行叩刺，也可循着经脉进行叩刺，还可在病变局部或周围进行叩刺。

刺激量分为轻刺、中刺、重刺 3 种，对于头面部、老年体质弱的患者及病属虚证、久病者，轻轻叩刺，以皮肤仅现潮红、充血为度；对于压痛点、颈背部、腰臀部、年轻体壮患者以及病属实证、新病者，可用较大力叩刺，以皮肤有明显潮红，并有微出血为度；对于一般患者，采取介于前两者之间的力度叩刺，以局部有较明显潮红，但不出血为度（图 1-33）。

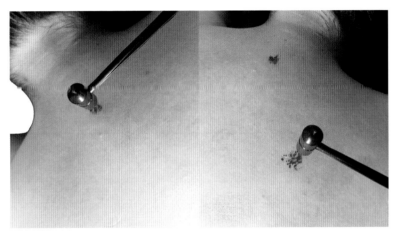

A. 梅花针反复重叩   B. 大椎渗血

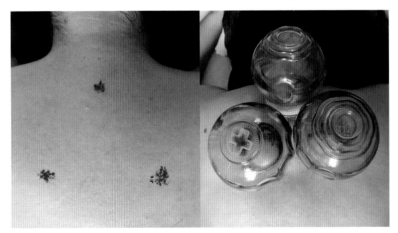

C. 大椎穴、肺俞穴渗血   D. 吸拔火罐

图 1-33 梅花针叩刺拔罐法

叩打的频率不宜过快或过慢，一般每分钟 60 ~ 90 次。皮肤针叩刺结束后，在局部进行闪火法拔罐操作，至放出适量血液。

（3）注意事项

◇三棱针点刺手法宜快捷准确，刺入不宜过深。运用采血针散刺或丛刺时应频率快、点刺次数多，甚至上百次。

◇使用皮肤针时，宜根据叩刺范围、面积，选择相应针盘大小和针尖数量的皮肤针，如梅花针、七星针或罗汉针。叩打时不要拉拽，也不要用力按压，而是要用腕力带动，落针要稳、准，提针要快，发出短促清脆弹响，并使针盘上的所有针尖同时接触皮肤表面。

◇刺后拔罐宜用透明罐具，以便于观察出血量和局部反应（图 1-34）。

◇留罐时间长短依不同部位和病症需出血的量而定，一般出血量控制在 20 毫升以内。当出血量达到实际需要时，不可继续留罐，起罐后消毒棉球按压擦净，再用碘伏擦拭消毒。针孔较大部位可用创可贴或输液贴覆盖固定。

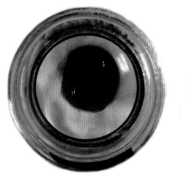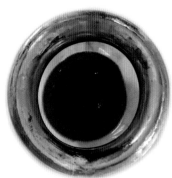

图 1-34　出血量

◇出血性疾病或瘢痕体质者忌用本法。

5. 灸罐法　是将拔罐与艾灸疗法相结合的方法。目的在于增强拔罐的刺激作用，以艾灸的药物和产生的温热作用来加强疏通经络、温经散寒、温化气血、祛除外邪等作用。

一般是先行灸法，再行拔罐。根据灸法的不同而分为单纯艾灸罐法、姜艾灸罐法、蒜艾灸罐法和药艾灸罐法 4 种。

（1）单纯艾灸罐法：选用清艾条点燃，使艾绒燃烧产生的热量对皮肤产生刺激，以患者耐受为度，直到皮肤潮红，温和灸10 分钟左右，然后拔罐。此法具有温经散寒作用，适用于风寒湿痛等。

（2）姜艾灸罐法：将艾绒捻成根据病情需要大小不同的上尖下大的圆锥柱状，将生姜切成厚约 2 毫米的薄片，用针刺小孔，贴在欲拔罐的穴位上，放上艾炷点燃，患者逐渐觉热并烧灼难忍时取走姜片，反复换姜艾，直到皮肤潮红为止，然后再行拔罐。隔姜灸拔罐法多用于腹痛、受寒腹泻等症。

（3）蒜艾灸罐法：将大蒜切成厚约 2 毫米的薄片，操作同姜艾灸罐法，多用于痈疽、瘰疬、痤疮、肺炎、气管炎、肠炎等感染性和风湿痹证。

（4）药艾灸罐法：根据病情在艾绒中加入适量药物粉末或易挥发药液，使药物燃后产生局部治疗或气味吸入的治疗作用，然后再行拔罐。其目的略同于药罐法。

6. 温罐疗法　指在留罐的同时，在治疗的部位上加用红外线、神灯、周林频谱仪、全科治疗仪等照射，以提高疗效，又可防止患者受凉的方法。此法兼拔罐和热疗的双重作用，多用于寒潮季节或有虚寒、寒湿的病症（图 1-35）。

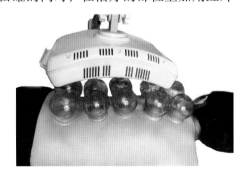

图 1-35　温罐疗法

7. **刮痧罐法** 是刮痧与拔罐配合使用的一种治疗方法，可加倍增强祛邪的力量。一般先刮痧后拔罐，亦可先拔罐后刮痧，前者较为常用。

使用时先在选定的施术部位（穴位）皮肤上涂抹适量刮痧润肤油，用水牛角刮板进行刮痧，待皮肤出现红、紫或紫黑色斑块时，然后再行拔罐术，尤其是刺血拔罐。拔罐部位可以是穴位（包括阿是穴），亦可是病灶点（刮痧后皮肤上红紫或紫黑明显处，用手触摸，皮肤下常有明显硬节或条索状物，压迫多有酸、麻、胀、痛等反应）。

此法扩大了治疗范围，可用于体瘦颈短、病变范围稍大，又难于走罐或排罐的病症，尤其适用于刮痧拔罐法。此法广泛运用于颈椎病（视频10：颈肩部刮痧）、肩周炎、腰椎间盘突出症、腰肌劳损、坐骨神经痛、哮喘、膝关节疼痛和屈伸不利、高血压、痤疮等病症，均有显著的功效（图1-36）。

视频10：颈肩部刮痧

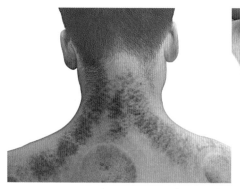
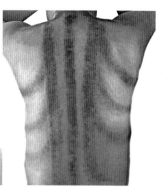

图1-36 刮痧罐法

8. **挑痧拔罐法** 是拔罐与挑痧配合使用的一种疗法。使用时，先在选定的部位或穴位上拔罐，最好用走罐手法。若留罐，时间应稍长，吸力应稍大，待皮肤上出现紫红或紫黑斑块后起罐，再在皮肤出现紫红或紫黑较明显处（一般此处皮下有硬结节，或大或小）用三棱针挑刺。每个部位挑刺 2 下或 3 下，以皮肤渗血、渗液为度，然后再加拔火罐，起罐后用棉球拭净，亦可涂 75% 酒精或碘酒。此法可用于中暑、感染性热病、风湿痹痛、痛经、神经痛等病症。

9. **按摩罐法**　是根据病情、病位和治疗目的，将按摩手法与拔罐有机地结合的一种应用方式。在拔罐的同时，以罐具作为按摩工具，直接发挥出按摩效果，如摇罐、转罐、提罐、点罐等都是其中之一。

（1）摇罐法：该法是对所留之罐均匀而有节奏的摇动，使罐体与皮肤产生松紧变化，以反复牵拉局部穴位或皮肤，增大局部刺激，产生不同程度的舒适感。其方法是手握罐体，顺时针和逆时针方向各均匀摇动罐体 20～30 次，力量均匀柔和，动作协调松快，如患者能耐受，可逐渐加大摇动角度和力量。摇罐时应注意用力要柔和，速度不宜过快，摇动的角度要适宜，太大容易把火罐摇掉或者患者不能耐受，太小达不到刺激量，起不到摇罐的作用。

（2）转罐法：该手法较剧烈，是在摇罐的基础上，增大摇扭旋转力量，牵拉程度更大，以促进血液循环，局部肌肉放松，增强治疗效果。多用于治疗软组织损伤、深部无菌性炎症所致的肌肉局部紧张疼痛的病症。其方法是先用闪火法将罐拔于皮肤上，然后手握罐体逐渐向左旋转 90°～180°，再向右旋转 90°～180°，如此来回转动，罐口局部肌肉皮肤一同牵拉旋转 20 次左右。操作时注意手法宜轻柔和缓，以患者能耐受为度，切不可强摇硬转，以免造成伤害。罐口应平滑，避免转动时划伤皮肤，在皮肤上涂适量的润滑油，可减轻疼痛。

（3）提罐法：先用闪火法将罐吸拔于皮肤上，然后将罐体向上轻缓提拉，力量强度逐渐加大，以不脱罐为宜，上提后放松，然后再提，如此反复 20～30 次，至皮肤出现瘀血为止。提罐促使肌肤上下移动振荡相应内脏，鼓舞和增强内脏功能。常用于腹部，对消化系统之胃脘不适、食少纳呆、腹痛泄泻、小儿疳积以及妇科痛经、月经不调等有良好的效果。提罐法应注意用力要适中，力量过大容易把罐拔掉，过小则达不到刺激量。

（4）熨罐法：也叫滚罐法，是在闪罐法的基础上演化而来的。当反复闪罐使罐体变热时，立即将罐体翻转，用温热的罐底按摩穴位或皮肤。使用熨罐法要掌握好罐的温度，温度过高容易烫伤皮肤，过低则达不到熨罐的效果。

（5）点罐法：就是在需要拔罐治疗的穴位或患处先用手指点按穴位或点揉患部后，再进行拔罐治疗的方法。点罐是将按摩的点穴与拔罐结合，由于拔罐多为吸拔和向上牵拉，通过点罐对深层肌腱、韧带产生作用，从而对肌痉挛、紧张起到良好的缓解和止痛作用。临床常用于治疗病情较急、疼痛剧烈之症，对软组织扭挫伤和劳损等症效果显著。

10. **其他罐法**　拔罐与现代科技结合产生协同或增效作用，在临床配合运用，扩大了治疗范围。

➢ 穴位红外线照射拔罐法：利用红外线的热辐射直接作用在经络穴位上或病变部位的压痛点，使之产生温热效应，再行拔罐，此法具有扶正祛邪、疏通经络的作用，适用于风湿性关节炎、腰肌劳损、慢性肾炎、冻伤、坐骨神经痛、神经性皮炎等病症。

➢ 穴位激光照射拔罐法：利用激光配合拔罐，具有消炎、镇静、抗过敏和调整神经系统功能，扩张血管、改善血液循环和促进新陈代谢等作用，一般选用小功率 He-Ne 激光，常用激光照射后再进行拔罐，亦可拔罐后在紫黑斑明显处照射。此法对支气管哮喘、过敏性鼻炎、慢性腹泻、神经官能症、痛经、遗尿等病症均有较好疗效。

➤ 紫外线拔罐法：即在拔罐前后配合紫外线照射的治疗方法。

➤ 全科罐法：即用全科治疗仪在拔罐前后或拔罐过程中配合使用的一种治疗方法。

➤ 其他：还有穴位药物离子导入拔罐法、经络导平拔罐法、穴位导电拔罐法、穴位磁疗拔罐法、穴位超声拔罐法、穴位臭氧拔罐法等方法。

（三）以排气方法分类

排气方法，是指采用一定方式排除罐具内部空气的方法。是拔罐前的一种必备操作，与拔罐效果关系尤为密切。其排气方法一般分为火力排气法、水（药）煮排气法、挤压排气法和抽气排气法。

1. 火力排气法——火罐法　是指利用热胀冷缩的原理，借助火焰燃烧时产生的热力，排出罐内空气，使之形成负压而吸着于皮肤上的拔罐法。火罐法的火力大小，要根据需要掌握好，如酒精多，火力大，则吸拔力大；酒精少，火力小，则吸拔力小。还有罐子扣得快，则吸力大；扣得慢，则吸力小。火力排气法具体来讲可分为以下五种。

（1）投火法

酒精棉球：操作时用镊子夹住酒精棉球，点燃后将酒精棉球投入罐内，迅速将罐扣在应拔部位。

软质纸：取软质纸稍折叠，折叠后的纸条长度要略短于罐具的高度，点燃后投入罐内，不等纸条烧完，迅速将罐扣在应拔部位，并稍加按压。

注意事项：此法因罐内有燃烧物质，为防止燃烧物下落而灼伤皮肤，患者最好取侧位，罐子呈水平横拔，或预先在施术部位按罐口大小，放个薄面饼或一层用水湿过的薄纸，然后再拔。

（2）闪火法

适用范围：此法适用于各种体位，特别适用于闪罐法和走罐法。

操作方法：用镊子夹酒精球点燃后，伸入罐内旋转一圈立即退出；或用一根长约10厘米的粗铁丝，将一端用脱脂棉和纱布包裹成一小鼓槌状，汲取酒精，点燃后伸进罐内旋转片刻，迅速抽出，立即将罐扣在应拔的部位上，此时罐内即可形成负压吸住皮肤（图1-37）。

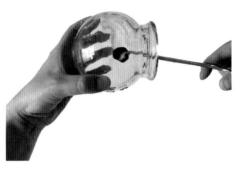

图1-37　闪火法

注意事项：蘸酒精不要太多，避免火焰随酒精流溢烫伤皮肤；酒精火焰，一定要朝向罐底，不可烧着罐口，也不宜在罐内停留时间太长，以免罐具过热而烫伤皮肤。可事前在应拔部位先抹些凉水，使局部降温，以保护皮肤不致烫伤。

（3）贴棉法

适用范围：此法也多用于侧向横拔。

操作方法：取一块大小约1厘米见方的棉片，拉薄后用酒精浸湿，贴在罐内壁上中段或底部，点燃后迅速将罐扣在应拔部位上，即可吸住。

注意事项：棉片所浸含的酒精应适量，酒精太多，燃着后会滴到罐口，烧伤皮肤，过少则不易贴在罐壁上。

（4）架火法

适用范围：此法适用于俯卧、仰卧的大面积部位及四肢肌肉平坦、丰厚的部位。

操作方法：取一不易燃烧及传热的块状物，直径 2 ~ 3 厘米，放在应拔部位上，上置小块酒精棉球，点燃后将罐具扣上，可产生较强吸力，使罐具吸住。它的优点是可以不受燃烧时间的限制（图1-38）。

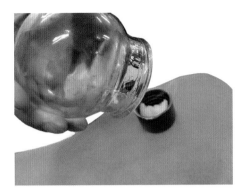

图 1-38　架火法

注意事项：要求酒精适量，间隔物小于罐口，动作轻柔，以防撞翻间隔物，导致烫伤。

（5）滴酒法

适用范围：此法适用于各种体位。

操作方法：将白酒或酒精滴入罐内 1 ~ 2 滴，转动罐体使其均匀分布于罐体和罐底（切忌涂入罐口，以免烫伤），点燃后迅速吸拔于应拔部位上。

注意事项：酒精不宜滴得过多，以免火焰随酒精流溢，烧伤患者。

2. 水 / 药煮排气法——水罐法（视频 11：水罐法）　是指利用煎煮水热力排去罐内空气，使之形成负压而吸着于皮肤上的拔罐方法。一般应用竹罐，先将罐放在锅内加水煮沸，用时将罐倾倒用镊子夹出，甩去水液，或用折叠的毛巾紧扪住罐口，以吸取水液，降低罐口温度，保持罐内的温度。然后，趁热迅速将罐扣在皮肤上，手持罐稍加按压约 30 秒，使之吸牢即可（图 1-39）。

视频 11：水罐法

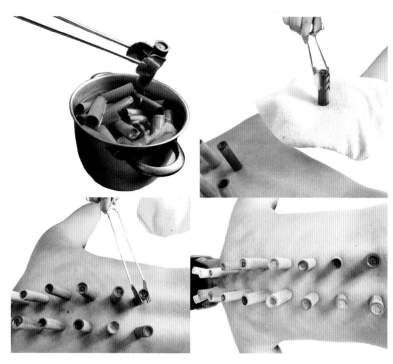

图 1-39　水罐法

3. **抽气排气法——抽气罐**　是指利用抽气枪或注射器抽出罐内空气，使之产生负压而吸着于皮肤上的拔罐方法。应用较多的有真空抽气罐、注射器抽气罐和电动抽气罐。对于大部分在家自疗的人，拔火罐容易烫伤，抽气罐则更适合使用，更容易掌握力度和控制松紧度（图 1-40）。

4. **挤压排气法——塑胶罐**　一般常用塑胶罐，用挤压法，将罐具置于特定部位，用力在罐底压下，排除罐内空气，松手后即可吸拔在体表，操作简单安全，但不宜控制压力和走罐等。常用的有易罐法（视频 12：易罐法）。

视频 12：易罐法

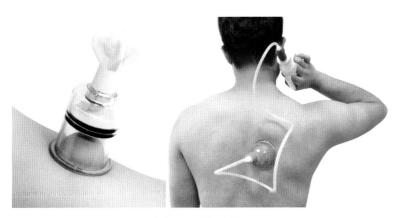

图 1-40 抽气罐法

易罐是用硅橡胶材料加以纳米科技制作而成的，可以随意吸附在人体皮肤表面，包括肩、肘、膝、踝等关节部位，并能随关节一起运动，起到松弛经筋、解痉止痛、降低末梢神经张力的作用。其用途广泛，对很多痛证即时见效，广泛运用于多种痛证及脊柱侧弯的治疗。由钟士元教授设计并获得发明专利（图 1-41）。

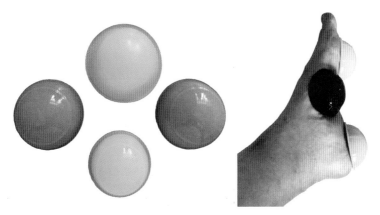

图 1-41 易罐法

（1）易罐的基本使用方法

负压法：先把易罐放在皮肤表面，用拇指按下，直至易罐中央接触到表皮后再放手。

中负压法：用双手把易罐捏扁后再接触到表皮。

高负压法：把易罐往内翻，使易罐中央接触到表皮后，再把易罐外翻，使易罐边缘紧贴皮肤后放手。

（2）易罐的进阶使用方法

闪罐：先用手指快速挤压易罐顶部使之变扁，松手后当易罐恢复原状，马上用拇指和示指对捏易罐的两边，使罐松下来。按照以上方法，连续在保健部位周围重复，至皮肤潮红为度。

摇罐：把易罐吸附在保健部位后，用五指轻扣在易罐的周围，然后反复做左右的摇动。

抖拉罐：把 2～6 个易罐吸在相应部位后，再分别用五指轻扣在易罐的周围，把相邻的两个易罐向相反的方向拉至皮肤绷紧，持续 3～5 秒后，再把易罐向左右方向抖动数下，抖动的方向要相反。

三、拔罐疗法的部位选择

拔罐疗法是点、线、面的结合，根据病情选取相应部位进行治疗，可单独吸拔一点，如某个穴位，或阿是穴、患处局部、病理反应点，也可选取多个部位，以线、面结合配伍拔罐。

（一）选点原则

准确选点是临证选取拔罐部位应该遵循的基本原则，包括穴位点、病理反应点或局部病灶处的选取。

1. **选取穴位**　由于拔罐的施术面积较大，对选穴的精确性要宽松些，在某些穴区，一罐下面可能含几条经脉和多个腧穴，特别是在四肢颜面部。

（1）近部取穴拔罐：近部取穴即是指在病变局部或距离比较接近的范围选取穴位的方法，是腧穴局部治疗作用的体现。

这种取穴法多用于治疗受病的脏腑、五官、肢体在体表部位明显和较局限的症状。如颈椎病选颈夹脊、大椎、肩井；面瘫局部选颧髎、地仓、颊车，近部取翳风；胃痛取中脘（图1-42）。

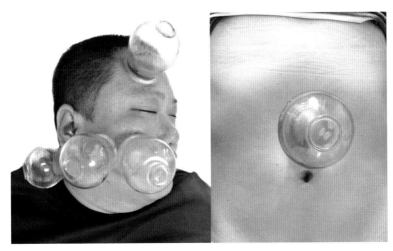

A. 面瘫近部取穴拔罐　　　　　　B. 胃痛中脘穴拔罐

图1-42　近部取穴拔罐法

（2）远道取穴拔罐：远道取穴是指根据经络走向和脏腑关系，选取距离病痛较远处的腧穴的方法，是"经络所过，主治所及"治疗规律的体现。

通常以四肢肘、膝关节以下的穴位为主，临床应用非常广泛。如腰痛吸拔足太阳膀胱经的委中穴，面瘫或牙痛吸拔手阳明大肠经的合谷穴（图1-43），胃痛吸拔足阳明胃经的梁丘穴、足三里穴等。

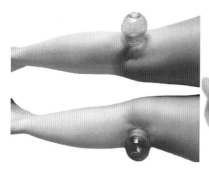 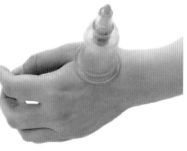

A. 腰痛委中穴拔罐　　　　　　B. 面瘫合谷穴拔罐

图 1-43　远道取穴拔罐法

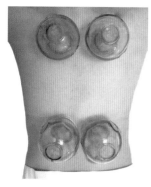

图 1-44　辨证取穴拔罐法

（3）辨证取穴：辨证选穴就是根据疾病的证候特点，分析病因病机而辨证选取穴位的方法。

临床有些病证，如发热、失眠、高血压病、慢性疲劳综合征以及肥胖症等，无明显局限的病变部位，而呈现全身性病症，此时宜采用辨证选穴。如心肾不交的失眠选取肾俞、心俞拔罐（图 1-44）；脾虚湿盛的肥胖症选脾俞、足三里拔罐。

另外，对于病变部位明显的病症，根据其病因病机而选取穴位也是治病求本原则的体现，如感冒取大椎、风门、肺俞拔罐的同时（图 1-45A），辨证加减，风热者加拔曲池、尺泽；暑湿者加拔足三里、阴陵泉（图 1-45B）；头痛者加拔印堂、太阳；气虚者加拔气海、足三里；血虚者加拔血海、三阴交；阳虚者加拔关元、命门。

（4）对症选穴：对症选穴是根据疾病的病变特点而选取吸拔穴位的方法，是腧穴特殊的治疗作用及临床经验的具体运用。

如泌尿生殖系统疾病取三阴交，心悸选内关，胃肠疾病选足三里穴，哮喘选定喘穴，退热选大椎、曲池、外关，腰痛选腰痛点等（图 1-46）。

2. **病理反应点或痣点**　在胸腹、腰背部出现的病理反应点或痣点上拔罐，可以疏通经络中壅滞的气血，起到治疗脏腑病变的作用。如临床上在背部痣点放血拔罐，可治疗多种疾病，如白癜风、痤疮、荨麻疹等，效果甚佳（图 1-47）。

3. **阿是穴或局部病灶处**　《千金要方·卷二十九》云："有阿是之法，言人有病痛，即令捏其上，若里当其处，不问孔穴，

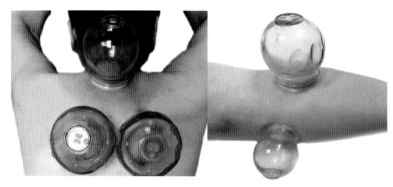

A. 大椎穴、风门穴、肺俞穴拔罐　　　　B. 暑湿者足三里穴、阴陵泉穴拔罐

图 1-45　辨证取穴拔罐法

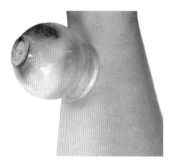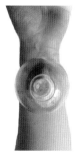

A. 泌尿生殖系统疾病三阴交穴拔罐　　　B. 心悸内关穴拔罐

图 1-46　对症取穴拔罐法

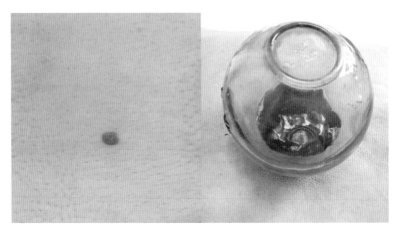

A. 病理反应点　　　　　　　　B. 病理反应点刺血拔罐

图1-47　病理反应点拔罐法

即得便快，或痛处，即云阿是，灸刺皆验，故曰阿是穴也。"在拔罐治疗中，可取阿是穴作配穴使用，也有作主穴使用的，如腰背痛则寻找压痛最敏感的地方进行拔罐。病变的局部也常常是拔罐的施术部位，如踝关节扭伤后的肿胀局部（图1-48），或痈肿疮疡的病变部位往往是关键的治疗部位；毒蛇咬伤时在伤口拔罐以吸出毒液等。

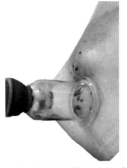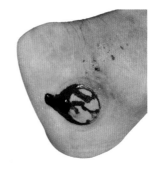

A. 踝扭伤局部刺血拔罐　　　　　B. 血罐出血量

图1-48　局部病灶处拔罐法

（二）选线原则

1. **经络循行线** 经络"内属于腑脏，外络于肢节"，沟通人体的内外表里，具有反映病候的特点。如腰背部正中的脊椎是督脉的循行线，它总督一身之阳经，统摄全身阳气和真元，为"阳脉之海"，刺激督脉之腧穴能够激发人体正气，用于体虚者有扶正功能；脊椎两侧的足太阳膀胱经贯通全身上下，统摄营卫，主一身之表，凡外感之邪入侵，必先犯太阳经，同时膀胱经第一侧线为脏腑腧穴之所在经，五脏六腑之经气皆输注于此，在有些疾病的病理过程中，常可在其循行通路上，或在经气聚集的某些背俞穴上，出现一些类似激痛点，或结节、条索物样的病理反应点。因此，在这些经络腧穴上施以拔罐疗法能够起到调节脏腑营卫之气、抵御外邪入侵的作用。在运用拔罐疗法治疗疾病时，大多选用腰背部督脉或者膀胱经的循行线作为施治部位。

2. **肌肉的起止点及肌腹** 拔罐疗法在骨伤科应用较广，尤其是软组织损伤性疾病，常在病患肌肉的起止点或肌腹上拔罐治疗。如拔罐治疗冈上肌损伤，常在其起点肩胛骨冈上窝和止点肱骨大结节附近上罐；拔罐治疗胫骨前肌损伤导致的背屈无力，常自其起点胫骨外侧踝附近向下推拉走罐数遍，同时还选择在其拮抗肌位于小腿后侧腓肠肌上拔罐。

（三）选区 / 面原则

十二皮部是十二经脉功能活动反映于体表的部位，也是络脉之气散布的所在。其分布区域，是以十二经脉在体表的循行分布范围为依据的。由于二十皮部居于人体最外层，又与经络气血相通，故是机体的卫外屏障，起着保卫机体、抵御外邪和反映病证的作用。

脏腑经络的病变，可以在人体相应的皮部反映出来。如面部是肺经、胃经的皮部；阴部是肝经、肾经的皮部；胁部为肝胆经的皮部；背部为膀胱经的皮部等。当体内脏腑病变反映在十二皮部上，疾病相对应的部位皮肤会发生色泽、形态，甚至温度的变化，出现痣点，或青或红或褐或有突起的疹点。拔罐疗法属外治法之一，是通过施治于人体之体表皮肤来达到治病的目的，因此，相应皮部的拔罐，可通过皮部与经脉络脉乃至脏腑气血的沟通和内在联系而发挥治疗作用，皮部是拔罐疗法的重要上罐区。

张国瑞教授根据气街理论提出的"背腰三部区"可资临床寻找拔罐部位时借鉴。

肩背区：约第 6 颈椎以下至第 7 胸椎棘突下的肩背部区域。多用于治疗心、肺、气管、胸廓的病变，头面部、胸背部病症，上肢疼痛、麻木及运动功能障碍等，如头晕、头痛、心悸、胸闷、气短、咳喘、胸痛、颈肩痛、手臂肘腕疼痛等病症。

腰背区：约第 7 胸椎棘突下至第 1 腰椎棘突下的背腰部区域。多用于治疗肝、胆、脾、胃、大肠、小肠、三焦病，以及上腹部、背腰部病症，如肝区胀痛、胆囊炎、消化不良、急慢性胃炎、肠炎、腹痛、便秘等病症。

腰骶区：约从第 1 腰椎棘突下至长强穴的腰骶部区域。多用于治疗肾、膀胱、生殖系统病症，以及腰部、臀部、下肢各部位的病变，如肾炎、膀胱炎、痛经、带下、阳痿、腰椎骨质增生、椎间盘脱出、坐骨神经痛、下肢麻痹、瘫痪、疼痛等病症，并可用于强身壮体保健。

临床中可以根据以上所述分区及主治范围，结合背腰部检查之阳性所得（如反应性疹点、压痛点等）而选定拔罐部位。一般首先按先上后下，先中间后两侧，先左后右的顺序望诊，仔细观察背腰部皮肤有无光泽改变，皮肤潮红与否，有无皮损、脱屑、瘀点、凸起与凹陷等。然后按正中线（督脉）→脊旁 0.5 寸（华伦夹脊穴）→脊旁 1.5 寸腧穴（膀胱经第一侧线）→脊旁 3 寸腧穴（膀胱经第二侧线）顺序切诊。双手同时对称地检查左右两侧，用循摸、触压等方法，以发现有无压痛、结节，感知肌肉紧张度、皮肤温度和湿度的改变，以及有无酸、麻、胀等敏感反应。若发现阳性反应点，即可作为施术部位之一。诊察时，背俞穴处为望诊、切诊的重点，若一侧发现阳性反应，应与对侧比较；若两侧同时出现反应，则更有意义。

四、拔罐疗法操作流程

（一）拔罐前准备

仔细检查患者，以确定是否为适应证，有无禁忌，并根据病情，制定拔罐处方。同时加强交流沟通，对患者说明施术过程，消除患者的紧张因素和恐惧心理，增强其治疗信心。保持室内温暖，躲开风口，防止着凉。

（二）体位选择

患者的体位正确与否，关系着拔罐的效果。正确的体位应使患者感到舒适，肌肉能够放松，施术部位可以充分暴露。一般采用的体位有以下几种。

（1）仰卧位：适于前额、面部、胸部、腹部及上下肢前面和侧面。

（2）俯卧位：适于背部、腰骶部、臀部及上下肢后面和侧面。

（3）侧卧位：适于侧头面部、胁肋部、腰腹部、髋部及下肢侧面和后面。

（4）俯伏坐位：适于项部、上肢、背部、腰骶部及膝部。

在不影响取穴的前提下，一般多选卧位，一是此体位患者易于放松配合，二是能相对充分地暴露拔罐部位，三是罐具不易脱落摔碎。

（三）器具准备

1. **选择合适的罐具** 根据病情及部位，选择足够数量的、适宜口径的罐具，一般口径和容积大则吸力大，口径和容积小则吸力小。肩、背、腰、臀、大腿等部位和身强力壮、新病痛证的患者多选大罐；颈项、上肢、胸腹小腿，以及老年人、久病重病者，选用中罐；头面部、关节部位、掌背、足背等部位，则选用小罐。拔罐前应仔细检查罐口是否光滑，罐体有无裂痕，如用抽气罐，需检查真空枪和罐具阀门等，以免损伤皮肤，或中途罐体破裂、漏气。

2. **配齐辅助用具** 如果用火罐法，应同时配备95%乙醇、点火工具（火柴或打火机）；走罐法需选用合适的润滑液，以刮痧活血润肤油为佳；采用针罐、刺络拔罐等则需配齐消毒剂、无菌针灸针、三棱针或皮肤针；使用药罐时，需要准备煮罐的配方药物、电炉和煮锅等。

（四）清洁吸拔部位

1. **吸拔部位和罐具的清洁** 在选好的治疗部位上先用毛巾浸温水洗净患部，再以干纱布擦干。为防止发生烫伤，一般不用酒精或碘伏消毒。如果施行针刺或刺络拔罐时，则必须以酒精或碘伏消毒，待皮肤干燥后再拔罐。

2. **特殊部位的处理**

（1）备皮：如因治疗需要，必须在有毛发的地方或毛发附近拔罐时，为防止引火烧伤皮肤造成感染，应先剃毛。

（2）面垫：若吸拔部位凹凸不平或有多头痛、溃疡等，宜采用面垫罐法。方法是用水将面粉调成长约10厘米粉笔样的面棒一根，围成一圈，将其压成面垫圈，要求面垫圈内缘小于罐口，外缘大于罐口，垫在应拔部位，用火力排气法进行拔罐。

（3）温敷：若患部因疮疡而干硬者，宜用预先消毒的温湿毛巾敷患部数分钟，使患部浸软，然后再采用面垫罐法，以避免拔罐时过于疼痛。

（五）按需施术

以拔火罐（视频13：背部闪火法拔罐）为例，将选好的部位显露出来，根据需拔罐的部位，选择大小适宜的罐具，顺手（或左或右手）执罐按不同燃火方法扣上。拔罐动作需稳、准、快。

视频13：背部闪火法拔罐

（六）观察拔罐反应

拔罐过程中，应注意询问患者的感觉，并仔细观察罐内皮肤隆起程度及皮色变化，根据不同情况做出相应处理。既要防止吸力不够，火罐脱落，影响疗效，又要避免因拔罐时间过长、吸力过大而出现较大水疱。

若因吸力过大产生疼痛，即应放入少量空气。方法是用左手拿住罐体稍倾斜，以右手手指按压对侧的皮肤，使之形成一微小的空隙，使空气徐徐进入，到一定程度时停止进气，重新扣好。若感到吸拔无力，可起下来再拔1次。

留罐期间，应为患者加盖衣被，或配合使用热疗仪器，如全科治疗仪、频谱治疗仪、红外线灯等照射治疗，以免受凉，但也要注意温度不宜过高，以免诱发罐内出现不必要的水疱。

（七）起罐

1. 起罐方法　根据使用罐具、排气方法的不同，起罐一般分为手工起罐法和自动起罐法两种。

（1）手工起罐法：常规手法是用一手握罐将其稍倾斜，另一手拇指在近罐口缘处挤压皮肤，使罐口与皮肤之间形成空隙，空气进入罐内，则罐具自落（视频14：玻璃罐起罐法）。切不可生拉硬拔或旋转罐具，以免损伤皮肤、产生疼痛。若用塑胶罐时，可用力挤压罐具，则负压消失，罐具自落。若是起血罐，需注意个人自身的防护和局部的消毒（视频15：血罐起罐法）。

视频14：玻璃罐起罐法

视频15：血罐起罐法

（2）自动起罐法：使用真空拔罐器，起罐更为安全方便，方法为一手握罐，一手拉起罐底阀门，气从阀门入内，罐就自然脱落。

2. 起罐顺序　在起多个罐具时，要按照拔罐先后顺序而定，原则是先拔先起，后拔后起。还要注意上下顺序，如在背部拔多个罐时，应按先上后下起罐。这样起罐，可防止发生头昏脑涨、恶心呕吐等不良反应。

（八）起罐后的局部处理

（1）起罐后，局部皮肤若出现水蒸气，可用棉球擦干。

（2）拔出脓、血者，应用无菌棉球清洗干净，针口应用碘伏局部消毒，并覆盖创可贴或输液贴。

（3）皮肤下出现的紫红斑点属正常反应，无需特别处理，局部出现较大水疱者，以无菌针头刺破水疱下缘，放出渗出液，涂以甲紫，必要时覆盖无菌纱布，防止感染。

（4）局部紧绷不适，可轻轻按揉，使其放松；皮肤干皱或裂纹，可涂植物油或刮痧油。

（5）治疗全部结束后，应休息5～10分钟，避风寒，以确保疗效。

五、拔罐疗法作用原理

（一）吸毒排脓，促进伤口的愈合

拔罐在古代的初始作用就是"拔出脓毒，以治疮疡"。拔罐的负压吸引，有利于病患局部脓液、渗液、细菌产生的毒素以及溶组织酶等延迟伤口愈合的其他物质的排出；有利于刺激肉芽组织生长，收缩伤口创面，从而达到促进伤口愈合的目的。如外伤感染伤口、痈、疖肿等，临床试验已证明，拔罐可促进该类疾病伤口的愈合和恢复，迅速减轻症状。

（二）牵拉肌筋膜，调整组织结构，改善功能

炎症、损伤或压迫等容易引起局部肌筋膜张力的异常变化，导致局部组织缺氧、痉挛、粘连，甚至结构移位等。拔罐的负压吸吮、牵拉、挤压，对皮肤和浅层肌筋膜而言是一种较好的良性刺激，能松解浅筋膜，减少或消除致痛物质对神经末梢的刺激，从而缓解局部痉挛，减轻或消除粘连，调整局部组织结构，整复异位，恢复正常的肌筋膜及关节功能活动。

（三）促进血液循环，加快新陈代谢

拔罐疗法对皮肤局部组织的影响是一个动态变化过程，其负压牵拉刺激及温热作用能使局部毛细血管扩张，促进局部血液循环，改善充血状态，加快新陈代谢，使机体内的废物、毒素加速排除，改善局部组织的血液供应和营养状态，提供更多营养物质和氧气到细胞。增加局部组织的耐受性和抗病能力，进而通过反

射机制调整全身。

（四）调整免疫功能，增强自身抵抗力

拔罐治疗时罐内形成的负压作用，使局部毛细血管充血甚至破裂，出现红细胞自身溶血现象，是一种良性刺激，不仅可以加强局部新陈代谢，而且有效地调动了体内的免疫功能，溶血释放出的组胺、5-羟色胺、神经递质等物质，随体液周流全身，通过神经内分泌调节，引起局部和全身的应激反应，提高白细胞和网状内皮细胞的吞噬能力，增强皮肤对外界变化的耐受力和敏感性，从而在不同程度上提高机体的抵抗力，促使疾病好转。

（五）兴奋神经，调整机体功能状态

拔罐的温热、机械刺激及负压吸引作用可兴奋拔罐局部的各种感受器，进而兴奋不同的神经纤维，至此拔罐给予的良性物理性刺激就转化为生物有效电信息（即神经冲动），该信息一方面传至中枢的不同水平，经整合后沿下行纤维传出，调节相关内脏组织的功能；另一方面，可通过局部反射弧而发挥调节作用。如临床最常见的走罐部位——腰背部区域，它与脊神经和交感神经密切联系，其深层就是分布于脊柱两侧的交感神经节。因此，腰背部脊柱两侧拔罐可调整多种内脏功能紊乱。

总之，拔罐疗法作用机制复杂，涉及神经-内分泌-免疫等众多的环节和物质。拔罐所引起的局部良性物理性刺激如何转化为机体生物学有效信息，这是拔罐疗法起效的始动环节。充分认识清楚这一始动环节，才能万变不离其宗，抓住该疗法作用机制的核心。

六、拔罐疗法的特点和优势

（一）价廉高效，安全实用

拔罐疗法治疗疾病，操作简单，而且只刺激皮肤和浅筋膜，不深入至机体内，一般不会有危险发生，较之刮痧、针灸等刺激的痛楚，拔罐更容易被患者所接受。并且因其构造简单，成本低廉，操作时又不需要复杂的辅助工具，所以能在很大程度上减轻患者的负担。

（二）异病同治，重在调整

拔罐治病是刺激人体一定的体表部位、穴位或经脉循行路线而达到治病的目的，根据拔罐的力度以及手法的不同，可以针对皮肉脉筋骨的不同层次产生不同的调理作用，充分体现了拔罐疗法在治疗疾病中的整体良性调节作用。

（三）取用灵活，罐法多样

拔罐疗法吸拔部位广泛，即使取穴，也不像针刺取穴那么难，十分简便易学，适合基层单位和家庭个人普及应用。尤其是把留罐、闪罐、走罐等多种操作方法与针刺、艾灸、挑治、药熏等相结合，扩大了其适用范围，对内、外、妇、儿科及皮肤、五官各科不少病症均有较好的疗效。

（四）应用广泛，止痛效显

拔罐疗法的应用范围广泛，临床上已从早期的治疗疮疡发展到用来治疗包括内、外、妇、儿、皮科及五官科等多种疾病，且具有明显的缓解疼痛作用，无论内科的头痛、腹痛、胆绞痛、风湿痛，还是伤科的软组织急慢性损伤，如落枕、急性腰扭伤等，抑或是皮科的带状疱疹神经痛，通过拔罐皆可即时见效，尤其是刺络拔罐法的止痛效果更为突出。

（五）强身健体，未病先防

拔罐疗法不仅可以治疗疾病，也是一种健身防病的方法，健康人定期施用，或病愈后进行调理，可以改善皮肤营养，增强体质，舒畅身心，提高抗病和防御能力，起到无病能防、有病能治的效果，从而达到祛病健体、延年益寿的目的。

七、拔罐疗法适应证和禁忌证

（一）适应证

1. **内科**　中暑、感冒、咳嗽、哮喘；呃逆、胃脘痛、呕吐、泄泻、便秘、腹痛；癃闭、遗尿、尿频、遗精、阳痿；头痛、眩晕、胁痛、不寐、脏躁、偏瘫、痿证、痹证等。

2. **外科**　红丝疔、丹毒、有头疽、疖肿、乳痈、脱肛、胆绞痛、术后腹胀等。

3. **妇产科**　痛经、月经不调、带下病、绝经前后诸证、产后缺乳、产后腹痛、产后发热、产后尿潴留等。

4. **儿科**　小儿发热、小儿呕吐、小儿泄泻、小儿厌食、小儿消化不良、小儿遗尿等。

5. **骨科**　软组织损伤、落枕、颈椎病、肩关节周围炎、肱骨外上髁炎、肌筋膜炎、肋软骨炎、急性腰扭伤、腰肌劳损、第3横突综合征、腰椎间盘突出症、骨关节炎等。

6. **五官科、皮肤科及其他**　目赤肿痛、睑腺炎、咽喉肿痛、牙痛、耳鸣耳聋、颞下颌关节紊乱症；痤疮、缠腰火丹、银屑病、湿疹、瘾疹、白癜风、斑秃；单纯性肥胖症等。

（二）禁忌证

1. 症情宜忌

（1）凝血机制不好，有出血性倾向疾病（如血友病、血小板减少性紫癜、咯血以及白血病等）或损伤后出血不止的患者，不宜拔罐，尤其禁刺血拔罐。

（2）皮肤严重过敏者、皮肤溃疡者或皮肤患有接触性传染病（如癣疥类）者不宜拔罐。

（3）皮下肿瘤或不明包块、开放性软组织损伤、各种类型的骨折患者不宜拔罐。

（4）中度或重度心脏病、肺结核活动期、肾功能不全者不宜拔罐。

（5）糖尿病和低血压患者尽量不要刺血拔罐，以免并发其他炎症或加重病情。

（6）体质特别虚弱的老年人、狂躁不安不合作者，不宜拔罐。

（7）醉酒、过饥、过饱、过渴、过劳或刚结束剧烈运动者，慎用拔罐。

（8）长期使用抗凝剂者，如肝素、阿司匹林、玻力维片等，慎用拔罐。

2. 部位宜忌

（1）心尖部、体表大血管处以及皮肤瘢痕处不宜拔罐。

（2）乳头、前后二阴、肌肉瘦削或骨骼凹凸不平及毛发过多的部位，不宜拔罐。

（3）有颈动脉斑块形成的老年人，切忌在颈部两侧拔罐。

（4）局部皮肤破损溃烂或丧失弹性者，局部不宜拔罐。

（5）同一部位不宜天天拔罐，拔罐的斑痕未消退前不宜再拔。

（6）皮肤细嫩处、面部，忌重手法拔罐。

（7）妊娠期妇女的腰腹部、胸乳部以及合谷、血海、三阴交等穴位不宜拔罐；吸拔其他部位时，手法也应轻柔，以免引发孕妇流产。

（8）6岁以下儿童、70岁以上老年人罐疗忌用重手法，不可久留罐。

第二节
疗程与罐象

一、拔罐疗法吸拔时间和疗程

吸拔时间和疗程与拔罐疗法的疗效密切相关，只有掌握正确的吸拔时间和疗程间隔，才能达到治疗目的，收到满意的治疗效果。

（一）吸拔时间

吸拔时间的长短，是拔罐疗法最应该把握好的重要因素。那么，究竟吸拔多长时间好呢？原则上宜根据不同的拔罐方法和上罐部位，结合患者的年龄、体质、性别、病情轻重缓急及耐受程度，灵活掌握。总之，拔罐时应边拔边诊，中病即止，断无拔上罐就可以计时不管之理。

1. 不同罐法

（1）闪罐法、走罐法的治疗时间，以局部或罐下皮肤出现潮红或花红豆点的丹痧、痧块、瘀斑等为度（图1-49）。

（2）留罐法则因要求不同而长短有异，如仅要求局部皮肤出现潮红、紫斑等反应时，一般留罐时间10～20分钟（小罐吸拔力弱，1次可拔15～20分钟；大罐吸拔力强，可适当缩短时间，1次可拔5～10分钟），否则可能会起水疱；若治疗要求局部起水疱以祛湿邪时，则一般可延至20～40分钟，甚至更长时间（图1-50）。

（3）温罐法若无起水疱之主观意愿，留罐时间宜控制在10分钟之内。

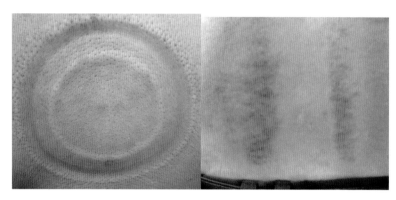

A. 闪罐法的罐痕   B. 走罐法的罐痕

图 1-49 罐痕

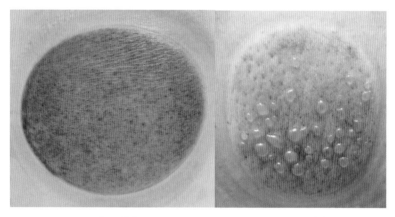

A. 紫斑罐痕   B. 水疱罐痕

图 1-50 罐痕

（4）针罐法的针感、血罐法的出血量等也都是留罐时间的决定因素。如刺血拔罐法应至瘀血或脓液全部拔出，或达到治疗所需的出血量方可起罐。血罐法的出血量应根据患者的性别、年龄、病情和体质而定，一般急性病、青壮年、体质强者出血量宜多；慢性病、老年、幼儿及体质弱者出血量宜少（图 1-51）。

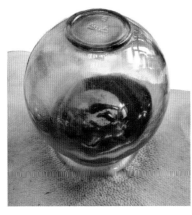
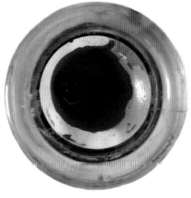

A. 血罐法　　　　　　　　　　　　B. 出血量

图 1-51　血罐

2. 不同病情和拔罐部位

（1）病情：一般虚证宜短，或不拔罐，实证可稍长。病情轻或有感觉障碍，吸拔时间要短。病情重、病程长、病灶深及疼痛较剧者，吸拔时间可稍长，吸附力稍大。疼痛的疾病，需要吸拔的时间要长一些为宜；麻痹的病症，吸拔的时间要短一些为宜。肌筋膜过度紧张，不能快速松解者，吸拔时间宜短；触诊皮下微肿者，吸拔时间宜短，防止起水疱。

（2）拔罐部位：皮肉浅薄的部位，拔罐时间宜短，肌肉丰厚的部位，时间可略长。面部以闪罐为宜，尽量少留罐，或留罐时间不超过 5 分钟；头颈、胸前、上肢留罐时间宜短，不超过10 分钟，肩臂部、腹部、腰背、下肢留罐时间可适当延长。

例如：坐骨神经痛，可在肾俞、大肠俞、环跳、风市、委中、阳陵泉、承山等处轮流吸拔，每日或隔日吸拔 1 次，每次留罐 10 ~ 15 分钟。面神经麻痹，则多在阳白、颧髎、下关、颊车等穴位行闪罐法，或仅留拔 3 ~ 5 分钟（图 1-52）。

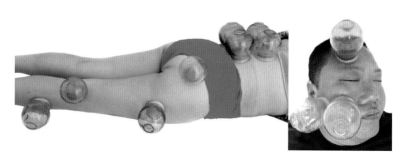

A. 坐骨神经痛留罐   B. 面瘫留罐

图 1-52　留罐

3. 不同耐受程度

（1）年轻力壮或耐受能力比较强者，吸拔的时间可长些，年老体弱或儿童吸拔时间宜短些。

（2）体质消瘦虚弱者，罐子的吸拔力要小，时间要短，拔罐的数量要少；体质健壮肌肉丰满者，吸拔力要大，拔罐的数量要多，吸拔的时间要长。

（3）初次接受拔罐疗法的患者，吸拔的时间要短一些；经常接受拔罐疗法的老患者，吸拔的时间可长一些。

（4）患者拔上罐后感觉特别难受时，可提早起罐；若患者感觉舒适，罐子的吸力也不是很大，而且局部的肌肉又比较丰满，时间就可以适当延长一些。

（二）间隔时间

拔罐的间隔时间，应根据罐印的消失情况和病情、体质而定。

（1）一般而言，罐印消失快、急性病、体质强者，间隔时间宜短，可每日 1 次，如青壮年罹患哮喘、感冒、急性胃肠炎等疾病时；若病重、疼痛剧烈，也可以 1 日 2 次，甚至 3 次，如胆结石疼痛发作时。当然，若连续几天拔罐治疗，应注意适当轮换上罐位置。

（2）罐印消失慢、慢性病、体质弱者，间隔时间宜长，一般隔日1次，也可隔2日或3～5日1次，甚至1周或半个月1次，如老年人失眠、高血压病等。

（3）特殊拔罐手法致瘀斑、痧块等，应待瘀血、痧痕退后再拔，如刮痧拔罐法、血罐法间隔相对要长一些，一般5～7日1次。

（二）疗程

一般治疗7～10天为1个疗程，间隔3～5天，再行第2个疗程。急性病，疗程要短，1个疗程为3～5次；慢性病，疗程宜长，1个疗程为5～10次，若不愈，可休息5～7日，再继续治疗。若患者感觉疲劳应休息几日再拔。

一般急性病或危重病治疗2次或3次，慢性病治疗2～3个疗程无明显效果，应改用其他疗法，以免耽误病情。

二、拔罐疗法的阳性反应和处理

拔罐疗法对不同的病症、施术部位、罐具大小、施术方法、负压大小等均有不同的阳性反应，包括正常反应和异常反应两种情况。

（一）正常反应

拔罐疗法通过不同的罐法产生负压吸引，使局部的皮肤、肌肉、血管、神经等组织隆起于罐口平面以上。留罐期间，患者感觉局部有牵拉、紧缩、发胀感，或有温热、发凉、酸楚、舒适、轻微痛痒等不同感觉，这些都是正常现象。

起罐后，局部皮肤出现潮红、紫暗或紫红痧点等罐印，均属拔罐疗法的治疗效应或病理反应。一般 1 至数天后，可自行恢复，无须作任何处理。当然，上述感觉和罐印并非会全部出现，只是依病情及个体反应的不同，而出现的多寡显隐有别（图 1-53）。

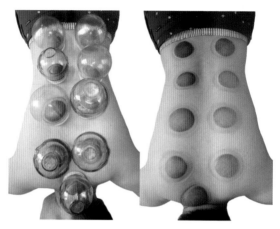

图 1-53　正常反应

（二）异常反应

拔罐疗法属于纯物理的外治法，安全无毒性，但若把握不当，也有可能出现一些异常反应，如拔罐后出现局部疼痛剧烈、皮下大面积瘀斑、皮肤灼伤、大水疱，或产生不同的远端和全身反应，如发冷发热、麻木、窜痛、肿胀，甚至晕罐等。

1. 原因　异常反应的原因大概有以下几方面。

（1）患者精神紧张，疼痛敏感。

（2）走罐时所涂润滑药物的刺激性过强。

（3）在起过水疱的部位重复拔罐，使罐口压在疱上而增加疼痛。

（4）罐具质量差，罐口边缘过薄或不平滑，有砂粒状样凸起或凹缝。

（5）罐法使用不当，施术时失误，灼伤皮肤，或皮肤本来就有伤口。

（6）罐子吸力过大，隆起太明显，或吸拔时间过长，局部瘀紫太厉害或起大水疱。

（7）部位不合适，拔罐的局部有浅在的较大动脉分布（如腹股沟动脉、足背动脉搏动处），由于吸力的作用，局部软组织紧张，动脉受压而使血运受到影响，于是远端的组织出现缺血，故出现发麻、发冷、疼痛等反应，吸力过大或时间过长甚至可能导致组织坏死。

（8）个别患者因过度虚弱、疲劳、饥饿、恐惧心理或以上原因而在拔罐中出现头晕、恶心、呕吐、冒冷汗、胸闷心慌，甚至晕厥等反应。

2. 预防　为了避免异常反应的发生，施术者应该注意以下几个方面。

（1）做好术前准备，消除患者紧张情绪和恐惧心理。

（2）选择合适穴位或部位，避开骨端凸隆处、神经血管敏感处、创面以及其他不宜拔罐的部位。

（3）选择合适口径大小和质地较好的罐具，避免罐口不平或裂纹、底阀漏气等，不符合要求的罐具弃之不用。

（4）询问患者感觉和注意观察罐内的皮肤变化，如有水疱、瘀斑、过度隆起或感觉疼痛，应及时处理。

（5）初次拔罐者吸拔时间宜短，负压力量宜小，手法宜轻，同时宜选择卧位，随时注意观察患者的反应，一旦发现患者出现不适，应立即处理，防患于未然。

（6）对于过度饥饿、疲劳、紧张、饮酒的患者，尽量不要施术或施轻手法的拔罐术。

3. 处理

（1）疼痛：拔罐后局部的皮肤、肌肉、神经、血管等组织会在罐内受到挤压，所以拔罐后会有点疼痛。一般数数1、2、3……至120，皮肤适应了压力的变化以后，疼痛大多就可以耐受了。

若患者感到拔罐区异常紧而痛，或有烧灼感，则首先要检查皮肤有无烫伤；其次要检查是否罐距太近，或是否罐子吸力过大；最后考虑患者是否过度紧张，或术者手法是否有误等。根据具体情况给予相应处理，如果是吸力过大，可放少许空气进入，以减小罐内负压。若是罐距太近，则应立即取下罐子重新调整再拔。如果是皮肤有烫伤，此处不宜再行拔罐，可另选其他部位。

在施行针罐法时，如针口过于胀痛，或酸胀痛感向他处传感，难以忍受，应起罐调整针刺的深度或方向，待反应减轻后再进行拔罐。

（2）水疱：拔罐所致的水疱是一种张力性水疱，与患者病情、拔罐部位、留罐时间、罐内负压和温度等有关。其中大多数水疱与留罐时间过长（≥15分钟）密切相关。对糖尿病或体内湿气重的患者而言，为避免起水疱，可缩短留罐时间，一般3～5分钟即可，最多不要超过10分钟。组织疏松部位较致密部位拔罐容易出现水疱，如同样的留罐时间，胸前、大腿内侧、小腿肚等部位较肩部、腰部、大腿后侧易起水疱。

为了防止拔罐的不良事件发生（发疱罐法除外），最好采用透明的玻璃罐，这样可以及时观察皮肤的变化而能及时处理。水疱局部皮肤常规消毒后，用一次性针灸针在水疱的边缘刺入，将渗液放出来，然后涂以甲紫即可，不必包扎，涂上烫伤膏也可以。如果合并感染，可服用抗生素（图1-54）。

（3）出血：刺络拔罐或挑刺拔罐时，尽量避开动脉处，若罐内有大量出血，超过治疗要求的出血量，应立即起罐，并用消毒棉球压迫止血（图1-55）。

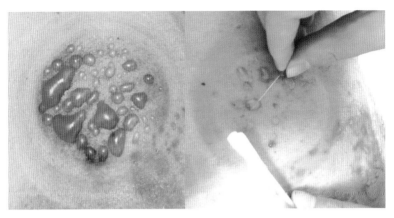

图 1-54　水疱处理

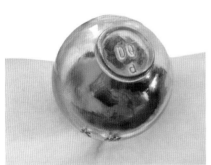

A. 血罐法

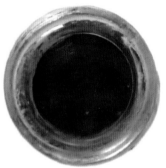

B. 出血量

图 1-55　出血

（4）烫伤：由于火的运用，为烫伤、灼伤的意外发生留下隐患。皮肤发红，甚则起疱灼痛，多因不规范操作所致，如拔火罐时罐口受热，或不慎将酒精滴在皮肤上等。如果只是有灼烫伤痕，不需要特殊处理，涂上甲紫药水即可。若起大水疱，则处理同前所述（图 1-56）。

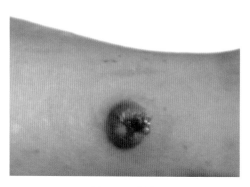

图 1-56　烫伤

（5）皮下瘀斑：罐内负压是瘀斑形成的主要因素，瘀斑是毛细血管破裂导致皮下出血的结果，负压越大，破裂越重，相应出现的瘀斑颜色也越深。毛细血管破裂既是火罐治疗取效的机制之一，同时也是某些拔罐风险的主要诱因。尤其许多老年人在长期服用或注射一些抗凝药，如玻立维片、阿司匹林、肝素等，凝血功能下降，一旦发生渗血现象，出血时间必将延长（图 1-57）。

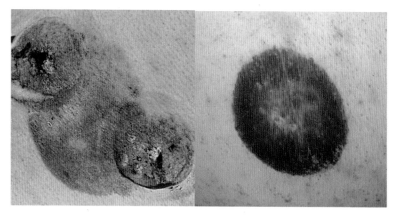

图 1-57　瘀斑反应

因此，在拔罐前，如不详细地询问患者病史和进行必要的检查（如凝血功能），一个小小的火罐也有可能导致意想不到的后果。

（6）晕罐：拔罐当中，有极少数患者发生休克和晕厥，此时患者感觉头晕目眩、恶心欲吐、心慌心悸，继则面色苍白、出冷汗、四肢厥冷、血压下降、脉搏微弱，甚至出现突然意识丧失等晕罐现象。此时，应立即取下罐具，让患者平躺，取头低脚高体位。轻者喝些温开水，稍重者可针刺十宣、合谷等穴，或指压人中，即可恢复常态。继续平卧休息15分钟才能离开治疗室。对出冷汗多或冷汗不止者，可用艾条温灸涌泉穴或百会穴。经上述办法处理后倘若昏厥、低血压仍不能纠正者，可考虑应用中枢神经兴奋药或输液，并及时送医院急诊救治（图1-58）。

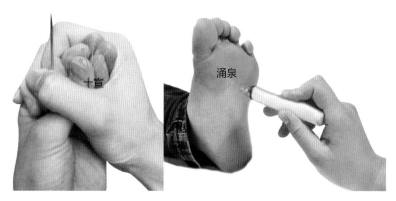

A. 三棱针点刺十宣穴　　　　　B. 温和灸涌泉穴

图 1-58　晕厥处理

三、不同罐象的临床意义

罐象，就是指拔罐后皮肤的阳性反应，如皮肤颜色、形态的变化（罐印）和皮肤温度的改变以及渗出物的性质等。拔罐后出现的这些皮肤反应，一方面是治疗效应的体现，另一方面也是体内病理变化的外在反映，不同的罐象代表着不同疾病的性质和证候，可一定程度上反映机体的不同状态和疾病的治疗效应。下面将从罐印、水疱、皮温、渗出物等几方面细细解读"罐象密码"的真正内涵。

（一）罐印的临床意义

罐印，又称罐斑，是指拔罐后皮肤颜色、形态的变化，如吸拔部位出现的点片状潮红、紫红或紫黑色的瘀斑，抑或是小点状紫红色的疹子（图 1-59）。

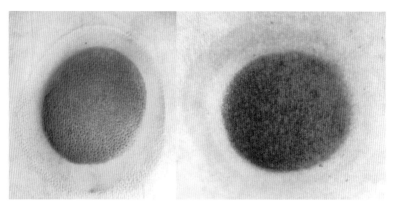

A. 紫红罐印　　　　　　　B. 紫黑罐印

图 1-59　罐印

拔罐后皮肤局部出现的不同颜色或形态的罐印，的确可以在一定程度上说明患者的健康状况，不同罐印出现在身体的不同区域，也有不同的临床意义。

1. **特性**　通过罐印形态特性的变化可以推断疾病的性质、部位及与内脏的关系。

（1）一般来说无病者多无明显罐印变化。

（2）吸拔后，没有罐印或不明显，或虽有为粉红色无斑点，但起罐后立即消失，恢复常色者，提示身体基本正常或病邪尚轻（图1-60A）。但需要指出的是，不能以一次为准，应该多拔几次确认是否有病症，尤其对肥胖（图1-60B）、贫血或病邪深伏者而言，前几次拔罐也常常吸拔印迹不明显。

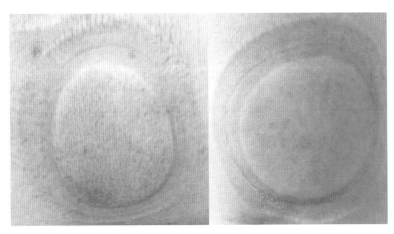

A. 常色罐印　　　　　　　　　B. 肥胖者罐印

图 1-60　罐印

（3）罐印数日不退，常表示病邪已久，需要较长的时间来调理（图1-61A）。但拔罐后1个月黑紫罐印还没有消退（图1-61B），则应该去检查凝血功能，看血小板数值是否正常。

（4）吸拔部位5分钟内即出现明显罐印，提示该部位即为患病部位。如肩井穴出现黑紫印（图1-62A、1-62B），多为颈椎病寒凝血瘀型的表现；再如中脘、天枢出现紫红罐印（图1-62C），提示肠胃内有积热。

（5）吸拔部位出现微痒、脱皮屑或皮纹现象，提示内有风邪，或代表湿邪较重（图1-63）。吸拔部位又痛又痒，多为内有风湿、火毒。

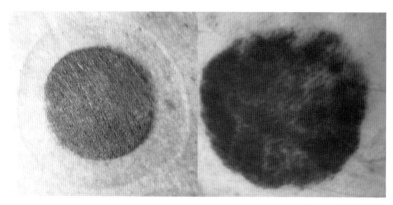

A. 罐印数日不退　　　　　　　B. 罐印月余未退

图 1-61　罐印不退

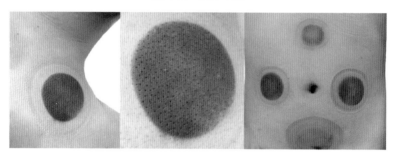

A. 肩井穴罐印　　　B. 肩井穴罐印　　　C. 中脘穴、天枢穴罐印

图 1-62　罐印

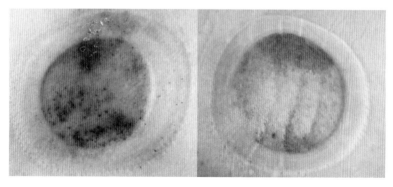

A. 脱屑现象　　　　　　　　B. 皮纹现象

图 1-63　拔罐后现象

（6）背部拔罐时，相应背俞穴及其附近出现明显罐印，常提示与此穴相关的脏腑功能异常或存在病变。如淡红斑点（图 1-64A）在肾俞穴处呈现，多提示肾虚；在脾俞穴附近出现淡白水疱罐印（图 1-64B），则多系脾虚湿盛。

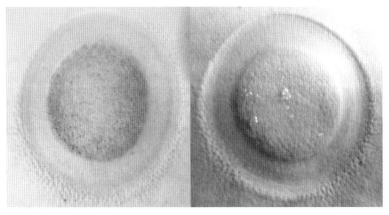

A. 淡红罐印　　　　　　　　B. 淡白水疱罐印

图 1-64　罐印

（7）罐印中夹有隆起的风团，提示为风邪所致，或是过敏性体质（图 1-65）。

（8）罐印颜色深浅不一、泾渭分明，在排除重罐（图 1-66A）的前提下，多提示风、寒、湿、热夹杂相犯。如图 1-66B、图 1-66C示风寒侵袭；图 1-66D 和图1-66E 示外犯风热；图 1-66F示风湿热夹杂而至；图 1-66G 示寒包火。

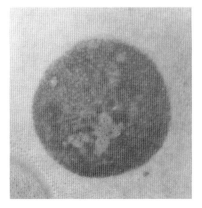

图 1-65　风团罐印

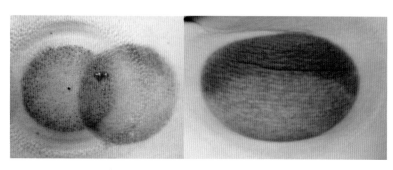

A. 重罐　　　　　　　　　　B. 风寒罐痕

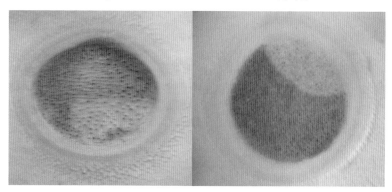

C. 风寒罐印　　　　　　　　D. 风热罐印

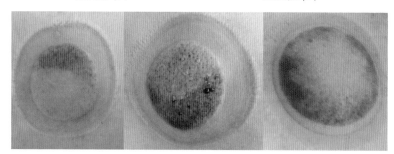

E. 风热罐印　　　F. 风湿热罐印　　　G. 寒包火罐印

图 1-66　多种罐印

　　（9）治疗过程中罐印逐渐减少或变淡，则提示邪气渐退，病情减轻、好转或痊愈。但临床上有些患者反应，经多次拔罐后皮色已趋正常，但病情并未完全缓解。这种情况的出现主要有两种可能：一是体内病邪不能单靠吸拔即可排除（可能还需要施发疱罐法以排出水湿之气或刺络拔罐以放出瘀血等）；二是患者邪气已出但正气不足，留罐难以补足正气（图 1-67）。

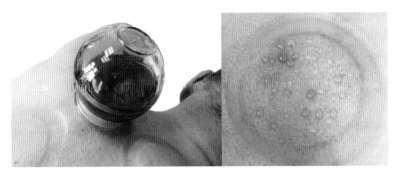

A. 肩井穴刺血拔罐   B. 发疱罐法

图 1-67 　祛邪罐法

（10）若皮肤上呈现的罐斑颜色逐渐变深或增多，说明病情有加重的趋势。

2. 颜色　罐印颜色的深浅与疾病的性质有一定的对应关系，一般来说深红色——热证；鲜红色——内热/阴虚火旺；黑色——寒证；紫色——湿证；紫红色——湿热；淡青伴紫斑——气虚血瘀；青紫色——内寒重；紫黑而暗——寒凝血瘀；大面积紫黯——阳虚心寒。具体而言详述如下。

（1）若罐印呈白色（图 1-68A），或潮红、淡红（图 1-68B），多为气虚血亏或慢性虚损性疾病。如前文所提及的肾虚罐印。

（2）若罐印灰白、色淡或无颜色改变，且局部皮肤触而不温，多为虚寒证或湿邪体质所致（图 1-69）。

（3）若罐印红，罐内皮肤隆起的程度明显，一般提示内有虚热，如阴虚火旺。罐印红而暗，皮肤隆起的程度不明显，提示内有瘀热，多为血液黏稠或血脂高（图 1-70）。

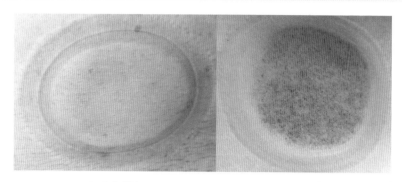

A. 白色罐印　　　　　B. 淡红罐印

图 1-68　白色和淡红色罐印

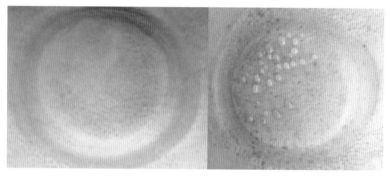

A. 灰白罐印　　　　　B. 寒湿罐印

图 1-69　灰白和寒湿罐印

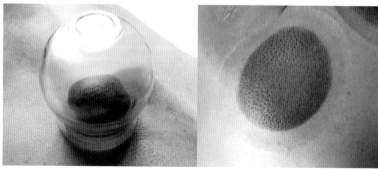

A. 艳红罐印　　　　　B. 暗红罐印

图 1-70　艳红和暗红罐印

（4）若罐印呈深红色或出现丹痧红点，或皮肤隆起的程度不明显，触之微痛，兼见水疱及身体发热者，多为湿热火毒之证（图 1-71）。

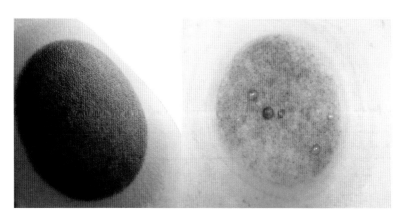

A. 深红罐印　　　　　　　　　B. 湿热水疱罐印

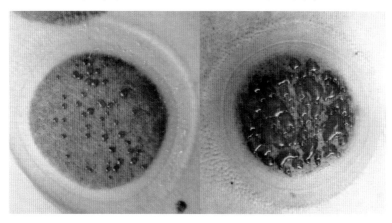

C. 丹痧罐印　　　　　　　　　D. 火毒罐印

图 1-71　湿热火毒罐印

（5）若罐印中间发青，多为风证、寒证。罐印淡紫发青伴斑块，一般提示以虚证为主，兼有血瘀，多为气虚血瘀（图 1-72）。

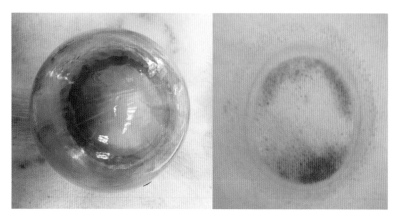

图 1-72 青色罐印

（6）若罐印色紫黑，提示内有积寒；若背部风门或肺俞拔罐出现大面积黑紫印迹时，多提示外感风寒（图 1-73）。

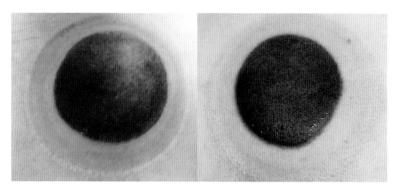

图 1-73 紫黑色罐印

（7）若罐印色紫黑而黯，提示病程已久，经络不畅，为寒凝血瘀之证（图 1-74A）。罐印呈散在紫点状，且深浅不一，为气滞血瘀之证（图 1-74B）。图 1-74C 为左侧偏瘫患者的背部罐印。

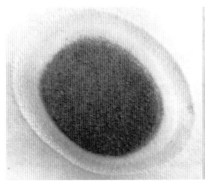

A. 紫黯罐印   B. 紫点罐印

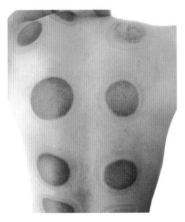

C. 偏瘫罐印

图 1-74　紫黑而黯罐印

（8）若罐印呈现深紫色斑，并且在紫红色的印痕中间常出现黑褐色斑纹者，提示患有风湿痹证（图 1-75）。

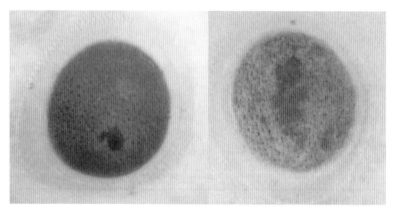

A. 紫斑罐印　　　　　　B. 褐斑罐印

图 1-75　深紫色罐印

（二）水疱的临床意义

拔罐出水疱的实质就是皮下"充水"，即体内的痰、饮、水、湿等病理产物以及水分在负压的作用下透过皮下组织进入并停留在皮肤中，这样就形成了水疱。若负压作用造成毛细血管破裂后出血较多，也可能形成血疱。

因年龄和体质的差异，以及病情的不同，出水疱的多少与状态也存在不同。从这个角度来说，拔罐出水疱是体内病原体某种病毒外排的一种现象，也是强制排毒的一个方法。

1. 在一定的时间和压力因素下（如 $10\text{min} \times -0.04\text{MPa}$），水疱的大小和数量在很大程度上反映了机体内痰饮、水湿、瘀阻的情况（图 1-76）。

2. 水疱数量多而大，疱液色白清稀，周围皮肤温度不高，提示体内湿气相对较重，多为寒湿证（图 1-77）。

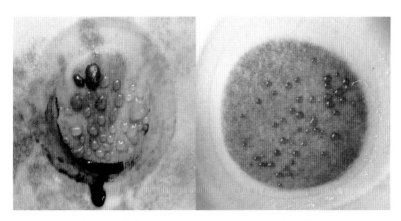

A. 水湿瘀阻罐印　　　　　　　　B. 水疱罐印

图 1-76　罐印

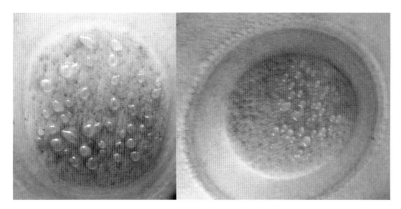

图 1-77　白色水疱

3. 疱液色黄或者浑浊，多为湿热证。若水疱内有血水，是湿热火毒的反映（图 1-78）。

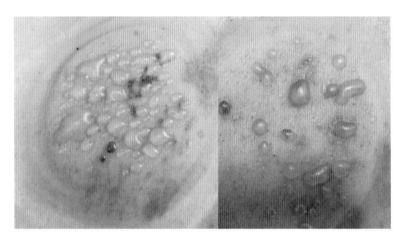

A. 湿热罐印　　　　　　　　B. 湿热罐印

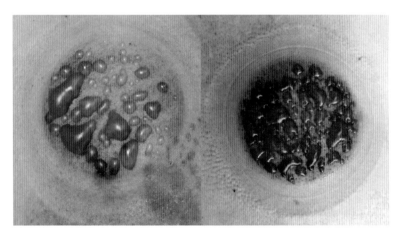

C. 湿热火毒罐印　　　　　　D. 湿热火毒罐印

图 1-78　湿热火毒水疱

4. 水疱色呈血红色或黑红色，说明病程较长，湿气重且有瘀血现象（图 1-79）。

5. 若在患部出现较多小水疱时，预示会有理想的疗效，可连续多次拔罐以祛湿务尽（图 1-80）。

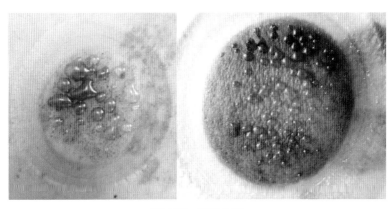

图 1-79　湿瘀水疱

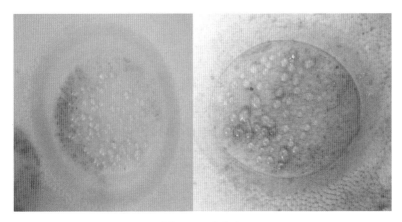

图 1-80　小水疱

（三）局部皮肤温度改变的临床意义

一般拔罐后，拔罐局部和周围的皮肤温度会有不同程度的升高，适当的皮肤温度升高表明机体正气比较充足，抵抗力较好；如果皮肤温度明显升高则表明机体感受阳邪、实邪，或者患者的疾病证候为实证、热证（图 1-81）。

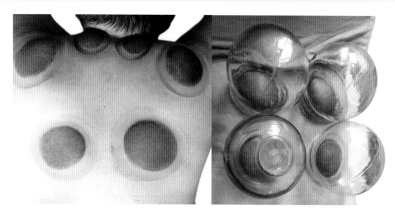

图 1-81　实证罐印

拔罐后，起罐时手伸进罐内，若顿时感觉有一股热气，说明湿热重。若皮肤温度升高不明显甚至降低，提示机体感受风寒湿邪，或者所患疾病的证候为虚证、寒证。

（四）局部皮肤渗出物的临床意义

通过对拔出的血液、脓液、体液、分泌物等皮肤表面渗出物的颜色、性质进行观察，可以对疾病做出一定的诊断。

1. 渗出液

（1）一般拔罐后皮肤会有少量的水汽渗出，属于正常现象。在病理状态下，如果皮肤有大量的水汽渗出，附于罐的表面或罐印上，则表明机体内的痰饮、水湿比较严重（图 1-82）。

（2）若渗出液颜色淡白为寒证，质地稀薄为虚寒证，质地黏稠则为实寒证（图 1-83）。

（3）若渗出液颜色淡黄或黄色为热证，质地稀薄为虚热证，质地黏稠则为实热证（图 1-84）。

（4）若吸出血液中夹有泡沫样液体，提示内有风邪（图 1-85）。

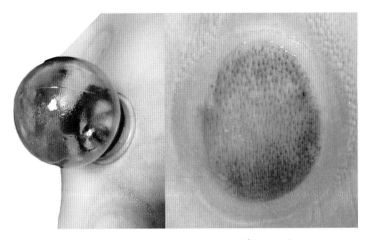

A. 罐壁上水汽　　　　　　　　　B. 罐印上水汽

图 1-82　罐壁和罐印水汽

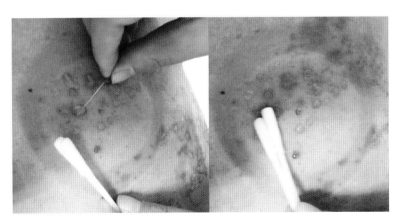

A. 虚寒渗出　　　　　　　　　B. 实寒渗出

图 1-83　寒证渗出液

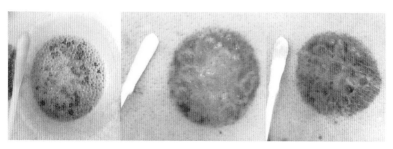

A. 实热渗出　　　　B. 虚热渗出　　　　C. 虚热渗出

图 1-84　热证渗出液

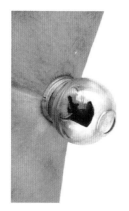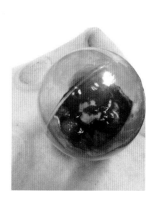

图 1-85　血中夹泡沫

2. **瘀血**　瘀血的性质主要根据出血块的色泽、水分的多少和出血的速度快慢进行辨别。

（1）出血颜色鲜红、不易结块，表示病程较短，多为炎症、热证（图 1-86）。

（2）出血颜色黑紫、块大黏腻，说明瘀血内停日久，瘀阻较重（图 1-87）。

（3）出血清淡难凝为血虚，沉凝易结为气滞血瘀（图 1-88）。

（4）出血缓慢，多刺几针仍断续出血者，为气亏血虚。出血急促为热盛（图 1-89）。

（5）血中夹水，说明有风湿病、肝病。血中含脓为外伤感染或湿毒相搏。血中夹有黏液果冻样物质，说明湿毒瘀积，凝滞日久（图1-90）。

（6）出血量多说明病程较长，出血量较少说明病程较短或病位较深（图1-91）。

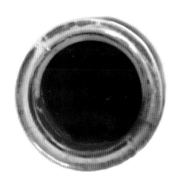 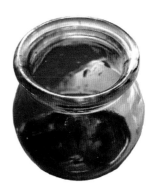

图 1-86　出血鲜红

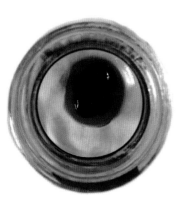 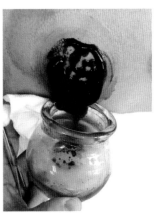

图 1-87　黑紫瘀块

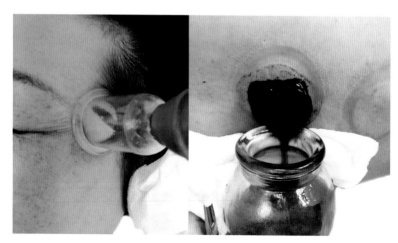

A. 出血清淡难凝　　　　　　　B. 出血沉凝易结

图 1-88　拔罐出血

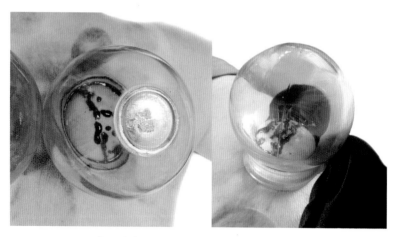

A. 出血缓慢　　　　　　　　B. 出血急促

图 1-89　出血缓急

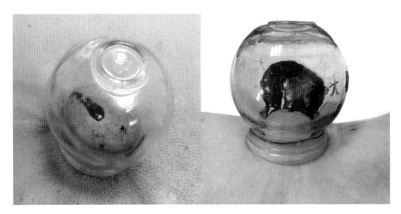

A. 血中含脓　　　　　　　　　B. 血中含脓

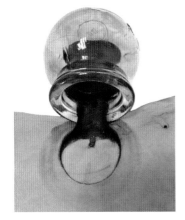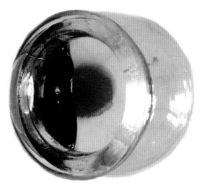

C. 血中含脓　　　　　　　　　D. 果冻样物质

图 1-90　血中夹杂物质

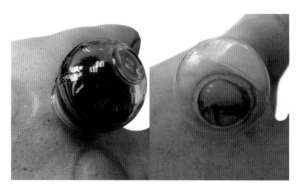

A. 出血量多   B. 出血量少

图 1-91 出血量多和量少

四、拔罐疗法的注意事项

拔罐是一种纯物理刺激疗法，因操作简单、方便易行，成了人们所习用的防病治病方法。但若运用不当，也有可能会引起意外的发生。因此，必须注意以下几点。

（一）拔罐前注意事项

1. 耐心的沟通　耐心做好沟通与交流，消除患者焦虑、恐惧的不良情绪，增强患者战胜疾病的信心以求得配合。

2. 罐具的准备　根据拔罐部位面积的大小及治疗需要，选择足够数量的、不同口径的罐具。

➤ 一般来说，需要吸拔的部位，若是平坦、肌肉丰满、皮下脂肪比较厚，可用大罐；需要吸拔的部位，若是比较窄小，肌肉较薄、皮下脂肪较小，宜用小罐；需要吸拔的部位，若是小的关节或穴位，则用小号竹罐（如拇指罐）或抽气罐。

➤ 若用闪罐法，更应当准备几个备用罐，以便在罐口烧热时能及时更换，防止烫伤。

➤ 在寒冷季节拔玻璃罐或陶瓷罐时，应预先用手将罐具捂热，或直接在火上烘热，当罐口温度与皮肤温度相近时再拔罐。

➤ 仔细检查罐口是否光滑，罐体有无裂痕，以免损伤皮肤，或中途罐体破裂、漏气。

➤ 准备好排气所用的各种器具及辅助材料，以及因治疗引起的皮肤损伤、晕罐等意外情况的药品和器械，如95%酒精、火把，铝锅、电炉、足够量的拔罐药液和烫伤膏、针灸针、艾条等。

3. 环境的选择　拔罐时，必须保持室内温暖，避开风口，最好在避风向阳处，防止受凉。屏风遮挡，保护患者隐私。

4. 局部的消毒　在每次拔罐前，对应拔部位皮肤进行清洁或消毒。同时为避免交叉感染，罐具需用酒精消毒并自然风干，也可用煮沸法消毒。

5. 舒适的体位　帮助患者选择舒适的体位，充分暴露施术部位，尤其是初次治疗以及体弱、紧张、年老、儿童等易发生意外反应的患者，宜以卧位为主。并注意观察患者的面色和表情，以便及时发现和处理意外情况。

6. 病情的宜忌　理清患者的病情和体质，采取相适应的拔罐方法进行补泻，以免"补泻反则病益笃"。纯虚无实的患者当慎用或不用拔罐疗法。

7. 部位的选择　选择好部位或穴位，一般宜选择肌肉丰满、皮下组织充实及毛发较少的部位进行拔罐，以防罐具漏气脱落。一般不在血管浅显处（图1-92）、心尖处、鼻、眼、乳头和皮肤细嫩处拔罐。

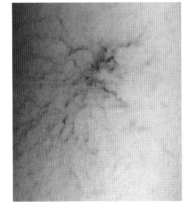

图1-92　血管浅显处

（二）拔罐中注意事项

1. **拔罐的顺序**　拔罐顺序应从上到下、从阳至阴、从躯干至四肢，左右对称上罐。

2. **拔罐的要求**　操作要迅速而轻巧，要做到稳、准、轻、快。罐内的负压与扣罐的时机、动作的快慢、火力的大小、罐具的大小直接相关。只有掌握好操作技巧，才能将罐拔紧而不过紧，罐内负压适宜。

3. **方法的选择**　根据病情和不同部位，运用不同的拔罐方法及选用大小合适的罐具。

➤ 使用火罐法和水罐法时，要避免烫伤患者皮肤。

➤ 应用针罐时，避免将针撞压入深处伤及内脏，并防止弯针或折针。

➤ 运用刺血拔罐时，要严格消毒，控制好出血量。

➤ 走罐时，罐口应光滑，不宜吸拔过紧，动作应轻柔，不能在骨突出处推拉，以免损伤皮肤。

➤ 多罐法时，罐具排列的距离一般不宜太近，以免牵拉皮肤产生疼痛或相互挤压而脱罐。也不能过稀，否则也会影响疗效。一般来说，密排法，罐距不超过1寸（同身寸法），适用于体壮而有疼痛者；疏排法，罐距在2寸以上，适用于体弱者。

4. **血量的控制**　拔罐放血时，宜选用透明罐具以便于观察出血量的多少。在应用刺络拔罐时，出血量须适当，一定要按病情而定，达到治疗所需要的出血量即应起罐。吸拔瘀血或脓肿时，若流出缓慢、皮肤有皱褶凹陷，说明瘀血或脓液基本拔出，当及时起罐。若是吸拔后，罐内出血如喷泉，应该立即取罐止血（图1-93）。

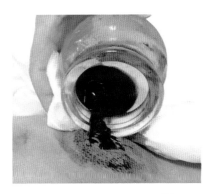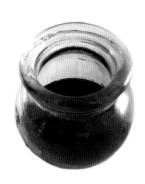

图 1-93 出血量

5. 气胸的防范 拔针罐时，宜选用透明罐具，以便随时观察局部变化，防止因肌肉收缩发生弯针、折针现象，并避免将针撞压入深处造成损伤，胸背部腧穴更要慎用，以免刺伤肺部，造成气胸。有肺部基础疾病的患者，如慢阻肺、肺结核、肺脓肿、支气管扩张等，在胸背部拔罐时负压不宜过大，以免引起胸腔内压力的急剧变化，导致肺表面肺大泡破裂，从而发生自发性气胸。

6. 罐数的多少 根据病情拔罐，一般为轮流取穴，一次不宜过多。若连续拔罐，应注意轮换位置。前一次拔罐部位的罐斑未消退之前，不宜再在原处拔罐（图 1-94）。

7. 反应的观察 上罐后，须仔细观察患者局部及全身反应，并观察罐内皮肤隆起程度及皮色变化，既要防止吸力不够，火罐脱落，影响疗效，又要避免因拔罐时间过长、吸力过大而出现不必要的较大水疱。若患者感觉拔罐部位过紧、灼痛或难受，应即刻放气减低罐内负压，或直接起罐选择其他部位重新吸拔。如拔后无感觉为吸拔力不足，应起罐改用较大的罐子，再重新吸拔，否则也影响疗效。如有晕罐现象，应立即起罐，及时做出妥善处理。

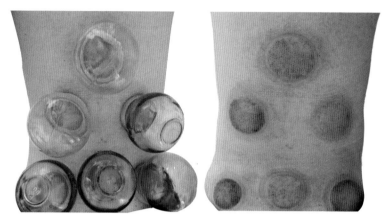

图 1-94　罐数适宜

8. 留罐时间的长短　一般病情重、病灶深及疼痛性疾患,留罐时间宜长;病情轻、病灶浅或麻痹性疾患,留罐时间宜短。拔罐部位肌肉丰厚,如臀部、大腿部,留罐时间可略长;拔罐部位肌肉薄,如头部、胸部,留罐时间宜短。气候寒冷时留罐时间适当延长;天热时则相应缩短。留罐期间,配合热疗时,如使用全科治疗仪、红外线治疗仪或频谱治疗仪照射治疗,留罐时间宜短。

(三)拔罐后注意事项

1. 罐斑的调护　拔罐后一般局部皮肤呈现红晕或紫绀色瘀血斑、瘙痒,此为正常反应,不需特殊处理,过几小时或数日即会自行消退。如局部瘀血严重者,不宜在原位再拔。拔出脓、血者,应用无菌棉球清洗干净,并覆盖无菌纱布。在局部瘀血现象尚未消退之前,不宜再在原处拔罐。

2. **水疱的处理**　由于留罐时间过长而引起的皮肤水疱，小水疱不需处理，大水疱可用无菌针头刺破，放出疱内液体，并涂以甲紫药水，必要时覆盖消毒敷料，防止感染。治疗需要的水疱则应注意保护，由其自然吸收，因其渗出液的自然吸收过程对于增强免疫功能有很大的临床意义（图 1-95）。

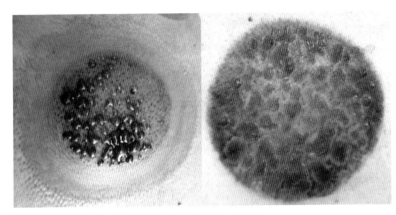

图 1-95　水疱的处理

3. **洗澡的时机**　拔罐后 2 小时内禁止冲凉或喝冷饮，由于此时皮肤的毛孔正处于张开状态（图 1-96），所以很容易感冒。无皮损者 2 小时后，即可热水冲浴，但不可泡浴或游泳。若出现水疱，最好在拔罐 6 小时后再洗澡。

4. **罐具的保管和处理**　为避免交叉感染，罐具最好是专人专用，一人一套，但临床上很难做到这点。因此，罐具用后要认真清洗，采用适当的方法消毒，尤其是沾了血的罐子。罐具要妥善保管，如竹罐不宜放在火烤和日晒的地方，也不宜浸泡在水中；而陶瓷罐、玻璃罐等，切忌相互碰撞，以免造成毛口，日后再用时易造成皮肤损伤。

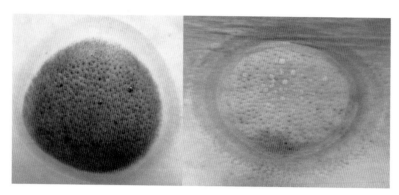

图 1-96　毛孔张开

第二章

内科病症
罐疗

一、

感冒

感冒是感受触冒外邪，出现鼻塞流涕、喷嚏、咳嗽、头痛、恶寒、全身酸痛等为主症的一种疾病，为常见的外感病之一。多因卫外功能减弱，六淫之邪、时行病毒乘虚侵袭人体而致病。

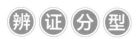

1.	风寒感冒	恶寒重，发热轻，无汗，头痛身痛，鼻塞流清涕，喷嚏，或咳嗽，咯痰稀白，苔薄白而润，脉浮紧。
2.	风热感冒	发热重，微恶风，头痛目胀，鼻塞流黄涕，咽痛，口干欲饮，自汗，或咳嗽，痰黄稠，苔薄黄，脉浮数。
3.	暑湿感冒	身热，微恶风，汗少，肢体酸重，头昏胀痛，咳嗽痰黏，鼻流浊涕，心烦口渴，或口中黏腻，胸闷泛恶，便溏，尿赤，舌苔薄黄而腻，脉濡数。
4.	气虚感冒	恶寒较甚，发热，无汗，头痛身楚，咳嗽痰白，神疲体弱，气短懒言，反复易感，舌淡苔白，脉浮而无力。
5.	阳虚感冒	恶寒重，发热轻，头痛身重，语低声怯，四肢不温，舌淡苔白，脉沉。
6.	血虚感冒	头痛身热，微恶风寒，无汗或少汗，面色不华，唇甲色淡，舌淡苔白，脉细。
7.	阴虚感冒	身热，微恶风寒，少汗，头昏，心烦，口干，干咳少痰，舌红少苔，脉细数。

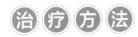

方法一

1. 选穴

主穴：督脉及膀胱经循行线；大椎（在后正中线上，第 7 颈椎棘突下凹陷中）、风门（在背部，当第 2 胸椎棘突下，后正中线旁开 1.5 寸）、肺俞（在背部，当第 3 胸椎棘突下，后正中线旁开 1.5 寸）。

配穴：风热者加拔曲池（屈肘，当肘横纹外侧端与肱骨外上髁连线的中点）、尺泽（在肘横纹中，肱二头肌腱桡侧凹陷处）；暑湿者加拔足三里 [在小腿前外侧，当犊鼻下 3 寸，距胫骨前缘一横指（中指）]、阴陵泉（在小腿内侧，当胫骨内侧髁后下方凹陷处）；头痛者加拔印堂（在额部，当两眉头之中间）、太阳（在颞部，当眉梢与目外眦之间，向后约 1 横指的凹陷处）；气虚者加拔气海（在下腹部，前正中线上，当脐中下 1.5 寸）、足三里；血虚者加拔血海（屈膝，在大腿内侧，髌底内侧端上 2 寸，当股四头肌内侧头的隆起处）、三阴交（在小腿内侧，当足内踝尖上 3 寸，胫骨内侧缘后方）；阳虚者加拔关元（在下腹部，前正中线上，当脐中下 3 寸）（图 2-1）。

2. 操作方法

（1）走罐：嘱患者取俯卧位或俯伏坐位，充分暴露背部，在督脉及膀胱经穴循行线上涂适量凡士林。然后用大小适宜的火罐，吸拔于背部，沿着督脉及膀胱经循行线，依次来回推拉几次，至皮肤出现潮红为止。

（2）刺络拔罐：常规消毒后，用三棱针点刺大椎、风门、肺俞等穴位各 2 下或 3 下后拔火罐，留罐 10 ～ 15 分钟，拔出适量血液。同时依据证型的不同，在相应的穴位上加拔火罐，阳虚者可配合灸疗（图 2-2）。

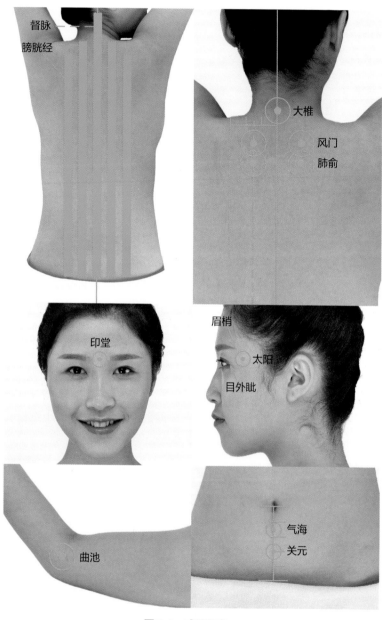

图 2-1　感冒取穴一

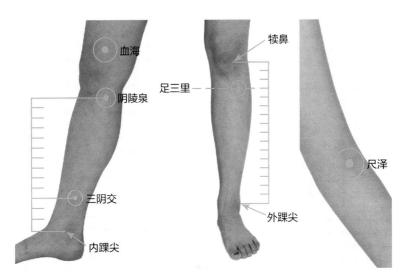

图 2-1（续）

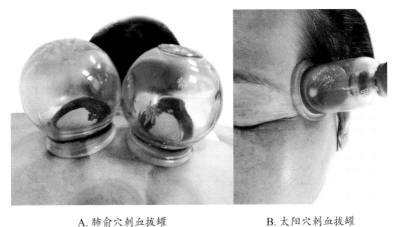

A. 肺俞穴刺血拔罐　　　　　B. 太阳穴刺血拔罐

图 2-2　感冒拔罐一

隔日 1 次，3 次为 1 个疗程。

方法二

1. 主穴 大椎、风门、肺俞（图 2-3）。

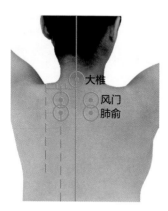

图 2-3 感冒取穴二

2. 操作方法 采用梅花针叩刺后拔罐。

患者取俯卧位，用梅花针依次沿着督脉及膀胱经循行线轻轻叩刺，以皮肤微微发红为度，同时重叩大椎穴微微出血为宜，然后在背部督脉及膀胱经循行线上拔火罐，重点强力吸拔大椎、风门、肺俞、肩井、秉风等穴（图 2-4）。留罐 10 ~ 15 分钟，注意避免起水疱。隔日 1 次。

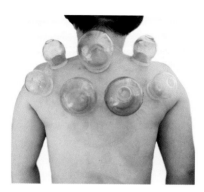

图 2-4 感冒拔罐二

方法三

1. 选穴 ①风池（在项部，当枕骨之下，与风府相平，胸锁乳突肌与斜方肌上端之间的凹陷处）、**大椎、肺俞**；②**天突**（在颈部，当前正中线上，胸骨上窝中央）、**膻中**（在胸部，当前正中线上，平第 4 肋间隙，两乳头连线的中点）、**尺泽、列缺**（在前臂掌面桡侧缘，桡骨茎突上方，腕横纹上 1.5 寸，当肱桡肌与拇长展肌腱之间）、**合谷**（在手背，第 1、2 掌骨间，当第 2 掌骨桡侧的中点处）、**足三里**（图 2 5）。

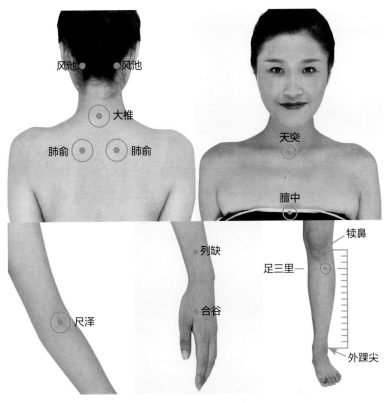

图 2-5 感冒取穴三

2. 操作方法 给予针灸配合拔罐治疗。

患者取俯卧位，用 1.5 寸毫针针刺双侧风池穴，得气后留针 10 分钟，风寒型加艾灸大椎穴 10 分钟；风热型和暑湿型在大椎穴及肺俞拔罐 10 分钟。然后患者取仰卧位，取天突、膻中、尺泽、列缺、合谷、足三里等穴，进行常规针刺，以得气为度，留针 30 分钟。

起针后用小号罐于天突或中号罐于膻中穴拔罐 5 分钟。最后予艾条温和灸天突穴 10 分钟、足三里和丰隆穴各 15 分钟，以患者自觉有温热感为度。每天治疗 1 次，5 次为 1 个疗程（图 2-6）。

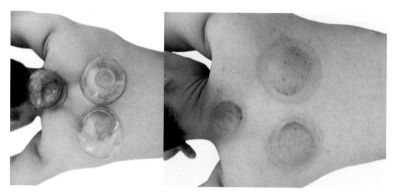

A. 大椎穴、肺俞穴拔罐　　　　　B. 大椎穴、肺俞穴罐印

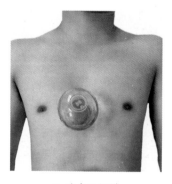

C. 膻中穴拔罐

图 2-6　感冒拔罐三

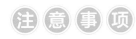

注意事项

1. 吸拔时，一定要达到力度，才能有良好的效果。

2. 拔罐时要保持室内温度，风寒感冒的患者在拔罐期间要注意保暖，起罐后要立即穿好衣服，或覆被助汗，同时可饮用姜糖水和解表药，以增强拔罐的祛风散寒作用。

3. 不论风寒、风热患者均可配以药物治疗，并要加强身体锻炼，以增强抗病能力。

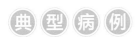

典型病例

张某，男，40岁。自诉平素体弱易感冒，3天前冒雨受凉后觉周身酸楚，身热微恶寒，头痛项强，后背发紧怕凉，自服葱豉生姜汤，有微汗出，仍感神倦乏力，头痛身重，四肢不温，口淡不思食，舌淡苔白，脉沉细。辨证为阳虚感冒。取大号火罐吸拔于大椎、肺俞、肾俞穴位上，留罐15分钟（图2-7）。起罐后，用艾条在膻中、关元、身柱、命门各温和灸1～3分钟（图2-8）。

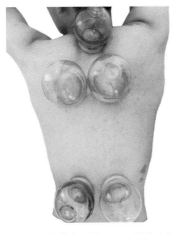

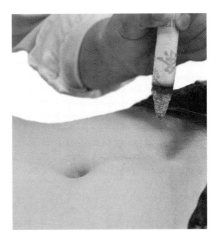

图 2-7 大椎穴、肺俞穴、肾俞穴拔罐　　图 2-8 关元穴温和灸

施术后，患者微汗，头胀痛及周身酸痛感缓解，治疗 3 次后，诸症消失。

孙某，男，16 岁。主诉：头痛、发热 2 天。2 天前出现头痛，鼻塞流涕，微恶风，未予重视，病情加重。现头痛目胀，鼻塞流黄涕，咽痛，厌食，烦躁不安，口渴，小便黄，舌质红，苔薄黄，脉浮数。查体温 39.3℃。证属风热感冒。治疗采取走罐法。嘱患者取俯卧位，充分暴露背部，在膀胱经第一侧线上涂适量凡士林。然后用大号玻璃罐，吸拔于背部，沿膀胱经循行线，来回推拉 3 遍，肺俞穴附近皮肤出现明显紫红色罐痕。再用梅花针重叩大椎、肺俞微微渗血，加火罐留罐 15 分，拔出瘀血 10 毫升。起罐后体温立即降低 0.8℃左右，嘱患者多饮水，继而汗出，解小便之后体温降至 37.5℃。次日再施术 1 次，体温正常，头痛消失。

二、

咳嗽

　　咳嗽是指肺气上逆作声、咯吐痰液而言，为肺系疾病的主要证候之一。"咳"指肺气上逆，有声无痰；"嗽"指咳吐痰液，有痰无声，临床上一般为痰与声并见，故并称"咳嗽"。外感咳嗽多因寒温失常，人体卫外功能失调，六淫之邪或从口鼻而入，或从皮毛而受，内犯于肺，肺失宣肃则肺气上逆而为咳；内伤咳嗽则多因内伤脏腑功能失调，内邪干肺，致肺气升降出入失常所致。两者可以互为因果。

辨 证 分 型

1.	风寒袭肺	咳嗽，咽痒，咯白稀痰，伴鼻塞流清涕，头痛，肢体酸楚，或见恶寒发热，无汗，苔薄白，脉浮紧。
2.	风热犯肺	咳嗽气粗，咽痛，咯痰不爽，痰黏稠或黄，伴鼻流黄涕，口渴，头痛，身楚，苔薄黄，脉浮数。
3.	风燥伤肺	干咳，喉痒，咽干口燥，无痰或痰少不易咯出，舌红苔薄白，脉浮数。
4.	痰湿阻肺	咳嗽重浊，痰多易出，色白，胸闷脘痞，呕恶食少，苔白腻，脉濡滑。
5.	肝火犯肺	气逆作咳，或为呛咳，痰少而黏，咯吐不爽，胁肋胀痛，目赤口苦，苔薄黄，脉弦数。
6.	肺阴亏虚	干咳，少痰，痰黏带血，消瘦无力，潮热盗汗，口干咽燥，舌红少苔，脉细数。
7.	脾肾阳虚	咳嗽气急，动则气喘，痰多清稀，形寒肢冷，喜热饮，小便不利，苔白微腻，脉沉。

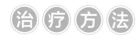

方法一

1. 选穴

主穴：背部督脉及膀胱经循行线；**大椎**（在后正中线上，第7颈椎棘突下凹陷中）、**肺俞**（在背部，当第3胸椎棘突下，后正中线旁开1.5寸）、**天突**（在颈部，当前正中线上，胸骨上窝中央）、**中府**（在胸前壁外上方，云门下1寸，平第1肋间隙处，距前正中线6寸）。

配穴：**风寒束肺者加风门**（在背部，当第2胸椎棘突下，后正中线旁开1.5寸）；**风热犯肺者加曲池**（屈肘，当肘横纹外侧端与肱骨外上髁连线的中点）；**燥热伤肺者加肝俞**（在背部，当第9胸椎棘突下，后正中线旁开1.5寸）、**肾俞**（在腰部，当第2腰椎棘突下，后正中线旁开1.5寸）；**痰湿阻肺者加足三里**[在小腿前外侧，当犊鼻下3寸，距胫骨前缘一横指（中指）]、**丰隆**[在小腿前外侧，当外踝尖上8寸，条口外，距胫骨前缘2横指（中指）]；**肝火犯肺者加鱼际**（在手拇指本节后凹陷处，约当第1掌骨桡侧中点，赤白肉际处）、**行间**（在足背侧，当第1、2趾间，趾蹼缘后方赤白肉际处）；**肺阴亏虚者加肾俞、膏肓**（在背部，当第4胸椎棘突下，后正中线旁开3寸）；**脾肾阳虚者加脾俞**（在背部，当第11胸椎棘突下，后正中线旁开1.5寸）、**肾俞、关元**（在下腹部，前正中线上，当脐中下3寸）、**足三里**（图2-9）。

2. 操作方法 嘱患者取俯卧位，充分暴露背部，在背部督脉及膀胱经上涂适量凡士林，用闪火法将罐吸拔于背部，依次沿着督脉及膀胱经循行线，来回推拉3~5遍，直至皮肤上出现紫红色瘀血为止。而后根据病情分别留罐于大椎、风门、肺俞、膏

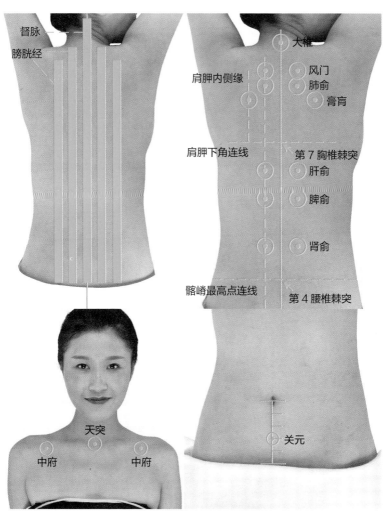

图 2-9 咳嗽取穴一

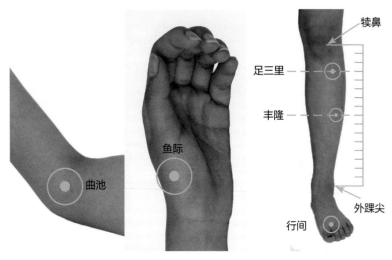

图 2-9（续）

肓、肝俞、脾俞、肾俞等穴位上 10～15 分钟（图 2-10）。然后嘱患者仰卧，在天突、中府等穴位上闪罐 10～15 下后，留罐 5～10 分钟。2～3 日 1 次，5 次为 1 个疗程。实证者配合刺络放血或针刺，脾肾阳虚型可罐后加灸。

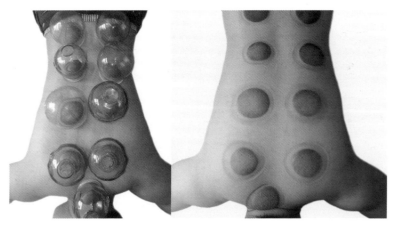

A. 背部排罐   B. 罐痕

图 2-10　咳嗽拔罐一

方法二

1. 选穴

主穴：**天突**（在颈部，当前正中线上，胸骨上窝中央）、**中府**（在胸前壁外上方，云门下 1 寸，平第 1 肋间隙处，距前正中线 6 寸）、**膻中**（在胸部，当前正中线上，平第 4 肋间隙，两乳头连线的中点）；**大椎**（在后正中线上，第 7 颈椎棘突下凹陷中）、**风门**（在背部，当第 2 胸椎棘突下，后正中线旁开 1.5寸）、**肺俞**（在背部，当第 3 胸椎棘突下，后正中线旁开 1.5 寸）。

配穴：**发热者加曲池**（屈肘，当肘横纹外侧端与肱骨外上髁连线的中点）；**头痛较重者加太阳**（在颞部，当眉梢与目外眦之间，向后约 1 横指的凹陷处）、**印堂**（在额部，当两眉头之中间）；**痰多者加脾俞**（在背部，当第 11 胸椎棘突下，后正中线旁开 1.5 寸）；**咳嗽无力者加肾俞**（在腰部，当第 2 腰椎棘突下，后正中线旁开 1.5 寸）（图 2-11）。

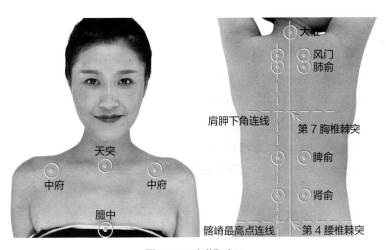

图 2-11　咳嗽取穴二

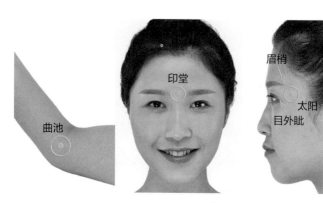

图 2-11（续）

2. 操作方法

（1）闪罐：先令患者平卧，取小号玻璃罐，在天突、中府、膻中等穴位上闪罐 10～15 下，留罐 5～10 分钟，以局部不起水疱为度（图 2-12）。

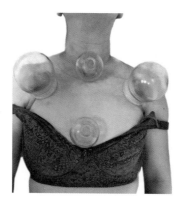

图 2-12 咳嗽拔罐二

（2）刺络拔罐：嘱患者取俯卧位，用一次性采血针在大椎（视频 16：大椎丛刺法）、风门、肺俞等穴位上点刺 50～100 下后立即在穴位上拔罐，留罐 10～15 分钟，拔出适量的血液（图 2-13）。

视频 16：大椎丛刺法

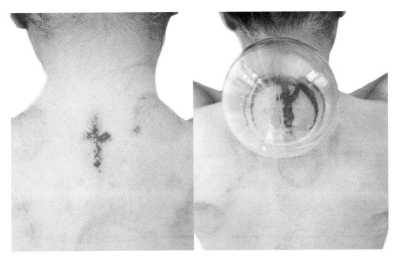

A. 大椎穴丛刺　　　　　　　　　B. 大椎穴拔血罐

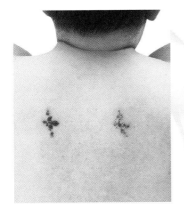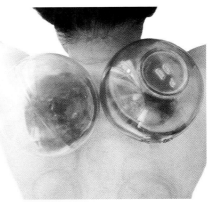

C. 肺俞穴丛刺　　　　　　　　　D. 风门穴、肺俞穴拔血罐

图 2-13　咳嗽刺络拔罐二

每日 1 次，每次更换不同位置，3～5 次为 1 个疗程。

1. 拔罐疗法具有改善临床症状，促进炎症吸收消退的效应，尤其是对于机体抗病力弱，肺部啰音和 X 线片阴影消退缓慢，病情迁延者，用之更为适宜。

2. 血罐和走罐疗法对伴有高热的肺炎可收到较好的效果。

3. 一般当天可退热，3～4 天可完全消除症状，但需巩固治疗 1～3 天。

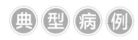

赵某，女，42 岁。5 天前受凉后开始发热，体温 39.2℃，周身疼痛，无汗，口服退热药后汗出热退，仍咳嗽，咯吐白痰，头痛，咽痛微红，舌苔薄黄，脉浮数。拔罐治疗先取小号玻璃罐，在印堂、太阳穴上闪罐 10～15 下，在天突、中府、膻中、尺泽等穴位上留罐 5 分钟。然后取三棱针点刺大椎、肺俞各 3 下，出血如珠，拔罐 10 分钟。治疗 1 次后头痛稍缓，仍有咳嗽，隔日 1 次，经 3 次治疗，诸症皆消失（图 2-14）。

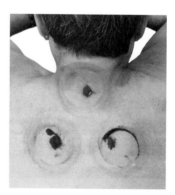

图 2-14 大椎穴、肺俞穴罐痕

曾某，男，48 岁。因感冒后反复咳嗽咯痰半个月就诊。症见咳嗽，痰少难出，入夜为甚，伴胸闷，周身酸楚，口干，咽痒发紧，小便黄，大便干。查体：神清，精神尚可，心脏听诊未见异常，肺呼吸音粗，舌尖红，苔白稍腻，脉沉濡。嘱患者俯卧，充分暴露背部，在背部膀胱经两条循行线上涂适量凡士林，用闪火法将罐吸拔于背部，依次沿着膀胱经两条循行线，来回推拉 5 遍，直至皮肤上出现瘀斑青紫。然后嘱患者仰卧，在天突、中府、膻中等穴位上闪罐 10～15 下后，留罐 5 分钟。治疗后患者即感到全身轻松舒适，胸闷明显改善，当天晚上咳嗽明显减少。第 3 天就诊，予大椎、肩井、天宗、肺俞、脾俞拔罐 15 分钟，全科治疗仪照射 30 分钟。1 周后来告知，咳嗽已除，无自觉症状（图 2-15）。

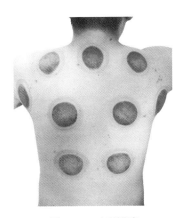

图 2-15　咳嗽罐痕

三、

哮喘

　　哮喘是一种以发作性喉中哮鸣、呼吸困难甚则喘息不得平卧为特点的过敏性病症。其中哮指声响言，喉中哮鸣有声，是一种反复发作的独立性疾病，而喘指气息言，为呼吸气促困难，是多种急、慢性疾病的一个症状。哮必兼喘，但喘未必兼哮。可发于任何年龄和任何季节，尤以寒冬季节及气候急剧变化时多发。宿痰内伏于肺，因外感风寒，情志不畅，环境骤变，吸入粉尘、煤烟，以及饮食不节等诱因而触动肺内伏痰致痰气交阻，气道不利，肺气升降不利而致。发作时，痰随气动，气因痰阻，相互搏击，阻遏气道，肺失肃降，肺气上逆而致哮喘发作。

　　西医学的支气管哮喘、喘息型支气管炎、嗜酸性粒细胞增多症、阻塞性肺气肿、肺炎、癔症等引起呼吸气促或哮喘发作时，可参照本节辨证施治。

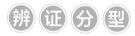

1.	寒饮伏肺	遇寒触发，胸膈满闷，呼吸急促，喉中痰鸣，咳痰稀白，初起多兼恶寒发热，头痛无汗，鼻流清涕，舌淡，苔白滑，脉浮紧。
2.	痰热壅肺	喘急胸闷，喉中哮鸣，声高息涌，痰黄质稠，咳吐不爽，发热口渴，舌质红，苔黄腻，脉滑数。
3.	肺脾气虚	咳喘气短，动则加剧，咳声低怯，痰液清稀，畏风自汗，神疲倦怠，食少便溏，舌淡苔薄白，脉濡数。

续表

4.	肺肾阴虚	短气而喘，咳嗽痰少，头晕耳鸣，腰膝酸软，潮热盗汗，舌红少苔，脉细数。
5.	心肾阳虚	喘促短气，呼多吸少，气不得续，畏寒肢冷，尿少水肿，甚则喘急烦躁，心悸，神情恍惚，冷汗淋漓，唇甲青紫，舌质紫黯或有瘀点，苔薄白，脉沉细。

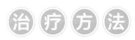

治疗方法

方法一

1. **主穴**　**中府**（在胸前壁外上方，云门下 1 寸，平第 1 肋间隙处，距前正中线 6 寸）、**天突**（在颈部，当前正中线上，胸骨上窝中央）；**定喘**（在背部，第 7 颈椎棘突下，后正中线旁开 0.5 寸）、**肺俞**（在背部，当第 3 胸椎棘突下，后正中线旁开 1.5 寸）、**脾俞**（在背部，当第 11 胸椎棘突下，后正中线旁开 1.5 寸）（图 2-16）。

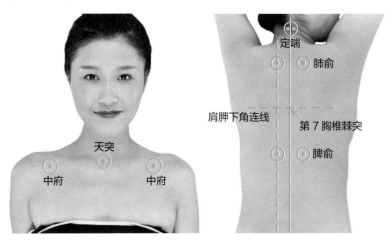

图 2-16　哮喘取穴一

2. 操作方法　发疱罐法。嘱患者取合适体位，穴位常规消毒后，选择大小适宜的火罐，用闪火法将罐吸拔于穴位上，留罐20～30分钟，以皮肤出现瘀血和数个黄豆大小水疱为度。若不出现水疱，可延长拔罐时间，直至皮肤出现水疱为止。起罐后刺破皮肤上的水疱，挤出疱内水液，或用一次性注射器抽出疱内水液。每周治疗1次，5次为1个疗程（图2-17）。

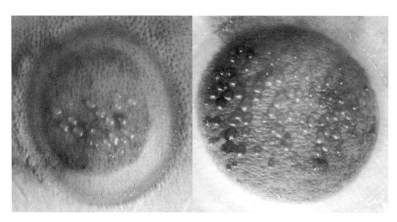

图 2-17　哮喘拔罐一

方法二

1. 选穴

主穴：**中府、天突、膻中**（在胸部，当前正中线上，平第4肋间隙，两乳头连线的中点）；**定喘、肺俞**。

配穴：**寒饮伏肺加风门**（在背部，当第2胸椎棘突下，后正中线旁开1.5寸）、**尺泽**（在肘横纹中，肱二头肌腱桡侧凹陷处）；**痰热壅肺加曲池**（屈肘，当肘横纹外侧端与肱骨外上髁连线的中点）、**丰隆**[在小腿前外侧，当外踝尖上8寸，条口外，距胫骨前缘2横指（中指）]；**肺脾气虚加脾俞、足三里**[在小腿前外侧，当犊鼻下3寸，距胫骨前缘一横指（中指）]；**肺肾**

阴虚加肾俞（在腰部，当第 2 腰椎棘突下，后正中线旁开 1.5
寸）、太溪（在足内侧，内踝后方，当内踝尖与跟腱之间的凹陷
处）；心肾阳虚加关元（在下腹部，前正中线上，当脐中下 3
寸）、心俞（在背部，当第 5 胸椎棘突下，后正中线旁开 1.5
寸）、肾俞（图 2-18）。

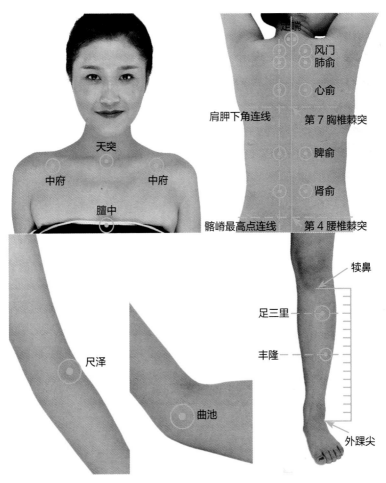

图 2-18　哮喘取穴二

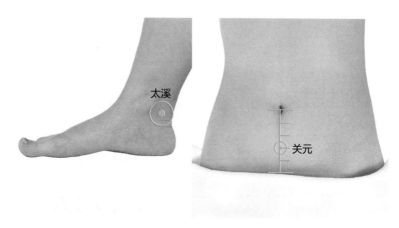

图 2-18（续）

2. **操作方法**　针刺后拔罐法。

针刺：两组穴位每日交替选用，针刺得气后留针 20 分钟，每隔 5 分钟行针 1 次，平补平泻。针刺的同时，采用全科治疗仪，对针刺区域垂直照射，灯头距离皮肤高度适中，以患者皮肤红润，有热感但不灼痛，能耐受为度。

拔罐：起针后拔罐，至皮肤出现紫红色瘀血为止（图 2-19）。

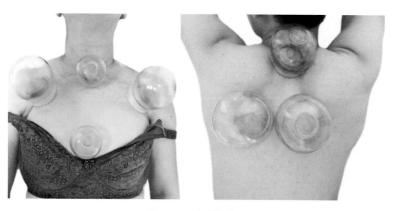

图 2-19　哮喘拔罐二

每日治疗 1 次，10 次为 1 个疗程，每两个疗程间隔 10 天。

在发作期最好能坚持连续治疗 3 个疗程。缓解期可根据发病的大致规律选择合适时间继续治疗 2～3 个疗程。

方法三

1. **选穴** 胸前任脉——天突至鸠尾（在上腹部，前正中线上，当胸剑结合部下 1 寸）；背部督脉——大椎（在后正中线上，第 7 颈椎棘突下凹陷中）至筋缩（在背部，当后正中线上，第 9 胸椎棘突下凹陷中）的循行线；肺俞（图 2-20）。

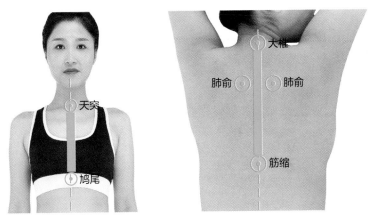

图 2-20 哮喘取穴三

2. **操作方法** 先让患者仰卧，用梅花针叩刺胸部，叩刺强度以皮肤表面潮红为度，沿胸正中线从天突叩至鸠尾穴，然后在胸正中线至两侧腋前线之间的肋间隙进行均匀叩刺，顺序为沿肋间隙从中间到两边，从上到下，再在叩刺部位拔火罐，以皮肤充血、轻度瘀紫为度。

天突穴下至鸠尾穴上拔 3 个中号玻璃火罐，两旁锁骨中线上各拔 4 个火罐，两旁腋前线各拔 4 个火罐，时间为 5～10 分钟。去罐后再让患者俯卧，用梅花针沿后正中线叩刺，上起大椎穴，下至筋缩穴，然后在与胸部相对应的部位走罐 3～5 遍，至皮肤充血发红为度，然后再将火罐扣拔于定喘、肺俞穴上 10 ~ 15 分钟。隔日治疗 1 次，10 次为 1 个疗程（图 2-21）。

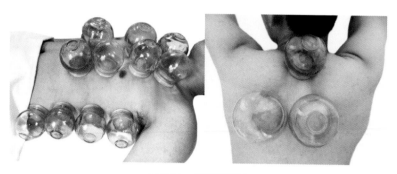

图 2-21　哮喘拔罐三

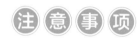

1. 急性发作时，取穴除重点取肺和背部穴位外，还应选取一些腰、腹和下肢的穴位，如肾俞、气海和涌泉等穴，意在引气下行，助肾纳气，而且往往还配合针刺或挑刺等疗法。

2. 对于轻度哮喘者，可单独以拔罐疗法治疗，重度哮喘或哮喘持续状态者，必须配合平喘药物治疗方可奏效。

3. 缓解期的患者可采用拔罐发疱疗法预防治疗。以闪火法分别吸拔大椎及双肺俞穴，其火力要大，使吸力充足，待罐内皮肤起疱后方可起罐，在局部覆盖消毒纱布以保护创面，待水疱自行吸收（图 2-22）。

4. 避免过劳，注意胸背部保暖，饮食清淡，忌烟酒和刺激性食物。

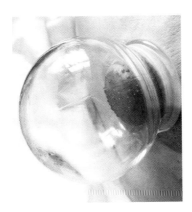

图 2-22　哮喘拔罐发疱法

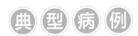

　　郭某，男，38 岁。患支气管哮喘 6 年余，每年进入秋冬季节均发生哮喘 3～5 次。近 1 年来症状加重，发作次数频繁，每次病发用药量也有所增加。此次因冒雨受凉诱发，诊见呼吸急促，胸膈满闷，喉中哮鸣，咳痰稀白，头痛无汗，舌淡苔白腻，脉浮紧。辨证为寒饮伏肺之哮喘。即行针刺膻中、天突，得气后行捻转泻法各 1 分钟后出针，接着针刺定喘、肺俞、膏肓、肾俞、尺泽、太渊，并留针 30 分钟，同时用全科治疗仪垂直照射胸背部。起针后在定喘、肺俞、膏肓及肾俞拔罐 10 分钟。施术后，自觉胸中喘憋感减轻，第 2 天复诊呼吸明显好转，只偶尔发作，喉中仍有哮鸣音。继续行前治疗 3 天，哮喘得到控制。

　　阳某，男，48 岁。5 年前因着凉后咳嗽，继而气喘，当时感觉呼吸困难，张口抬肩，不能平卧，经药物（药名不详）治疗后，症状缓解。以后每年均有发作，尤以冬春季节为甚，每次发作均需使用平喘药物方能缓解。近日因受油烟刺激，导致哮喘急性发作，症见喘促气急，喉中痰鸣，不能平卧，动则汗出，神疲乏力。查：两肺呼吸音粗，满布哮鸣音及干湿音，面色紫黯，舌淡苔白，脉濡缓。辨证为肺脾气虚之哮喘。患者端坐位，针刺中府、天突、膻中、定喘、肺俞、脾俞，得气后补泻兼施，留针20分钟，每隔5分钟行针1次。起针后用三棱针点刺定喘、肺俞各3~5下微出血，然后闪火法拔罐，留罐10分钟。经上述治疗1次哮喘立即缓解（图2-23）。

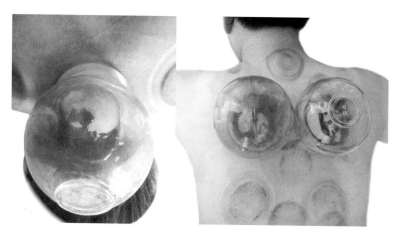

图2-23　哮喘刺血拔罐法

四、

呃逆

呃逆是胃气上逆动膈，以气逆上冲，喉间呃呃连声，声短而频，令人不能自制为特征的一种病症。多因受寒凉刺激，干扰胃气；或饮食不节，过食生冷、吞食过急而损伤胃气；或情志抑郁，肝气横逆犯胃；或正气虚弱，中气虚损致胃失和降，胃气上逆扰动膈肌所致。亦可因肾气不纳，致使气逆上冲。本病大多数为单独出现，亦可继发于其他疾病。

辨证分型

1.	胃中寒冷	呃声沉缓有力，胃脘不舒，得热则减，喜食热饮，口淡不渴，苔白润，脉缓。
2.	胃火上逆	呃声洪亮有力，口臭烦渴，脘腹满闷，大便秘结，小便短赤，苔黄，脉滑数。
3.	肝气郁滞	呃逆连声，胸胁满闷，常因情志不畅而诱发或加重，嗳气纳减，苔薄白，脉弦。
4.	脾阳虚衰	呃声低长无力，气不接续，泛吐清水，脘腹不适，喜温喜按，食少乏力，大便溏薄，舌淡苔薄白，脉细弱。
5.	胃阴不足	呃声短促，口干咽燥，不欲饮食，或食后饱胀，大便干结，舌质红，苔少而干，脉细数。

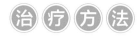

方法一

1. 选穴

主穴：膈俞（在背部，当第 7 胸椎棘突下，后正中线旁开 1.5 寸）、**膻中**（在胸部，当前正中线上，平第 4 肋间隙，两乳头连线的中点）、**中脘**（在上腹部，前正中线上，当脐中上 4 寸）、**内关**（在前臂掌侧，腕横纹上 2 寸，掌长肌腱与桡侧腕屈肌腱之间）、**足三里** [在小腿前外侧，当犊鼻下 3 寸，距胫骨前缘一横指（中指）]。

配穴：胃寒加上脘（在上腹部，前正中线上，当脐中上 5 寸）、**胃俞**（在背部，当第 12 胸椎棘突下，后正中线旁开 1.5 寸）；**胃热加合谷**（在手背，第 1、2 掌骨间，当第 2 掌骨桡侧的中点处）、**胃俞；肝气郁滞加太冲**（在足背，当第 1、2 跖骨间，跖骨底结合部前方凹陷中）、**肝俞**（在背部，当第 9 胸椎棘突下，后正中线旁开 1.5 寸）；**脾阳虚衰加关元**（在下腹部，前正中线上，当脐中下 3 寸）、**脾俞**（在背部，当第 11 胸椎棘突下，后正中线旁开 1.5 寸）、**肾俞**（在腰部，当第 2 腰椎棘突下，后正中线旁开 1.5 寸）；**胃阴不足加三阴交**（在小腿内侧，当足内踝尖上 3 寸，胫骨内侧缘后方）、**胃俞**（图 2-24）。

2. 操作方法　采取针刺后拔罐法，辨证选穴施术。

嘱患者仰卧，膻中、中脘、内关、足三里等穴位常规消毒，针刺得气后，补泻兼施，留针 30 分钟，留针期间每 5 分钟行针 1 次。起针后，在膻中、中脘等穴位及上腹部肋骨下横膈膜的体表相应区域闪罐后留罐 5 ~ 10 分钟。再取俯卧位，膈俞、肝俞、脾俞、胃俞等穴位闪罐 10 ~ 15 下后，留罐 10 ~ 15 分钟，以皮肤充血为度。每日 1 次或 2 次，呃逆不发作可停止治疗（图 2-25）。

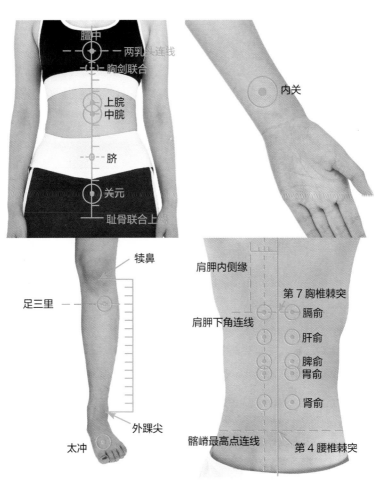

图 2-24　呃逆取穴一

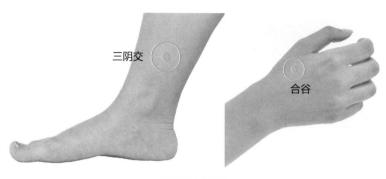

图 2-24（续）

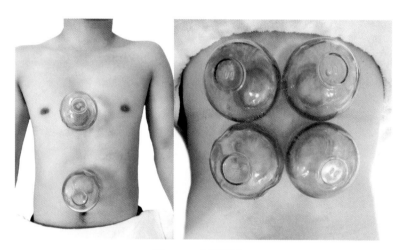

图 2-25　呃逆拔罐一

方法二

1. **选穴**　**风池**（在项部，当枕骨之下，与风府相平，胸锁乳突肌与斜方肌上端之间的凹陷处）、**攒竹**（在面部，当眉头凹陷中，眶上切迹处）、**内关**、**合谷**；背部膀胱经第一侧线和第二侧线（图 2-26）。

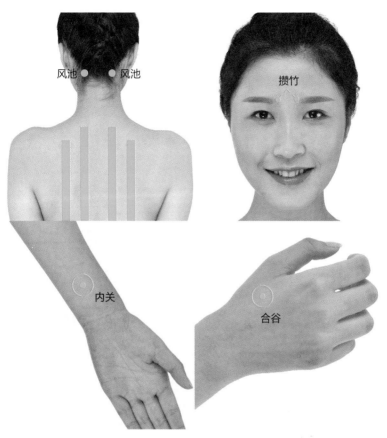

图 2-26　呃逆取穴二

2. 操作方法　采取针刺后拔罐法。

　　针刺：患者取坐位，行风池、攒竹、内关、合谷穴针刺，得气后留针 20 分钟，期间令患者反复练习深吸气憋住片刻后缓缓呼气的动作，同时每 5 分钟行针 1 次。

　　拔罐：患者取俯卧位，选用中号玻璃罐，用闪火拔罐法，沿背部太阳膀胱经第一侧线和第二侧线闪罐，直至局部皮肤潮红为度。然后再沿背部膀胱经第一侧线在背部俞穴对应处留罐 5～10 分钟，不起疱为度，每次留罐 6～10 个。每日治疗 1 次，3 次为

1个疗程（图2-27）。

方法三

1. 选穴 膻中、鸠尾（在上腹部，前正中线上，当胸剑结合部下1寸）、**中脘、章门**（在侧腹部，当第11肋游离端的下方。正坐，屈肘合腋，肘尖所指处即是本穴）、**内关、足三里；肺俞**（在背部，当第3胸椎棘突

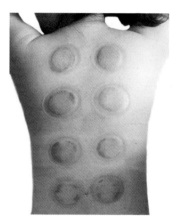

图2-27 呃逆拔罐二

下，后正中线旁开1.5寸）、**膈俞**（在背部，当第7胸椎棘突下，后正中线旁开1.5寸）、**肝俞**（在背部，当第9胸椎棘突下，后正中线旁开1.5寸）（图2-28）。

2. 操作方法 单纯拔罐法，两组穴位交替选用。在各穴位上闪罐后留罐8～10分钟，以不起水疱为度。每日治疗1次，5次为1个疗程（图2-29）。

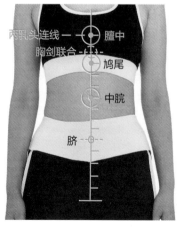

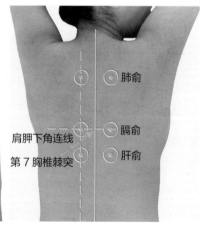

图2-28 呃逆取穴三

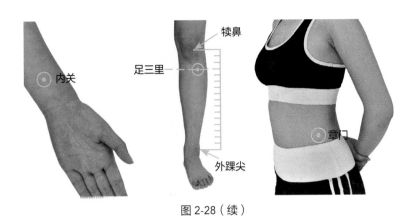

图 2-28（续）

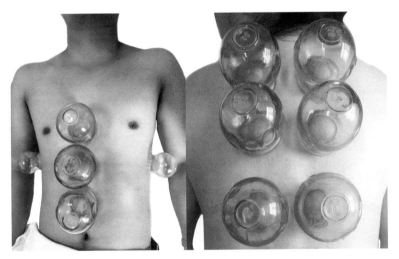

图 2-29　呃逆拔罐三

　　1. 呃逆一证，病情的轻重差别极大，如脑血管意外患者突然出现持续不断的膈肌痉挛，预示病情危重并趋向恶化。

　　2. 老年人、冠心病患者无任何明显诱发因素，突然出现连续的呃逆，应警惕可能有心肌梗死发生，均不宜做拔罐治疗，并应及时就诊，以免贻误病情。

3. 素有胃寒者，勿食生冷；胃中有热者，忌食辛辣煎炒之食物。

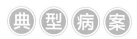

张某，男，46岁。反复呃逆半个月余。自诉因生气开始出现呃逆症状，呃声响亮连续，昼夜不止，严重影响日常生活和睡眠。诊见形体肥胖，表情痛苦，呃声不断，影响呼吸和说话，舌苔薄白，脉弦滑。证属肝郁气滞，胃失和降，气逆上冲。针刺攒竹、膻中、中脘、内关、足三里、太冲，留针30分钟，留针期间每5分钟行针1次。起针后沿背部膀胱经第一侧线和第二侧线行闪罐20～30下后，在肺俞、膈俞、肝俞留罐8分钟。治疗1次后，症状明显减轻，呃逆间歇时间延长，晚上能得到有效休息。治疗3次后，呃逆症状完全消失。

刘某，男，26岁。呃逆1个月，因恣食生冷瓜果而出现不自主呃逆，间断发病，每次多持续15～30分钟，发作时少量饮水或进食稍能好转，近1周症状加重，呃逆频作，呃声低沉有力，舌苔白腻，脉滑，证属胃中寒冷型呃逆。即嘱患者仰卧，取膻中、鸠尾、中脘、章门、内关拔罐10分钟，留罐期间呃逆即止，偶尔发作1次，但频率少，呃声小。起罐后选双侧耳穴——神门、肝、胃、膈、食管、皮质下、脑点，用王不留行籽贴压，嘱患者反复揉压所贴穴位，一次不少于5分钟，每天3～5次。5天后随访未复发。

五、

胃痛

胃痛又称胃脘痛，是以上腹胃脘部近心窝处疼痛为主症的病证。中医认为，本病多因外邪犯胃或饮食不慎而致中焦气机不利，纳运失常，胃失和降，浊气上逆所致；或因精神刺激，情志不畅，气机逆乱，肝气犯胃，或脾胃素虚而致胃失和降，不通则痛。每遇过度劳累，饮食失节，精神紧张或气候变化而反复发作，迁延不愈或疼痛加剧。

西医学的急性胃炎、慢性胃炎、胃溃疡、十二指肠溃疡、功能性消化不良等以上腹部疼痛为主要症状者，均可参考本节进行辨证论治。

辨证分型

1.	寒邪客胃	胃痛暴作，恶寒喜暖，得温痛减，口淡不渴，或喜热饮，舌苔薄白，脉弦紧。
2.	食积伤胃	胃脘胀满拒按，嗳腐吞酸，不思饮食，或呕吐不消化食物，吐后痛减，苔厚腻，脉滑。
3.	肝气犯胃	胃脘胀痛，连及两胁，嗳气频作，每因情志因素而痛作，苔薄白，脉弦。
4.	瘀血停胃	胃脘刺痛，痛有定处，食后痛甚，或吐血便血，舌质紫黯，脉涩。
5.	胃阴亏虚	胃脘灼痛，饥不欲食，咽干口燥，大便干结，舌红少津，脉弦细。

续表

| 6. | 湿热中阻 | 胃脘疼痛，口干苦，小便黄，苔黄腻，脉滑数。 |
| 7. | 脾胃虚寒 | 胃脘隐隐作痛，食后痛减，神疲乏力，四肢欠温，大便溏薄，舌质淡，苔白，脉弱。 |

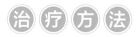

方法一

1. 选穴

主穴：脾俞（在背部，当第 11 胸椎棘突下，后正中线旁开 1.5 寸）、**胃俞**（在背部，当第 12 胸椎棘突下，后正中线旁开 1.5 寸）、**中脘**（在上腹部，前正中线上，当脐中上 4 寸）、**天枢**（在腹中部，横平脐中，前正中线旁开 2 寸）、**内关**（在前臂掌侧，腕横纹上 2 寸，掌长肌腱与桡侧腕屈肌腱之间）、**足三里** [在小腿前外侧，当犊鼻下 3 寸，距胫骨前缘一横指（中指）]、**公孙**（在足内侧缘，当第 1 跖骨基底部的前下方赤白肉际处）。

配穴：寒邪客胃加上脘（在上腹部，前正中线上，当脐中上 5 寸）、**梁丘**（屈膝，在大腿前面，当髂前上棘与髌底外侧端的连线上，髌底上 2 寸）；**湿热中阻加阴陵泉**（在小腿内侧，当胫骨内侧髁后下方凹陷处）、**内庭**（在足背，当第 2、3 趾间，趾蹼缘后方赤白肉际处）；**食积伤胃加梁门**（在上腹部，当脐中上 4 寸，距前正中线 2 寸）、**建里**（在上腹部，前正中线上，当脐中上 3 寸）；**肝气犯胃加期门**（在胸部，当乳头直下，第 6 肋间隙，前正中线旁开 4 寸）、**太冲**（在足背，当第 1、2 跖骨间，跖骨底结合部前方凹陷中）；**脾胃虚寒加关元**（在下腹部，前正中线上，当脐中下 3 寸）；**胃阴亏虚加三阴交**（在小腿内侧，当足内踝尖上 3 寸，胫骨内侧缘后方）；**瘀血停胃加膈俞**（在背部，当第 7 胸椎棘突下, 后正中线旁开 1.5 寸)、**血海**(屈膝, 在大腿内侧, 髌底内侧端上 2 寸, 当股四头肌内侧头的隆起处)(图 2-30)。

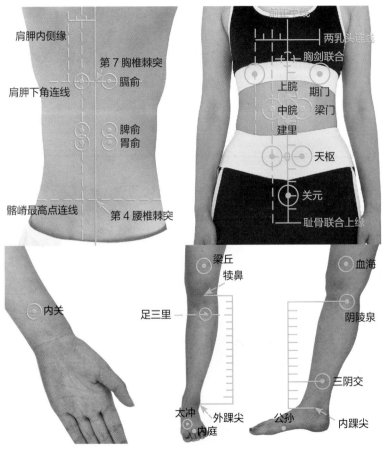

图 2-30 胃痛取穴一

2. **操作方法** 单纯拔罐法, 辨证选穴施术, 嘱患者取仰卧位, 选择大小适宜的火罐, 吸拔于中脘、天枢、内关、足三里、公孙等穴位上, 留罐 10～15 分钟。嘱患者取俯卧位, 如上法在膈俞、脾俞、胃俞等穴位上拔罐, 随症加减穴位, 亦可用针刺后拔罐法，或刺络拔罐法，或灸罐法。急性期每日1次，慢性期2~3日1次，10次为1个疗程（图2-31）。

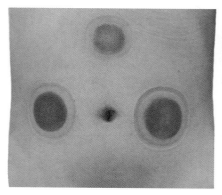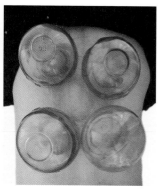

图 2-31　胃痛拔罐一

方法二

1. 选穴　中脘、脊椎两侧（从膈俞至胃俞之间）压痛点（图2-32）。

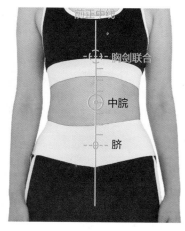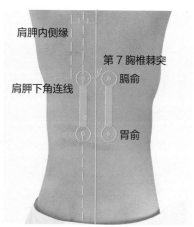

图 2-32　胃痛取穴二

2. 操作方法　嘱患者取仰卧位，常规消毒后用梅花针叩刺中脘穴至皮肤微出血为度，然后在中脘穴拔罐 10～15 分钟。再取俯卧位，在脊椎两侧压痛点走罐至皮肤紫红色为度。若属于寒邪犯胃或脾胃虚寒型胃痛，可用单纯拔罐法，留罐 20～30 分钟，罐后加隔姜灸中脘穴。隔日治疗 1 次，5 次为 1 个疗程（图 2-33）。

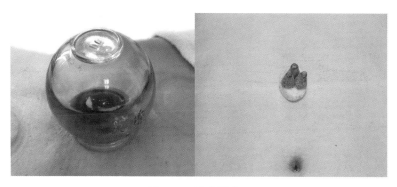

图 2-33　胃痛拔罐二

方法三

1. 选穴

主穴：中脘、天枢、足三里、肝俞（在背部，当第 9 胸椎棘突下，后正中线旁开 1.5 寸）、胆俞（在背部，当第 10 胸椎棘突下，后正中线旁开 1.5 寸）、脾俞、胃俞。

配穴：**实证配梁门**（在上腹部，当脐中上 4 寸，距前正中线 2 寸）、**内关、太冲；虚证配气海**（在下腹部，前正中线上，当脐中下 1.5 寸）、**公孙**（图 2-34）。

2. 操作方法　采用针刺后拔罐法。

针刺：每次辨证选 5～10 个穴位，用 30 号 1.5～2.5 寸毫针，常规消毒，用提插捻转手法，使局部有酸麻胀感，或针感放射到胃部、腹部为佳，留针 30 分钟，期间每隔 10 分钟行针 1 次。

拔罐：出针后选适合的玻璃火罐坐罐于针刺后的背部穴位上，留罐 10～15 分钟，每次可拔 4～6 只火罐（图 2-35）。

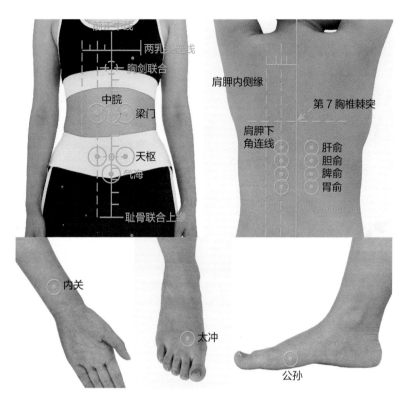

图 2-34　胃痛取穴三

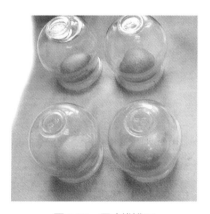

图 2-35　胃痛拔罐三

每日 1 次，5 次为 1 个疗程，疗程间休息 2 天，再进行下 1 个疗程。

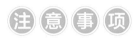

1. 拔罐治疗胃痛，能有效地使疼痛缓解或消除，同时对某些疾病，如急慢性胃炎、胃神经官能症、胃痉挛等还具有一定的治疗作用。

2. 要注意饮食卫生，少量多餐，进食应细细咀嚼。勿食生冷不洁之物，不过食肥甘厚味之品。

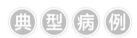

许某，男，30 岁。胃痛 2 天。既往有慢性胃炎病史 2 年，常因受凉、饮食不慎或情志不遂而诱发胃痛。2 天前喝冷饮后胃痛急性发作，疼痛剧烈，不伴恶心、呕吐及腹泻，局部热敷及服药后效果不显。诊见表情痛苦，面色萎黄，舌苔薄白，脉弦紧。采用针刺配合拔罐疗法。先嘱患者仰卧，毫针直刺中脘、天枢、内关、梁丘、足三里、公孙，得气后施捻转手法，补泻兼施，留针 20 分钟。起针后患者取俯卧位，用闪罐法在肝俞、脾俞及胃俞上各闪 5～10 下，留罐 10 分钟。治疗 1 次胃痛明显缓解，经治疗 5 次后症状消失。

李某，男，42 岁。患者近 1 年来胃脘部疼痛，腹胀，餐后尤甚，纳呆乏力，呃逆频繁，便秘，经胃镜检查未发现器质性疾病。查体：面色萎黄，体弱神疲，舌淡暗、苔微腻，脉沉缓。诊断：功能性消化不良。治疗：采用药罐法。取黄芪 30 克，党参、高良姜、桂枝、茯苓各 20 克，制附子、白术、广木香、白芍各 15 克，吴茱萸、厚朴、炙甘草各 10 克装入布袋，以文火煎煮，煮沸后把竹罐罐口朝下放入药液内煮沸 2 分钟后，用镊子迅速取出竹罐，用干毛巾吸附沸水滴，随即紧扣在中脘、天枢、足三里及脾俞、胃俞等穴位上，留罐 10 分钟。经治疗 3 次后患者自觉腹胀痛、呃逆减轻，治疗 2 个疗程后症状全部消失。

六、

胁痛

胁指胁肋部，在胸壁两侧，为腋部以下至第 12 肋骨部的统称。胁痛是以一侧或两侧胁肋部疼痛为主要表现的病症。胁为肝胆经脉循行之处，胁痛之病主要责之肝胆功能的失常，此外，尚与脾胃的病变有关。不论是气滞、瘀血、湿热等实邪闭阻胁肋部经脉，还是精血不足引起胁肋部经脉失养，均可导致胁痛。

西医学中的急慢性肝炎、急慢性胆囊炎，胆道结石，胆道蛔虫，肋间神经痛，干性胸膜炎等疾病，以胁痛为主要症状者，均可参考本节内容进行辨证施治。

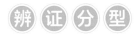

1.	肝气郁结	胁肋胀痛，走窜不定，疼痛常因情志变化而增减，胸闷不舒，纳呆食少，嗳气频作，苔薄白，脉弦。
2.	瘀血停着	胁肋刺痛，固定不移，入夜为甚，胁肋下或见癥块，舌质紫黯，脉沉涩。
3.	肝胆湿热	胁痛口苦，胸闷纳呆，恶心呕吐，目赤或目黄身黄，小便黄赤，舌苔黄腻，脉弦滑数。
4.	肝阴不足	胁肋隐痛，绵绵不休，遇劳加重，咽干口燥，头晕目眩，两目干涩，舌红少苔，脉弦细或细数。

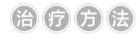

方法一

1. 选穴 胸背部华佗夹脊穴（在脊柱区，第 1 胸椎至第 8 胸椎棘突下两侧，后正中线旁开 0.5 寸，一侧 8 穴）、腰背部膀胱经第一侧线大杼（在背部，当第 1 胸椎棘突下，后正中线旁开 1.5 寸）至肾俞（在腰部，当第 2 腰椎棘突下，后正中线旁开 1.5 寸）、局部疼痛区（图 2-36）。

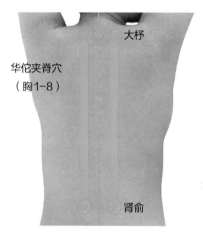

华佗夹脊穴
（胸1-8）

大杼

肾俞

图 2-36　胁痛取穴一

2. 操作方法 梅花针叩刺后拔罐法。嘱患者取俯卧位，取华佗夹脊穴的第 1 胸椎至第 8 胸椎位置穴位，及背部膀胱经第一内侧线，大杼至肾俞，用梅花针叩刺，然后拔罐 10～15 分钟。再令患者取侧卧位，患部向上，沿病变区肋间隙和足少阳胆经经胁肋部循行部位用梅花针叩刺，在疼痛区拔罐 10 分钟。每日 1 次，5 次为 1 个疗程（图 2-37）。

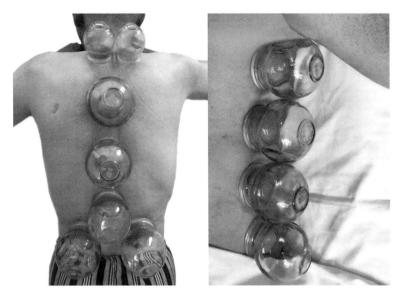

图 2-37 胁痛拔罐一

方法二

1. **选穴** 支沟（在前臂背侧，当阳池与肘尖的连线上，腕背横纹上 3 寸，尺骨与桡骨之间）、**阳陵泉**（在小腿外侧，当腓骨头前下方凹陷处）**透阴陵泉**（在小腿内侧，当胫骨内侧髁后下方凹陷处）、**局部疼痛区**（图 2-38）。

2. **操作方法**

针刺：嘱患者取仰卧位，穴位常规消毒，针刺患侧支沟穴，用提插法使针感向上肢传导，行针的同时令患者深吸气，屏住 30 秒左右后缓缓呼出，反复 3～5 次。而后从阳陵泉透阴陵泉，用捻转法使针感向上、下传导，留针 20～30 分钟。

拔罐：起针后用梅花针由轻而重地叩刺疼痛最明显处，至局部皮肤明显发红，并有轻微出血时，用大小适宜的火罐，吸拔在穴位上，留罐 10～15 分钟，待皮肤呈紫红色瘀血时起罐

（图 2-39）。

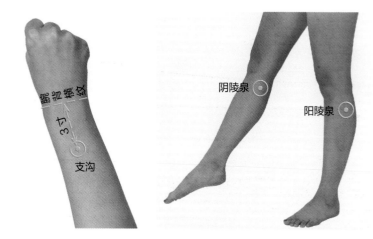

图 2-38　胁痛取穴二

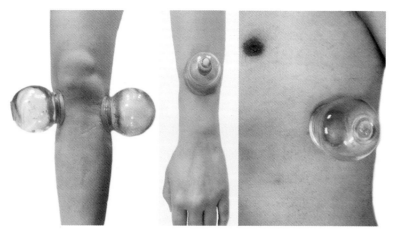

图 2-39　胁痛拔罐二

隔日治疗 1 次，5 次为 1 个疗程。

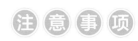

1. 拔罐疗法对由闪挫劳损、感冒、风湿性关节炎、寒冷刺激、肥大性胸椎炎引起胁痛者有治疗作用。

2. 如果是心脏病、脊髓病等引起的肋间神经痛，在治疗的同时，对引起本病的原发病进行积极治疗。

3. 注意休息，避免劳累。

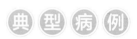

刘某，男，50岁。左侧胁肋疼痛2个月，加重1周余。持续疼痛，痛引胸胁，不得俯仰，转侧活动均感疼痛，咳嗽或深呼吸时疼痛加重，食欲不振，二便正常，舌质紫黯，苔白，脉弦滑。查体：痛苦面容，局部皮色如常，第5、6肋间压痛明显。曾检查肝功能正常，肝胆B超检查无结石。诊断：气滞血瘀之胁痛。取胁肋部疼痛区梅花针叩刺后拔火罐10分钟，并针刺支沟（左）、阳陵泉（双）、丘墟（左），2次痛止，又巩固治疗2次，痊愈。

七、

便秘

便秘是指大便次数减少，排便间隔时间过长，粪便干燥难解，或粪便不硬，虽有便意，但便而不畅的一种病症。在正常情况下，食物通过胃肠道，经过消化、吸收、所剩糟粕的排泄需要 24～48 小时，若排便间隔超过 48 小时，即可视为便秘。

中医学认为，本病多因排便动力缺乏，或津液枯燥所致。年老体弱，气血双亏，津液不足，肾阳虚衰；或忧愁思虑，情志失调，通降失常；或多食辛辣厚味，胃肠积热；或恣食生冷，阴寒凝滞；或多次妊娠、重度肥胖、分娩后提肛肌无力、缺乏定时大便习惯，皆可影响大肠的传导功能而致糟粕在肠道内停留时间过长进而导致便秘。

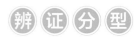 辨 证 分 型

1.	热秘	大便干结，腹胀腹痛，口干口臭，面红心烦，小便短赤，舌红苔黄，脉数。
2.	气秘	大便秘结，或不甚干结，欲便不得，或便而不爽，腹胀连及两胁，肠鸣矢气，嗳气频作，纳食减少，舌淡，苔薄腻，脉弦。
3.	冷秘	大便艰涩不畅，腹痛喜暖，手足欠温，舌质淡，苔白腻，脉弦紧。
4.	虚秘	虽有便意但排便困难，或数日不便但腹中无所苦，临厕努挣乏力，心悸气短，面色无华，舌淡苔白，脉细弱。

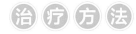

方法一

1. **选穴**　腰背部督脉及膀胱经循行线（图 2-40）。

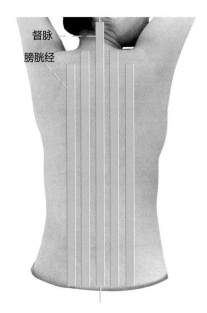

督脉

膀胱经

图 2-40　便秘取穴一

2. **操作方法**　梅花针叩刺后走罐法。

梅花针叩刺：患者俯卧位，充分暴露腰背部，用梅花针从上至下循督脉及膀胱经左右两侧线反复叩刺 2 遍或 3 遍（重点叩刺腰骶部两侧），使局部皮肤微红。

走罐：用液状石蜡作为润滑剂，取中号玻璃火罐，用闪火法将火罐吸附在大椎穴处，然后紧握罐体，依次沿督脉及膀胱经两侧线反复上下推移 2 次或 3 次，至该处皮肤潮红或紫红为度。

每隔 2～3 日治疗 1 次，10 次为 1 个疗程。

方法二

1. 选穴

主穴: **大肠俞**(在腰部,当第4腰椎棘突下,后正中线旁开1.5寸)、**天枢**(在腹中部,横平脐中,前正中线旁开2寸)、**支沟**(在前臂背侧,当阳池与肘尖的连线上,腕背横纹上3寸,尺骨与桡骨之间)、**上巨虚**[在小腿前外侧,当犊鼻下6寸,距胫骨前缘一横指(中指)];腰骶椎两侧。

配穴: **热秘加曲池**(屈肘,当肘横纹外侧端与肱骨外上髁连线的中点)、**合谷**(在手背,第1、2掌骨间,当第2掌骨桡侧的中点处);**气秘加中脘**(在上腹部,前正中线上,当脐中上4寸)、**行间**(在足背侧,当第1、2趾间,趾蹼缘后方赤白肉际处);**冷秘加神阙**(在腹中部,脐中央)、**关元**(在下腹部,前正中线上,当脐中下3寸);**虚秘加脾俞**(在背部,当第11胸椎棘突下,后正中线旁开1.5寸)、**胃俞**(在背部,当第12胸椎棘突下,后正中线旁开1.5寸)(图2-41)。

2. 操作方法 采用针刺后拔罐法。

针刺: 先用针刺,热秘用泻法,冷秘和虚秘用补法,气秘用泻法,留针20~30分钟。

拔罐(视频17:腰骶部拔罐):起针后在腰骶部的大肠俞等穴位上闪罐多次后留罐10~15分钟。虚秘和冷秘者,拔罐后在神阙、关元和腰骶部大肠俞上加以温灸(图2-42)。

视频17:腰骶部拔罐

每日1次,10次为1个疗程。

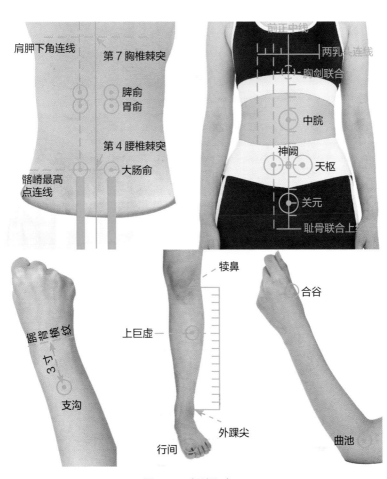

图 2-41 便秘取穴二

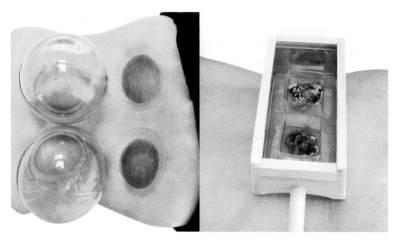

A. 大肠俞穴及腰骶部拔罐　　　　　　　　B. 腰骶部温灸

图 2-42　便秘拔罐二

方法三

1. 选穴　脐周穴位。

2. 操作方法　患者排空小便，仰卧于治疗床上，充分暴露腹部皮肤。取适合型号的火罐，沿腹部任脉、脾经、胃经循行部位，行闪罐法 2 遍，注意避开脐部神阙穴；然后在腹部中脘、天枢、大横、腹结、关元、水道穴处拔罐，留罐 5 ～ 10 分钟，轻度刺激，以患者舒适为度。隔日治疗 1 次（图 2-43）。

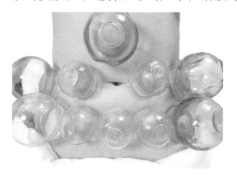

图 2-43　便秘拔罐三

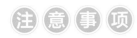

1. 本法对便秘有明显的效果，治疗期间不可滥用泻下药。

2. 平素宜多吃富含纤维素的食物，如瓜果、蔬菜等，少吃过于精细的食品，少吃辛辣煎炸之品。

3. 养成定时排便的习惯，由于早餐后发生"胃-结肠反射"而有利于产生排便意念，因此对便秘患者，选择每天在早晨大便更合适。

4. 适当运动，勤做提肛运动，经常以手掌按摩下腹部，沿正反方向各揉 50～100 次，促进肠道蠕动，疗效更好。

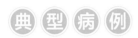

叶某，女，32 岁，反复便秘 2 年，常常 3～5 天才大便 1 次，便干，滞涩难解，需服用"泻药"或外用"开塞露"才能畅排大便。近日便秘加重，每周才大便 1 次，面部痤疮亦加重，服用药物加量疗效亦不佳，故来门诊治疗，取"中脘、天枢、腹结、气海、支沟、上巨虚"与"脾俞、胃俞、大肠俞、三阴交"两组穴位交替拔罐，同时配合耳穴贴压治疗，以探棒寻找出脾、胃、大肠、直肠、三焦等穴区附近的敏感点，粘贴王不留行籽，并用拇指、示指相对按压每粒王不留行籽，至耳廓有酸麻或烧灼感，每次按压 1～3 分钟，每日按压 3 次或 4 次，两耳交替治疗。每日 1 次，治疗 5 次后，大便较易排出，后又改为 3 日 1 次，又经 6 次治疗，大便转为软条状，不需服药即可顺利排出，面部痤疮亦减轻。3 个月后随访，大便基本保持 2 天 1 行，偶有便秘时调节饮食即可正常，基本痊愈（图 2-44）。

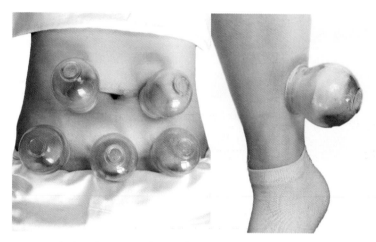

A. 天枢穴、关元穴、子宫穴拔罐　　　　　B. 三阴交穴拔罐

图 2-44　便秘拔罐

八、

泄泻

泄泻是以排便次数增多，粪质稀薄或完谷不化，甚至泻出如水样为主症的病证。其中大便溏薄而势缓者为泄，大便清稀如水而势急者称为泻。多因感受外邪，寒湿困脾；或因饮食所伤，过食肥甘、生冷、不洁之物伤及脾胃；或因情志失调，肝气郁结，横逆犯脾；或因劳倦内伤，脾胃虚弱；肾阳虚衰，脾失温煦等原因所致。其发病机理为脾虚湿盛，病理性质有寒、热、虚、实之别，肠道功能失司，脾失健运是关键。

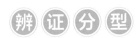 **辨证分型**

1.	寒湿内盛	大便清稀如水，脘闷食少，腹痛肠鸣，或恶寒发热，肢体酸痛，苔白，脉濡。
2.	湿热伤中	泻下急迫，或泻下不爽，便黄味臭秽，肛门灼热，烦热口渴，小便短黄，苔黄脉数。
3.	食滞肠胃	腹痛肠鸣，泻后痛减，大便臭秽，夹有未消化食物，脘腹胀满，纳差，嗳腐酸臭，苔厚腻，脉滑。
4.	脾胃虚弱	大便时溏时泻，迁延反复，稍进油腻食物，则大便次数明显增加，面色萎黄，神疲乏力，舌质淡，苔白，脉弱。
5.	肾阳虚衰	黎明时脐腹作痛，肠鸣即泻，泻后即舒，完谷不化，形寒肢冷，腰膝酸软。舌淡苔白，脉沉细。
6.	肝气乘脾	素有胸胁胀闷，每因抑郁恼怒，或情绪紧张之时，即腹痛泄泻，腹中雷鸣，矢气频作，舌淡红，脉弦。

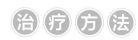

方法一

1. 选穴

主穴：**中脘**（在上腹部，前正中线上，当脐中上 4 寸）、**天枢**（在腹中部，横平脐中，前正中线旁开 2 寸）、**足三里**［在小腿前外侧，当犊鼻下 3 寸，距胫骨前缘一横指（中指）］、**三阴交**（在小腿内侧，当足内踝尖上 3 寸，胫骨内侧缘后方）。

配穴：**寒湿内盛**加**关元**（在下腹部，前正中线上，当脐中下 3 寸）、**阴陵泉**（在小腿内侧，当胫骨内侧髁后下方凹陷处）；**湿热伤中**加**曲池**（屈肘，当肘横纹外侧端与肱骨外上髁连线的中点）、**上巨虚**［在小腿前外侧，当犊鼻下 6 寸，距胫骨前缘一横指（中指）］；**食滞肠胃**加**合谷**（在手背，第 1、2 掌骨间，当第 2 掌骨桡侧的中点处）、**下巨虚**［在小腿前外侧，当犊鼻下 9 寸，距胫骨前缘一横指（中指）］；**脾胃虚弱**加**脾俞**（在背部，当第 11 胸椎棘突下，后正中线旁开 1.5 寸）、**梁门**（在上腹部，当脐中上 4 寸，距前正中线 2 寸）、**气海**（在下腹部，前正中线上，当脐中下 1.5 寸）；**肾阳虚衰**加**关元**（在下腹部，前正中线上，当脐中下 3 寸）、**肾俞**（在腰部，当第 2 腰椎棘突下，后正中线旁开 1.5 寸）、**大肠俞**（在腰部，当第 4 腰椎棘突下，后正中线旁开 1.5 寸）；**肝气乘脾**加**期门**（在胸部，当乳头直下，第 6 肋间隙，前正中线旁开 4 寸）、**行间**（在足背侧，当第 1、2 趾间，趾蹼缘后方赤白肉际处）（图 2-45）。

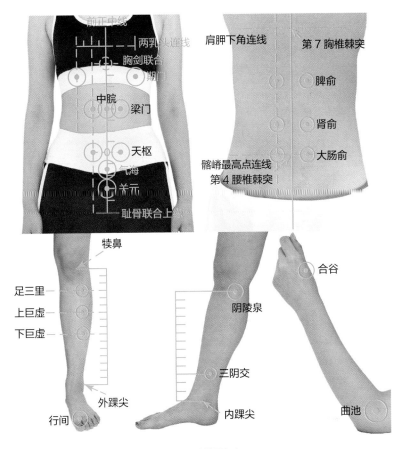

图 2-45 泄泻取穴一

2. **操作方法** 辨证施术，寒湿泄泻和湿热泄泻均用针刺后拔罐法，寒湿泄泻罐后加温灸；食滞泄泻用单纯拔罐法；脾虚泄泻和肾虚泄泻，均用针刺后拔罐法，罐后加温灸法；肝气乘脾泄泻用针刺后拔罐法。均每日1次，3~5次为1个疗程（图2-46）。

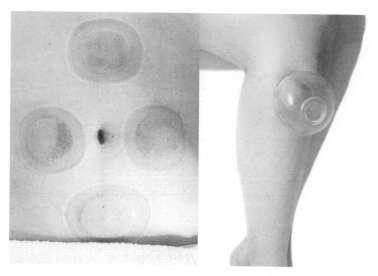

图 2-46　泄泻拔罐一

方法二

1. 选穴　腰背部督脉及两侧膀胱经内侧循行线（图 2-47）。

2. 操作方法　采用梅花针叩刺拔罐法。嘱患者取俯卧位，充分暴露背部，依次沿腰背部督脉及膀胱经内侧循行线，用梅花针轻叩刺 3 ~ 5 遍，重点叩刺双侧脾俞至大肠俞，以皮肤微红不见血为度。然后沿循行线上闪罐 20 ~ 30 下（视频 18：背部闪罐），最后将罐扣在脾俞、命门、大肠俞留罐 10 ~ 15 分钟。隔日 1 次，5 次为 1 个疗程（图 2-48）。

视频 18：背部闪罐

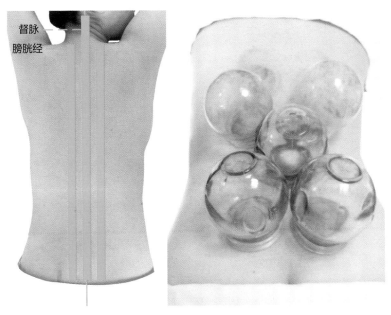

督脉
膀胱经

图 2-47 泄泻取穴二　　　　图 2-48 泄泻拔罐二

方法三

1. **选穴**　中脘、天枢、关元、足三里、神阙（在腹中部，脐中央）（图 2-49）。

2. **操作方法**　采用拔罐灸脐法。先在脐周闪罐 10 ~ 15 下，然后在中脘、天枢、关元、足三里等穴位上留罐 10 ~ 15 分钟。起罐后，用少量胡椒粉（1.5 ~ 2 克）撒入肚脐内，外盖姜片，同时用艾条灸 5 ~ 10 分钟，热度以能耐受为度。每日 1 次，至愈为止。主治寒性或虚寒性泄泻（图 2-50）。

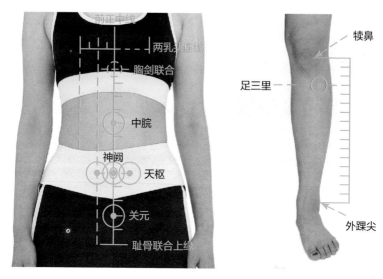

图 2-49　泄泻取穴三

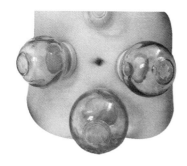
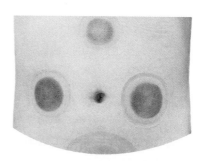

图 2-50　泄泻拔罐三

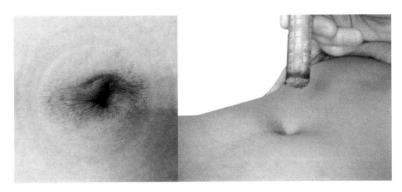

图 2-50（续）

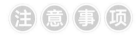

1. 泄泻期间注意卧床休息，并大量饮用糖盐水。
2. 饮食清淡，勿食油腻、难消化之品或生冷瓜果等。
3. 注意情志因素，避免心情不畅。

典型病例

赵某，女，33 岁。大便溏薄 1 个月余，每日排便 3 ~ 5 次，稍进油腻食物，则大便次数明显增加，伴腹痛隐隐，面黄少华，神倦乏力，舌淡苔白，脉细。辨证为脾胃虚弱型泄泻。取毫针刺中脘、梁门、天枢、气海、足三里、三阴交，得气后行提插补法，留针 20 ~ 30 分钟，同时予全科治疗仪照射腹部。起针后，脾俞、胃俞、大肠俞拔罐 10 ~ 15 分钟（图 2-51）。3 天后，自述症状改善，治疗 5 次后，大便成形，每日排便 1 次或 2 次。

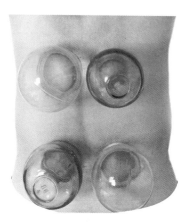

图 2-51　泄泻拔罐

　　李某，女，40 岁，大便溏泻 3 年，时发时止，1 周前因食用大量水果而出现泄泻，大便 1 天 5～8 次，便质清稀，伴有腹冷喜暖，胃纳不香，神疲乏力，舌淡苔白，脉沉细。采用拔罐灸脐法。先在脐周闪罐 15 下，然后在中脘、天枢、关元、足三里等穴位上留罐 10 分钟。起罐后，用少量胡椒粉撒入肚脐内，外盖姜片，同时用艾条灸 5～10 分钟，热度以能耐受为度。每日 1 次，经 6 次治疗，自觉食欲增加，精神好转，大便恢复正常。

九、

面瘫

　　面瘫又称"口僻""吊线风""口眼㖞斜"，是以一侧面部表情肌突然瘫痪，口、眼向一侧歪斜为主要表现的病症。临床主要表现为口眼歪向健侧，患侧额纹消失，不能蹙眉，眼闭合不全，露睛流泪，鼻唇沟变浅或消失，口角下垂，鼓腮、吹哨时漏气，食物易滞留于病侧齿颊间，可伴有舌前 2/3 味觉丧失、听觉过敏、多泪等症状。

　　中医学认为，本病多因正气不足，络脉空虚，风寒或湿热之邪乘虚侵入阳明、少阳之脉，以致气血阻滞，经气不和，经脉失养，肌肉纵缓不收所致。本病相当于西医学的周围性面神经麻痹。

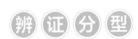

1.	风寒	见于发病初期，面部有吹风受凉史，舌淡，苔薄白，脉浮紧。
2.	风热	见于发病初期，往往继发于感冒发热、中耳炎、牙龈肿痛之后，伴有耳内、乳突疼痛，舌红、苔薄黄，脉浮数。
3.	气血不足	多见于恢复期病程较长的患者，面色淡白，可伴体倦乏力，头晕等症。

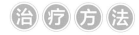

方法一

1. 选穴

主穴： 双侧风池（在项部，当枕骨之下，与风府相平，胸锁乳突肌与斜方肌上端之间的凹陷处）、**患侧阳白**（在前额部，当瞳孔直上，眉上1寸）、**患侧颧髎**（在面部，当目外眦直下，颧骨下缘凹陷处）、**患侧牵正**（在面颊部，耳垂前方0.5寸）、**患侧下关**（在面部耳前方，当颧弓与下颌切迹所形成的凹陷中）、**患侧地仓**（在面部，口角外侧，上直对瞳孔）、**健侧合谷**（在手背，第1、2掌骨间，当第2掌骨桡侧的中点处）。

配穴： 额纹消失加患侧鱼腰（在额部，瞳孔直上，眉毛中）；露睛配患侧攒竹（在面部，当眉头凹陷中，眶上切迹处）、**患侧四白**（在面部，瞳孔直下，当眶下孔凹陷处）；流泪不止加患侧睛明（在面部，目内眦角稍上方凹陷处）；鼻唇沟变浅配患侧迎香（在面部，鼻翼外缘中点旁鼻唇沟中凹陷处）；人中沟歪斜配水沟（在面部，当人中沟的上1/3与中1/3交点处）；口角歪斜加患侧颊车[在面颊部，下颌角前上方约1横指（中指），当咀嚼时咬肌隆起，按之凹陷处]、**患侧夹承浆**（下颌部，当颏唇沟中点旁开1寸处）；耳后疼痛或味觉异常配患侧翳风（在耳垂后方，当乳突与下颌角之间的凹陷处）；恢复期治疗加双侧足三里[在小腿前外侧，当犊鼻下3寸，距胫骨前缘一横指（中指）]（图2-52）。

2. 操作方法　采用针罐法。

（1）针刺：嘱患者取仰卧位或坐位，穴位常规消毒进针，风池行捻转泻法不留针，合谷行捻转泻法，其他穴位平补平泻，留针30分钟，每隔10分钟运针1次。

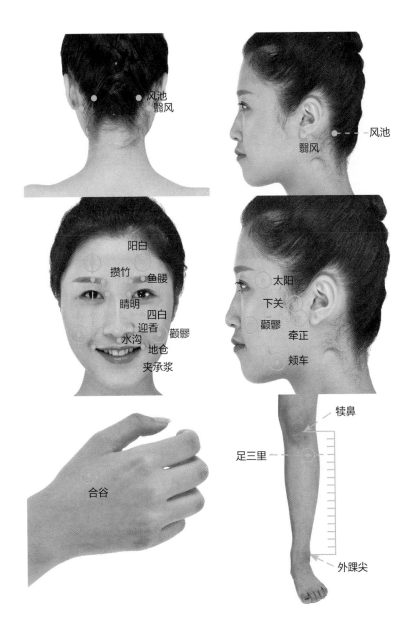

图 2-52 面瘫取穴一

（2）闪罐：起针后立即用小火罐拔于所选穴位上，初期仅各闪罐（视频 19：面瘫初期闪罐法）5 ~ 10 下，恢复期可梅花针轻叩（视频 20：面瘫部位梅花针轻叩法）后留罐 5 ~ 10 分钟。拔罐顺序为面部牵正、下关、颧髎，额部阳白，口角部地仓，最后拔风池。面颊部由口角附近开始向耳根部轻轻闪罐牵拉，前额部则由眉上向发际方向牵拉，动作要轻快、迅速，负压吸力适中，以局部皮肤潮红发热为度（图 2-53）。

视频 19：面瘫初期闪罐法

视频 20：面瘫部位梅花针轻叩法

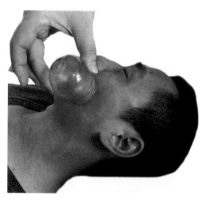

图 2-53 面瘫拔罐一

一般取患侧主穴，病情重或病程在 1 个月以上者，加取健侧相应主穴；配穴按症选取，只刺不拔罐。每日治疗 1 次，进入恢复期可隔日 1 次，5 次为 1 个疗程。

方法二

1. 选穴 患侧的阳白、颧髎、牵正、颊车、地仓（图 2-54）。

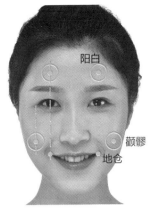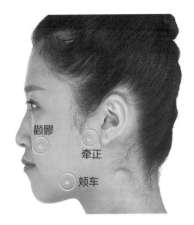

图 2-54　面瘫取穴二

2. 操作方法

（1）刺血拔罐（视频 21：颧髎穴刺血拔罐）：嘱患者取仰卧位或坐位，穴位常规消毒，左手拇、示、中三指夹紧穴位被刺部位，右手拇指、示指两指持三棱针快速点刺 1～3 下，以微出血为度，再拔罐 5～10 分钟，出血量以 3～5 毫升为宜（图 2-55）。

视频 21：颧髎
穴刺血拔罐

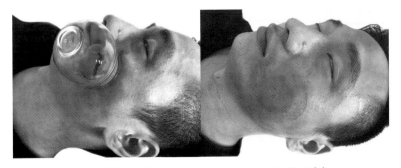

A. 颧髎穴刺血拔罐　　　　　　　B. 颧髎穴罐痕

图 2-55　面瘫拔罐二

（2）穴位贴敷：起罐后用药外敷，取白附子 30 克，白芷、川芎各 15 克，麻子仁（去壳）5 克，共研细末备用。临症时酌情取 40 克药粉与 20 克面粉拌和均匀，用生姜或米醋调和成粥糊状，分做成 4 个小药饼，贴于所拔穴位上，4～5 小时后取下。

每周治疗 2 次或 3 次，5 次为 1 个疗程。

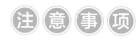

1. 肿瘤或其他某些疾病导致面神经严重损害者，不在此法治疗之列。

2. 发病 1 周以内手法宜轻，取穴宜少。针灸治疗如果过早使用透刺，强刺激会加重面神经损伤，妨碍面神经恢复，甚至出现面肌痉挛或闭口 - 口角联动情况。

3. 治疗期间嘱患者局部热敷，避免受寒吹风，必要时可戴口罩、眼罩防护。

4. 因眼睑闭合不全，灰尘容易侵入，注意白天用眼药水，晚上用眼膏保护角膜及预防角膜炎。

5. 饮食宜清淡，忌食辛辣刺激性食物，进食后常漱口，清除患侧齿间食物，保持口腔清洁。

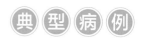

刘某，女，34 岁。7 天前晨起觉右侧面颊部麻木不适，漱口流水，吃饭右侧存食。诊见：神清，右侧乳突处轻度压痛，右侧额纹消失，右眼睑闭合不全，口角左歪，鼓腮右侧漏气，人中沟稍左偏，伸舌居中，四肢肌力、肌张力正常。诊断：面瘫（右侧面神经炎）。予以针刺双侧风池，左侧合谷，右侧阳白透鱼腰、下关、颧髎、牵正、地仓透颊车、迎香、夹承浆及人中，得气后留针 30 分钟。同时予以全科治疗仪照射右侧乳突及面颊部，出针后予梅花针叩刺右侧前额及面颊部，再予闪罐法吸拔前额及右侧面颊处，反复至罐口发烫为止。经 1 个疗程治疗后，表情肌功能改善，疼痛好转，继续予第 2 个疗程，共治疗 10 次后症状消失，未留后遗症。

俞某，男，23 岁，左侧口眼歪斜 1 个月余。发病后曾于当地医院治疗，症状有所好转，但左侧面部活动仍欠灵活，左侧额纹消失，眼睑闭合无力，鼻唇沟变浅，鼓腮微漏气，饮食、二便正常，舌暗苔白，脉细涩。予以针刺风池（双）、丝竹空透鱼腰（左）、下关（左）、四白（左）、地仓透颊车（左）、迎香（左）、合谷（右），太冲（双）。留针 30 分钟，5～10 分钟行针 1 次。配合患侧刺络拔罐，用三棱针点刺左侧阳白、颧髎两穴，以微出血为度，然后拔罐，留罐 5～10 分钟。隔日 1 次，共治疗 20 次而愈（图 2-56）。

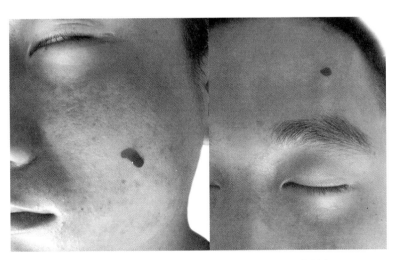

A. 颧髎穴点刺出血   B. 阳白穴点刺出血

图 2-56　面瘫拔罐三

十、

头痛

头痛是临床常见的自觉症状，既可单独出现，亦可并发于其他疾病，如五官疾病、血管及神经系统疾病等很多疾病都可以引起头痛。可分外感头痛和内伤头痛两大类，外感类起病较急，常伴有恶寒发热、鼻塞流涕等表证；内伤类起病缓慢，时发时止，缠绵难愈。又因其病邪随经络而致，故又有前额痛、后头痛、巅顶痛和偏头痛之分。

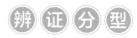 辨 证 分 型

1.	外感头痛	起病较急，常伴有恶寒发热、鼻塞流涕等表证。主要有以下3型。
	风寒头痛	头痛时作，遇寒则甚，痛连项背，恶风畏寒，口不渴，苔薄白，脉浮紧。
	风热头痛	头痛且胀，甚则头痛如裂，发热恶风，面红目赤，口渴欲饮，便秘溲黄，舌红，苔薄黄，脉浮数。
	风湿头痛	头痛如裹，肢体困重，纳呆胸闷，小便不利，大便或溏，苔白腻，脉濡。
2.	内伤头痛	起病较缓，时发时止，缠绵难愈。主要有以下5型。
	肝阳头痛	头痛眩晕，心烦易怒，面红目赤，口苦，舌红，苔薄黄，脉弦有力。

续表

痰浊头痛	头痛昏蒙，胸脘满闷，呕恶痰涎，苔白腻，脉滑或弦滑。
肾虚头痛	头痛且空，腰膝酸软，遗精带下，耳鸣，眩晕，苔少，脉细无力。
瘀血头痛	头痛日久，痛处固定不移，痛如锥刺，或有头部外伤，舌质紫，苔薄白，脉细涩。
阴血亏虚	头痛头晕，耳鸣，五心烦热，少寐多梦，遇劳则甚，神疲乏力，心悸怔忡，舌淡红苔薄白，脉沉细。

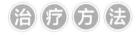

方法一

1. 选穴

主穴：**印堂**（在额部，当两眉头之中间）、**太阳**（在颞部，当眉梢与目外眦之间，向后约 1 横指的凹陷处）、**阳白**（在前额部，当瞳孔直上，眉上 1 寸）、**大椎**（在后正中线上，第 7 颈椎棘突下凹陷中）、**风池**（在项部，当枕骨之下，与风府相平，胸锁乳突肌与斜方肌上端之间的凹陷处）。

配穴：风寒头痛加**外关**（在前臂背侧，当阳池与肘尖的连线上，腕背横纹上 2 寸，尺骨与桡骨之间）；风热头痛加**曲池**（屈肘，当肘横纹外侧端与肱骨外上髁连线的中点）；肝阳头痛加**太冲**（在足背，当第 1、2 跖骨间，跖骨底结合部前方凹陷中）；痰浊头痛加**中脘**（在上腹部，前正中线上，当脐中上 4 寸）、**丰隆**[在小腿前外侧，当外踝尖上 8 寸，条口外，距胫骨前缘 2 横指（中指）]；瘀血头痛加**膈俞**（在背部，当第 7 胸椎棘突下，后正中线旁开 1.5 寸）；**肾虚头痛加肾俞**（在腰部，当第 2 腰椎棘突下，后正中线旁开 1.5 寸）、**太溪**（在足内侧，内踝后方，当内踝尖与跟腱之间的凹陷处）（图 2-57）。

2. 操作方法　以上头痛均可采用单纯拔罐法，对肌肉少的部位加面垫拔罐，留罐 10 ~ 15 分钟。根据临床疼痛部位及性质，随症加减。风热、肝阳、痰浊、瘀血头痛还可用刺络拔罐法，嘱患者取坐位，将所选的穴位进行常规消毒，用三棱针点刺 1 ~ 3 下，尽量选择穴位附近的脉络瘀阻处进行点刺，用真空抽气罐吸拔于所点刺的穴位，留罐 10 分钟左右，拔出适量血，起罐后擦净皮肤上的血迹。风寒、肾虚头痛可用灸罐法，即拔罐后加温灸 5 ~ 10 分钟。隔 2 ~ 3 日治疗 1 次，5 次为 1 个疗程（图 2-58）。

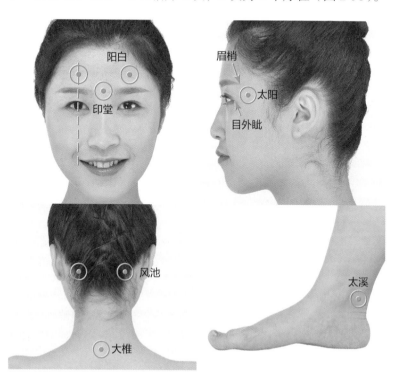

图 2-57　头痛取穴一

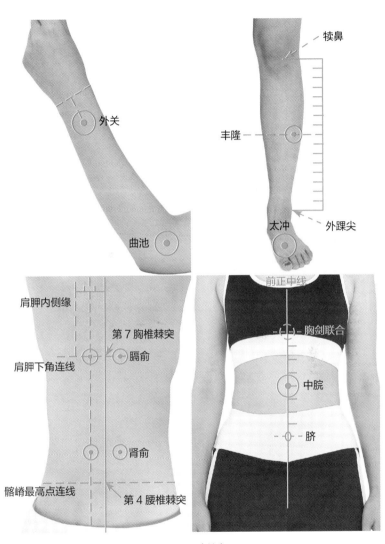

图 2-57（续）

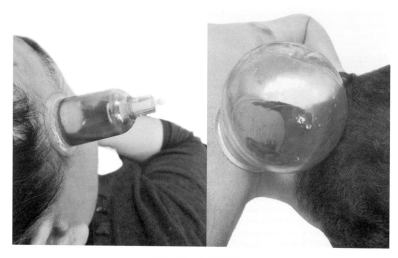

图 2-58　头痛拔罐一

方法二

1. 选穴　按头痛的部位取穴，前额头痛取头维（在头侧部，当额角发际上 0.5 寸，头正中线旁开 4.5 寸）、印堂；偏头痛取率谷（在头部，当耳尖直上入发际 1.5 寸，角孙直上方）、太阳；后头痛取风池、大椎；巅顶头痛取百会（在头部，当前发际正中直上 5 寸，或两耳尖连线的中点处）（图 2-59）。

2. 操作方法　采用刺络拔罐法。选择所取穴位周围显露的静脉血管，用 2 号三棱针刺入血管壁，使流出暗紫色瘀血，血止后用真空抽气罐拔罐 5～10 分钟起罐，然后用 2% 碘酒棉球消毒针孔即可。3～5 日治疗 1 次，一般 3 次为 1 个疗程（图 2-60）。

注：初次治疗无效者，且出血多为淡红或鲜红色，一般不再采用本疗法治疗。

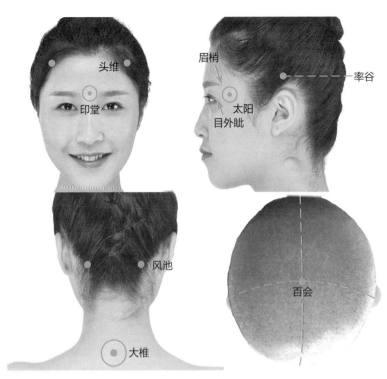

图 2-59　头痛取穴二

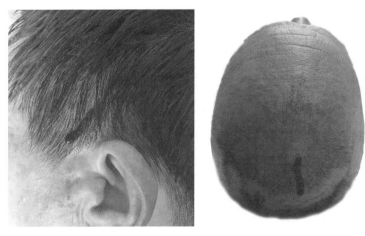

图 2-60　头痛拔罐二

方法三

1. 选穴 太阳穴及其附近体表络脉（图 2-61）。

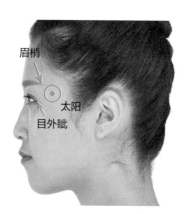

图 2-61 头痛取穴三

2. 操作方法 采用刺络放血拔罐治疗。

患者坐位，医者按揉患侧太阳穴及其附近体表络脉，使局部血管充盈，用碘伏常规皮肤消毒后，左手拇指、示指固定穴位周围皮肤，右手拇、示两指持三棱针针柄，中指抵住皮肤，露出针尖 1 厘米左右，对准穴位或充盈的静脉处快速点刺出血，并迅速在局部拔上抽气式火罐，此时血液便会涌出流入罐内，5 ~ 10 分钟后，罐内血液凝固。起罐时用消毒干棉球拭干血迹即可。2 ~ 3 日 1 次，5 次为 1 个疗程。

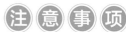

1. 拔罐疗法主要是对症治疗，但有的既可收到止痛效果，对引起头痛的疾病本身也可产生治疗作用。

2. 治疗前应尽量明确病因。一般而言，急性剧烈的头痛或伴有高热、喷射状呕吐者，应警惕颅内炎症或出血；若慢性头痛，有渐进发展趋势的，应警惕颅内肿瘤。

3. 用本法治疗 5 次无效的，应及时检查或采用其他疗法，以免延误病情。

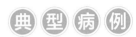

唐某，女，30 岁。阵发性头痛 2 年，每遇劳累或情绪波动而复发，近日发作频繁，为胀痛、搏动性痛，以右侧颞额部为甚，伴恶心欲吐，舌质红，苔薄黄，脉象滑数。诊断为"血管神经性头痛"。治疗取印堂、合谷（左）、阳白（右）、太阳（右），采用三棱针点刺后拔罐 10 分钟，以拔出瘀血为度。隔日 1 次，治疗 3 次后，头痛明显减轻，又在上方基础上加大椎、肝俞、脾俞，继续治疗 3 次，头痛消失，随访 1 年未见复发（图 2-62）。

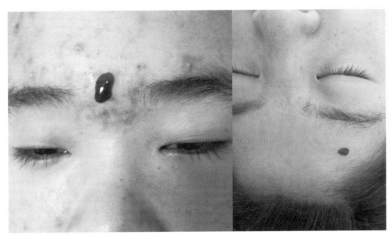

A. 印堂穴点刺出血 　　　　B. 阳白穴点刺出血

图 2-62　头痛刺血拔罐

吴某，女，36 岁。主诉：头痛反复发作 1 年余，每逢生气时或月经前头痛发作，以右侧颞部为主，伴失眠、心烦急躁、面色潮红，纳可，二便调，舌红苔薄黄，脉弦。于右侧太阳穴或阿是穴周围显露静脉部位常规消毒后，用一次性注射针头点刺血管放血并拔罐，10 分钟后取罐，头痛显著减轻。3 个月后头痛复发，但疼痛程度轻，再在上述部位放血 1 次，头痛消失。

十一、

不寐

不寐是指以经常不能获得正常睡眠为特征的一种病症。轻者就寝后难以入睡，或时寐时醒，或寐后易醒，醒后难以再寐，甚至彻夜不眠。多因七情所伤、思虑劳倦太过或暴受惊恐，亦有因禀赋不足、房劳久病或年迈体虚所致。发病机理为脏腑阴阳失调、气血失和，以致心神失养或心神被扰，神不守舍而不得安寐。

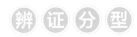

1.	心火炽盛	心烦不寐，躁扰不安，口干舌燥，小便短赤，口舌生疮，舌尖红，苔薄黄。
2.	心脾两虚	多梦易醒，心悸健忘，神疲食少，面色少华，舌淡脉细。
3.	肝郁化火	头晕而胀，不能入眠，急躁易怒，目赤耳鸣，口苦，便秘溲赤，舌红苔黄，脉滑数。
4.	痰热内扰	寐后易醒，胸闷心烦，胸脘痞闷，头重目眩，苔黄腻，脉滑数。
5.	胃气失和	入睡困难，胸闷嗳气，脘腹胀满，大便不爽，苔腻，脉滑。
6.	阴虚火旺	虚烦不眠，心悸，头晕耳鸣，健忘遗精，舌红，脉细数。
7.	心胆气虚	多梦易惊，胆怯心悸，气短倦怠，舌淡苔薄，脉弦细。

治疗方法

方法一

1. 选穴

主穴: 背部督脉和两侧膀胱经；**四神聪**（在头顶部，当百会前、后、左、右各 1 寸，共 4 穴）、**安眠**（在耳后项部，翳风穴与风池穴连线的中点，当项部肌肉隆起外缘与胸锁乳突肌停止部乳突下凹陷处）、**内关**（在前臂掌侧，腕横纹上 2 寸，掌长肌腱与桡侧腕屈肌腱之间）、**神门**（在腕部，腕掌侧横纹尺侧端，尺侧腕屈肌腱的桡侧凹陷处）、**三阴交**（在小腿内侧，当足内踝尖上 3 寸，胫骨内侧缘后方）、**照海**（在足内侧，内踝尖下方凹陷处）。

配穴: 心火炽盛加少泽（在手小指末节尺侧，距指甲角 0.1 寸处）；心脾两虚型加**心俞**（在背部，当第 5 胸椎棘突下，后正中线旁开 1.5 寸）、**脾俞**（在背部，当第 11 胸椎棘突下，后正中线旁开 1.5 寸）、**足三里** [在小腿前外侧，当犊鼻下 3 寸，距胫骨前缘一横指（中指）]；肝郁化火加**太冲**（在足背，当第 1、2 跖骨间，跖骨底结合部前方凹陷中）；阴虚火旺加**肾俞**（在腰部，当第 2 腰椎棘突下，后正中线旁开 1.5 寸）、**太溪**（在足内侧，内踝后方，当内踝尖与跟腱之间的凹陷处）；痰热内扰加**曲池**（屈肘，当肘横纹外侧端与肱骨外上髁连线的中点）、**丰隆** [在小腿前外侧，当外踝尖上 8 寸，条口外，距胫骨前缘 2 横指（中指）]；胃气失和加**中脘**（在上腹部，前正中线上，当脐中上 4 寸）、**合谷**（在手背，第 1、2 掌骨间，当第 2 掌骨桡侧的中点处）；心胆气虚加**心俞**（在背部，当第 5 胸椎棘突下，后正中线旁开 1.5 寸）、**胆俞**（在背部，当第 10 胸椎棘突下，后正中线旁开 1.5 寸）（图 2-63）。

2. 操作方法 采用针罐法。

针刺：先依病情的不同选择相应的主穴和配穴进行针刺治疗，得气后留针 20～30 分钟。

走罐：起针后嘱患者俯卧，充分暴露后背，选取背部督脉的大椎至腰俞，膀胱经第一侧线的大杼至白环俞，第二侧线的附分至秩边，均匀涂以凡士林，用中号火罐循经依次上下往返推动走罐，至皮肤潮红或红紫为度，虚证明显者轻吸轻走；实证明显者，重吸重走。

每次操作 10～15 分钟，隔日 1 次，5 次为 1 个疗程。

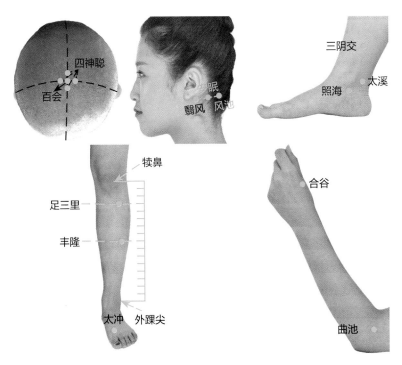

图 2-63 不寐取穴一

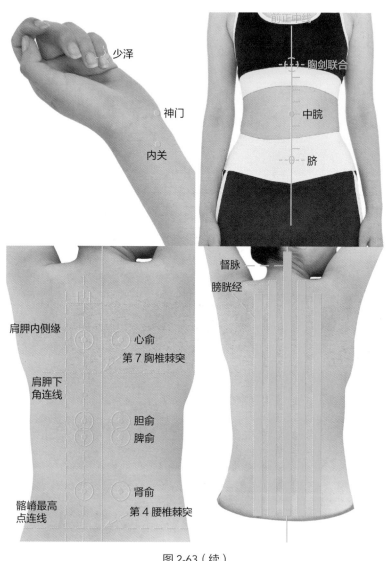

图 2-63（续）

方法二

1. **选穴** 四神聪、内关、神门、足三里、太冲；心俞、膈俞（在背部，当第 7 胸椎棘突下，后正中线旁开 1.5 寸）、肝俞

（在背部，当第 9 胸椎棘突下，后正中线旁开 1.5 寸）、脾俞、肾俞（图 2-64）。

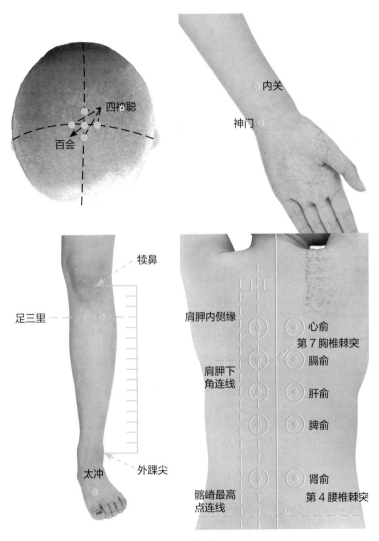

图 2-64 不寐取穴二

2. 操作方法 患者取仰卧位，取毫针刺四神聪、内关、神门、足三里、太冲等穴，刺入深度、角度、方向视不同穴位和部位而定，其中四神聪施捻转补法，内关、神门施平补平泻手法，足三里施捻转补法，太冲施捻转泻法，留针30分钟。酌取膀胱经心俞、膈俞、肝俞、脾俞和肾俞，用闪火法各拔一个罐，每次留罐10～15分钟，以局部皮肤潮红为度。亦可先用三棱针点刺上述穴位，再用闪火法留罐10～15分钟，视其出血量不要超过10毫升。每日1次，5次为1个疗程（图2-65）。

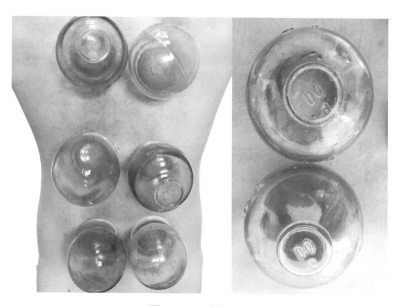

图2-65 不寐拔罐二

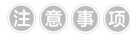

1. 治疗期间，患者须调适情志，劳逸结合，悉心静养，以收事半功倍之效。

2. 起居规律，睡前勿饮浓茶、咖啡，养成良好的睡眠习惯，以巩固疗效。

3. 拔罐动作轻、快、准、稳，拔罐时注意避风，2 小时内忌洗冷水澡。

4. 积极诊治可能引发本病的原发病症。

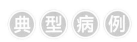

刘某，女，42 岁。失眠 1 年，加重 1 个月余，多梦易醒，有时彻夜不眠，伴神疲乏力，胃纳不佳，心悸健忘，面色萎黄，语声低微，舌淡苔白，脉细弱。辨证为心脾两虚型之不寐。患者取仰卧位，取毫针刺四神聪、印堂、内关、神门、中脘、足三里、三阴交、照海等穴位，得气后施捻转补法，留针 30 分钟。起针后，取俯卧位，选心俞、膈俞、脾俞，采取单纯拔罐法，留罐 10 分钟，每日 1 次，5 次为 1 个疗程。治疗 1 个疗程后，每夜可安睡 4 小时，精神转佳，胃纳有所改善，连续治疗 3 个疗程后，能正常入睡，随访半年无复发。

秦某，女，38 岁。失眠半年，加重 1 周余。半年前因经济纠纷引起入睡困难，易醒、醒后不容易再入睡，伴头晕目眩，五心烦热，大便调，小便黄，舌尖红，苔少，脉弦数。穴取心俞、膈俞及肝俞，梅花针重叩微出血，加拔火罐，出血量约 20 毫升。治疗后自感一身轻松，当天晚上患者即安然入睡 5 小时，晨起精神爽，并主动要求再次治疗 1 次。

十二、

高血压

　　高血压是以血压升高（140/90 毫米汞柱以上）为主要临床表现，伴或不伴有多种心血管危险因素的综合征，本病多发生在40 岁以上中老年人，且有不断上升和日渐年轻化的趋势，可分为原发性和继发性两种。继发性高血压是由其他疾病，如肾脏、内分泌、颅内病变等所引起的一种症状而不是一个独立疾病。原发性高血压则称为高血压病。其主要临床表现除血压增高外，常伴有头痛、头晕、头胀、耳鸣、心慌、面红、失眠等症状，病情较重者，可出现胸闷、四肢发麻，或头重脚轻、视力减退、心悸、气短、健忘，日久不愈，还可引起动脉硬化，甚至导致中风等严重疾病。

　　本病归属于中医学"头痛""眩晕"等病症范畴。多因肝肾阴虚，或阴虚阳亢，或精神受刺激，以致肝阳上亢所致。

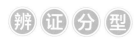

1.	肝火亢盛	眩晕，头胀痛，烦躁不安，面红目赤，口苦，便干溲赤，舌红苔黄，脉弦滑。
2.	阴虚阳亢	眩晕头痛，耳鸣，头重脚轻，心烦失眠，健忘，舌红少苔，脉弦细而数。
3.	肾精不足	眩晕耳鸣、精神萎靡、失眠健忘、腰膝酸软。阴虚明显者，症见五心烦热，舌红少苔，脉细数；阳虚明显者，症见畏寒肢冷，舌淡，脉沉细。

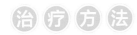

方法一

1. 选穴 足太阳膀胱经大杼（在背部，当第 1 胸椎棘突下，后正中线旁开 1.5 寸）**至膀胱俞**（在骶部，当骶正中嵴旁开 1.5 寸，平第 2 骶后孔）；**曲池**（屈肘，当肘横纹外侧端与肱骨外上髁连线的中点）、**足三里** [在小腿前外侧，当犊鼻下 3 寸，距胫骨前缘一横指（中指）]（图 2-66）。

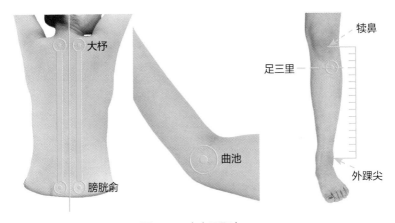

图 2-66　高血压取穴一

2. 操作方法

走罐（视频 22：背部膀胱经第一内侧线走罐法）：嘱患者取俯卧位或俯伏坐位，充分暴露背部，在背部涂适量凡士林，选择大小适宜的火罐，用闪火法将罐吸拔于背部，沿着膀胱经第一内侧线的大杼至膀胱俞来回推拉火罐，至皮肤出现红色瘀血现象为止。

视频 22：背部膀胱经第一内侧线走罐法

刺血拔罐：曲池、足三里，三棱针点刺出血后拔罐 5 ～

10 分钟（图 2-67）。

每周治疗 1 次或 2 次，5 次为 1 个疗程。

方法二

1. 选穴

主穴：第 7 颈椎至骶尾部督脉及其两侧膀胱经内侧循行线；曲池、足三里、三阴交（在小腿内侧，当足内踝尖上 3 寸，胫骨内侧缘后方）。

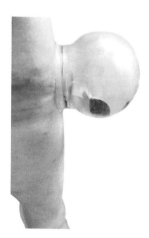

图 2-67　足三里穴刺血拔罐

配穴：肝火亢盛型加太阳（在颞部，当眉梢与目外眦之间，向后约 1 横指的凹陷处）、阳陵泉（在小腿外侧，当腓骨头前下方凹陷处）；阴虚阳亢型加肝俞（在背部，当第 9 胸椎棘突下，后正中线旁开 1.5 寸）、肾俞（在腰部，当第 2 腰椎棘突下，后正中线旁开 1.5 寸）、太冲（在足背，当第 1、2 跖骨间，跖骨底结合部前方凹陷中）；肾精不足型加太溪（在足内侧，内踝后方，当内踝尖与跟腱之间的凹陷处）、血海（屈膝，在大腿内侧，髌底内侧端上 2 寸，当股四头肌内侧头的隆起处）。兼有心脏病或肾病者加心俞（在背部，当第 5 胸椎棘突下，后正中线旁开 1.5 寸）、志室（在腰部，当第 2 腰椎棘突下，后正中线旁开 3 寸）（图 2-68）。

2. 操作方法

针刺：嘱患者仰卧，随症加减，取曲池、足三里、三阴交等穴施以针刺，得气后留针 20 ~ 30 分钟。

走罐：起针后嘱患者取俯卧位，充分暴露背部，在背部涂适量的凡士林，选择大小适宜的火罐，用闪火法将罐吸拔于背部，反复推拉至督脉及其两侧膀胱经内侧循行线皮肤紫红为度。

梅花针叩刺拔罐：随症配穴在心俞、肝俞、肾俞、志室等穴位上用梅花针中强度叩刺出血，闪火拔罐，留罐 10 ~ 15 分钟，每穴吸拔出血量 2 ~ 3 毫升（图 2-69）。

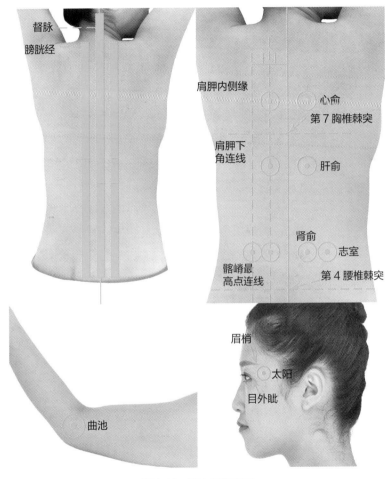

图 2-68　高血压取穴二

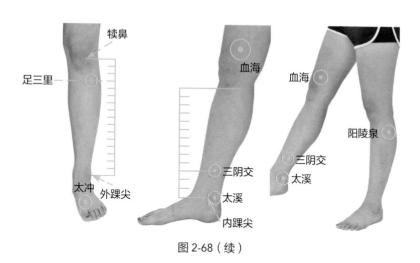

图 2-68（续）

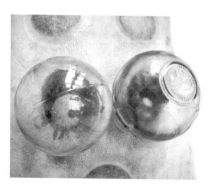

图 2-69　高血压拔罐二

每周治疗 2 次，5 次为 1 个疗程。

方法三

1. **选穴**　肝俞至肾俞（图 2-70）。

2. **操作方法**　采用梅花针叩刺后走罐法。先用梅花针以中、重度刺激，从肝俞叩刺至肾俞止，从左至右叩刺 3 ~ 5 遍后，以凡士林油膏涂于皮肤和罐口。再按上述顺序用走罐法，至皮肤紫红色为度。最后在肝俞、肾俞穴上各闪罐 4 下或 5 下。3

日治疗 1 次。

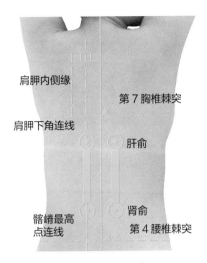

图 2-70　高血压取穴三

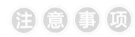

1. 本疗法操作简便，无副作用，如有反复，仍按上法治疗，同样有效。

2. 宜低盐、低脂饮食，多食蔬菜、粗粮，戒除烟酒等不良生活习惯。

3. 积极锻炼身体，免恼怒，保持乐观，有利于巩固疗效。

4. 如果是继发性高血压，应注意治疗原发疾病。

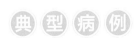

吴某，女，60 岁。阵发性头痛、头晕 3 年，伴失眠，时轻时重，经诊断为"原发性高血压"，经常服用降压药和镇静药

物。2个月前因情志不遂而致头痛发作，伴眩晕，心烦失眠，耳鸣，舌红少苔，脉弦细数，血压160/110毫米汞柱。证属阴虚阳亢。治疗取印堂、曲池、足三里、三阴交、太溪，得气后留针30分钟。起针后嘱患者取俯卧位，充分暴露背部，在背部涂适量的凡士林，选择大小适宜的火罐，用闪火法将罐吸拔于背部，反复推拉至皮肤紫红为度。然后，在肝俞、肾俞等穴位上用三棱针点刺出血，闪火拔罐，留罐10分钟，每穴吸拔出血量2～3毫升。治疗3次后，头痛眩晕明显减轻，血压下降至140/100毫米汞柱。继续治疗1个疗程，头痛消失，睡眠改善，血压稳定（图2-71）。

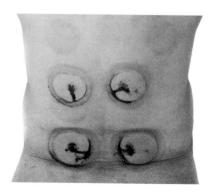

图2-71　高血压刺血拔罐

十三、

股外侧皮神经炎（皮痹）

股外侧皮神经炎，又称"感觉异常性肢痛"，是由于股外侧皮神经受损而产生的大腿前外侧皮肤感觉异常（蚁行感、麻木）或疼痛的综合征。多由无菌性炎症、神经受压或外伤等引起该神经末梢代谢障碍，血供受限而发病。

本病可归属于中医学"肌痹""皮痹"范畴，多因外感风寒湿邪，致营卫不和；或外伤、受压等因素导致经络阻滞，使气血运行不畅、肌肤失养，发为本病。

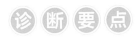

1. 发病过程缓慢，发病初期呈间断性，逐渐转变为持续性。

2. 单侧或双侧大腿外侧有蚁行感、麻木或疼痛，针刺感或烧灼样感觉，久站或长时间行走后症状加剧。

3. 局部痛觉和触觉减退，无肌肉萎缩，无膝反射改变。

4. 伴有肌电图异常。

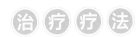

方法一

1. **选穴**　病变局部。

2. **操作方法**　采用梅花针叩刺后拔罐法。嘱患者仰卧，暴露病变局部，常规消毒后先用梅花针沿臀部、大腿的足三阳经脉循行路线由上而下纵行叩击，每条经脉刺激3遍，以皮肤潮红为度，然后叩刺局部，叩时从中心向外离心性叩至边缘正常感觉处。如病变麻木日久，感觉丧失，则需叩至局部出血，再施纵行排罐，留罐15～20分钟，每次拔出2～10毫升瘀血。隔2～3日治疗1次，5次为1个疗程（图2-72）。

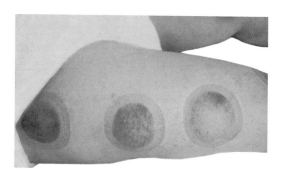

图 2-72　股外侧皮神经炎罐痕

方法二

1. 选穴

主穴：局部阿是穴、风市（在大腿外侧部的中线上，当腘横纹上7寸；或直立垂手时，中指尖处）。

配穴：股外侧面疼痛、麻木为主者，加阳陵泉（在小腿外侧，当腓骨头前下方凹陷处）；以股前侧面疼痛、麻木为主者，加足三里[在小腿前外侧，当犊鼻下3寸，距胫骨前缘一横指（中指）]、伏兔（在大腿前面，当髂前上棘与髌底外侧端的连线上，髌底上6寸）；腰$_{2-3}$椎旁压痛者，加腰$_2$、腰$_3$夹脊穴（图2-73）。

2. 操作方法　针刺后拔罐法。取侧卧位，患肢在上，用26号3寸不锈钢毫针在感觉异常区中心点（多为风市穴）取穴。常规皮肤消毒后，直刺进针，运针得气后行平补平泻手法。在各距该进针点上、下、左、右方向2～3横指处取穴，针尖朝向中心

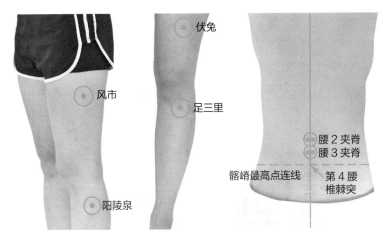

图 2-73　股外侧皮神经炎取穴

点呈 30° 斜刺进针，得气后行平补平泻手法，其后留针 20 分钟。起针后选择中号或大号玻璃火罐，在针刺过的部位，先用闪火法反复吸拔 3 次或 4 次，至局部皮肤有出血点，然后再以皮肤感觉异常区中心点为中心拔罐，留罐 10 分钟后将火罐取下，并用 75% 乙醇棉消毒患处皮肤。隔日 1 次，5 次为 1 个疗程。

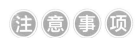

1. 拔罐治疗本病有较好效果。对于有明显的致病因素者，应积极治疗原发病。

2. 注意病变局部保暖，避免受凉。

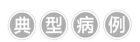

龙某，男，45 岁。左大腿外侧面皮肤麻木 1 个月余。诉 1 个月前无明显诱因出现左大腿外侧皮肤麻木，似蚂蚁爬行，伴烧灼感，时有刺痛，天气转阴时加重。查见病变局部肤色如常，痛觉、触觉稍迟钝，面积约3厘米×10厘米，无肌肉萎缩及神经反射改变。诊断为左股外侧皮神经炎（气滞血瘀型）。治疗用针刺加刺络拔罐法。取穴为左侧阿是穴、风市、阳陵泉，病变局部阿是穴围刺，风市、阳陵泉直刺，得气后行平补平泻手法，留针20分钟。起针后用梅花针叩刺局部病变区至微微渗血，随后加拔火罐，留罐10分钟，拔出10毫升瘀血。间隔3日再施术1次，治疗2次后，患者麻木减轻，痛觉、触觉迟钝区缩小至3厘米×6厘米。继续治疗5次后，皮肤痛觉、触觉基本恢复正常（图2-74）。

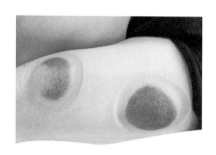

图 2-74　股外侧皮神经炎罐痕

十四、

坐骨神经痛

　　坐骨神经痛是指沿坐骨神经通路及其分布区内发生疼痛，为常见的周围神经疾病。根据病因可以分为根性坐骨神经痛与干性坐骨神经痛，前者多由脊椎病变所引起，如腰椎间盘突出症、脊椎肿瘤、结核等，疼痛可因咳嗽、喷嚏、弯腰等而加重；后者多由坐骨神经炎而引起，发病较急。根性坐骨神经痛小腿外侧或足背皮肤感觉减弱明显，干性坐骨神经痛通路压痛较重。

　　临床主要表现为，坐骨神经通路及其分布区（臀部、大腿后侧、小腿后外侧和足部外侧）内的疼痛。疼痛多由臀部或髋部开始，向下沿大腿后侧、腘窝、小腿外侧和足背部外侧扩散，在持续性钝痛的基础上有发作性加剧；根性坐骨神经痛常从腰部开始向下放射。

　　本病归属于中医学"痹证"范畴。多因风、寒、湿邪客于足太阳或足少阳经脉，或因跌仆闪挫致使该经气血阻滞所致。

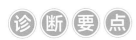

　　1. 患者多有受寒或外伤史。

　　2. 主要表现为一侧腰腿部阵发性疼痛，并由腰部向臀、腿及足放射。行走及咳嗽、喷嚏、排便、弯腰、用力时疼痛加重。

　　3. 在坐骨神经通过的坐骨孔、臀中点、腘窝中央、腓肠肌等处有明显的压痛，患肢小腿外侧感觉减弱、麻木，跟腱反射减弱或消失。直腿抬高试验可呈阳性。

　　4. 腰椎 X 线片及 CT 检查，有助于原发病的诊断。

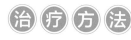

方法一

1. 选穴

主穴：肾俞（在腰部，当第2腰椎棘突下，后正中线旁开1.5寸）、**大肠俞**（在腰部，当第4腰椎棘突下，后正中线旁开1.5寸）、**环跳**（在股外侧部，侧卧屈股，当股骨大转子最凸点与骶管裂孔连线的外1/3与内2/3交点处）、**阳陵泉**（在小腿外侧，当腓骨头前下方凹陷处）。

配穴：足太阳膀胱经痛者，加**秩边**（在臀部，平第4骶后孔，骶正中嵴旁开3寸）、**委中**（在腘横纹中点，当股二头肌腱与半腱肌腱的中间）、**昆仑**（在足部外踝后方，当外踝尖与跟腱之间的凹陷处）；足少阳胆经痛者加**风市**（在大腿外侧部的中线上，当腘横纹上7寸；或直立垂手时，中指尖处）、**悬钟**（在小腿外侧，当外踝尖上3寸，腓骨前缘）、**足临泣**（在足背外侧，当足4趾本节的后方，小趾伸肌腱的外侧凹陷处）；**混合型以上穴位均取**（图2-75）。

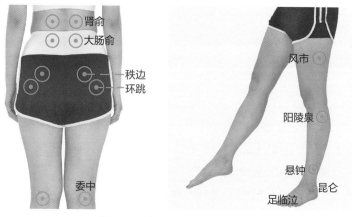

图2-75 坐骨神经痛取穴一

2. **操作方法** 采用电针后拔罐法。

电针：嘱患者取侧卧位，患肢在上，稍屈曲，定准穴位常规消毒后，选择 28 号毫针，深刺得气后，施以平补平泻手法，然后留针，接上 G6805 电针仪，用疏密波，强度以患者能忍受为度，通电 20～30 分钟。

拔罐（视频 23：坐骨神经循行线拔罐）：出针后，在肾俞、大肠俞、环跳、风市、委中、阳陵泉等处吸拔口径合适的火罐，一般留罐 10～15 分钟，以拔罐局部出现红晕或紫绀色为度（图 2-76）。

视频 23：坐骨神经循行线拔罐

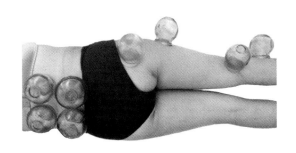

图 2-76　坐骨神经痛拔罐一

每日治疗 1 次，10 次为 1 个疗程。

方法二

1. 选穴

主穴：阿是穴、腰夹脊（在腰部，当第 1 腰椎至第 5 腰椎棘突下两侧，后正中线旁开 0.5 寸，一侧 5 穴）、秩边、委中。

配穴：根性坐骨神经痛，加肾俞、大肠俞；干性坐骨神经痛，加阳陵泉、丘墟（在足外踝的前下方，当趾长伸肌腱的外侧凹陷处）（图 2-77）。

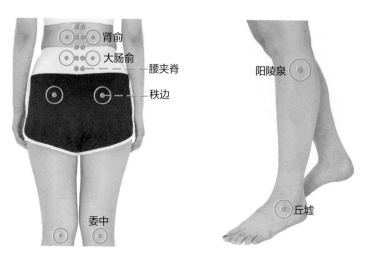

图 2-77　坐骨神经痛取穴二

2. 操作方法　采用刺络拔罐法，视其痛处取穴，每次取 2 个或 3 个穴位。先在疼痛部位经脉明显怒张处或委中穴，用三棱针点刺出血，并用火罐拔出瘀血 3～4 毫升。其余穴位，用梅花针叩刺后拔罐 10～15 分钟。疼痛未缓解者，可隔 2～3 日再治疗 1 次，直至痊愈（图 2-78）。

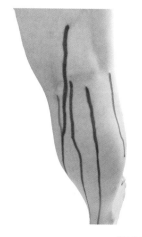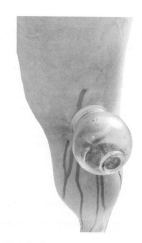

图 2-78　坐骨神经痛拔罐二

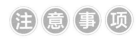

注 意 事 项

1. 拔罐法治疗坐骨神经痛效果较好，尤其是刺络拔罐，对于寒湿性坐骨神经痛往往治疗几次即愈。若辅以中药热熨疗法，效果尤佳。

2. 在治疗过程中，患者应适当卧床休息，注意腰腿部的保暖，活动时应采取正确的姿势。

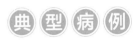

典 型 病 例

迟某，男，42 岁。腰臀部疼痛伴左下肢后外侧放射样疼痛 7 天。检查：表情痛苦，左侧直腿抬高试验阳性，左侧臀部、腘窝、腓骨小头及外踝后压痛明显，诊断为"左侧坐骨神经痛"。治疗取双侧大肠俞，左侧秩边、承扶、委中、阳陵泉、承山、昆仑，针刺得气后，接电针仪，用疏密波，强度以患者能耐受为度，通电 30 分钟。起针后在腰臀部及坐骨神经通路上拔罐 10 分钟。治疗后疼痛明显减轻。隔日治疗 1 次，10 次后痊愈。

崔某，女，35 岁。左侧腰腿痛 1 个月余。检查：腰生理弧度消失，L_4、L_5 棘突下和 L_5 棘突旁压痛（＋），左侧直腿抬高试验（＋），膝踝反射减弱，左侧腘窝委中穴附近有红紫色"丛"字形突起之浮络，按之疼痛不明显，舌尖略红，脉弦滑。MRI 示：$L_{4/5}$、L_5/S_1 椎间盘突出。诊断：左侧坐骨神经痛（腰椎间盘突出症）。治疗：嘱患者俯卧，皮肤常规消毒，取毫针深刺双侧 L_4 与 L_5 夹脊、大肠俞、关元俞、左侧秩边、承扶、委中、承山、昆仑及阿是穴等，得气后平行补平泻手法，同时左侧夹脊、秩边、委中等穴加用电针刺激，疏密波，中等强度，每次 30 分钟。起针后在腰骶部及左侧臀部拔罐，留罐 10 分钟。其中委中穴先用三棱针点刺出血，待血出尽后再拔罐，出血量 5～10 毫升。经 5 次治疗后，腰腿痛症状大减，继续治疗 5 次症状消失（图 2-79）。

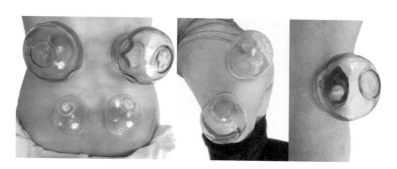

图 2-79　坐骨神经痛拔罐

十五、

遗精

　　遗精是指不因性生活而精液频繁遗泄的一种男性病症。有梦而精液外泄为梦遗；无梦（或醒时）而精液外泄为滑精。未婚或已婚但无正常性生活的成年健康男子每月遗精 2～4 次者属正常生理现象，不属本病范畴。

　　中医学认为，本病多因烦劳过度，阴血暗耗；或因多思妄想，房劳纵欲，损伤肾阴以致阴液不足，滋生内热，扰动精室；或因手淫频繁，或早婚，损伤肾精，肾不藏精，精关不固；或因饮食不节，嗜酒肥甘，损伤脾胃，内生湿热，湿热下注，扰动精室而发生遗精。

　　西医学中的神经衰弱、前列腺炎、精囊炎、睾丸炎等，表现以遗精为主要症状者，可参阅本节内容辨证治疗。

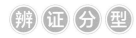

1.	肾虚不固	遗精频作，甚则滑精，面色少华，头晕目眩，耳鸣，腰膝酸软，畏寒肢冷，舌淡苔薄白，脉沉细。
2.	心脾两虚	遗精常因思虑过多或劳倦而作，心悸不宁，失眠健忘，面色萎黄，神疲乏力，食少便溏，舌淡苔薄，脉细弱。
3.	阴虚火旺	少寐多梦，梦则遗精，心中烦热，头晕目眩，小便短赤，舌尖红苔少，脉细数。
4.	湿热下注	遗精频作，尿后有精液外流，小便短黄，热涩不畅，口苦烦渴，舌红，苔黄腻，脉滑数。

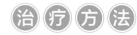

1. 选穴

主穴： 肾俞（在腰部，当第2腰椎棘突下，后正中线旁开1.5寸）、次髎（在骶部，正对第2骶后孔处）、关元（在下腹部，前正中线上，当脐中下3寸）、三阴交（在小腿内侧，当足内踝尖上3寸，胫骨内侧缘后方）。

配穴： 肾虚不固加志室（在腰部，当第2腰椎棘突下，后正中线旁开3寸）、太溪（在足内侧，内踝后方，当内踝尖与跟腱之间的凹陷处）；心脾两虚加心俞（在背部，当第5胸椎棘突下，后正中线旁开1.5寸）、脾俞（在背部，当第11胸椎棘突下，后正中线旁开1.5寸）、足三里[在小腿前外侧，当犊鼻下3寸，距胫骨前缘一横指（中指）]；阴虚火旺加太溪、神门（在腕部，腕掌侧横纹尺侧端，尺侧腕屈肌腱的桡侧凹陷处）；**湿热下注加大赫**（在下腹部，当脐中下4寸，前正中线旁开0.5寸）、**阴陵泉**（在小腿内侧，当胫骨内侧髁后下方凹陷处）（图2-80）。

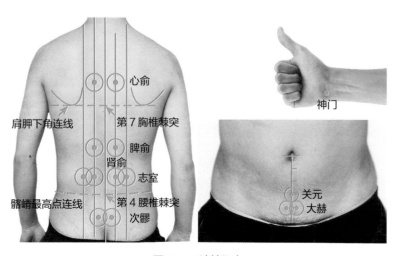

图2-80 遗精取穴

2. 操作方法 采用针刺后拔罐法。

针刺：嘱患者取俯卧位，定准穴位常规消毒后，选择 28 号毫针，深刺得气后，根据辨证分型的不同，补泻兼施，要求次髎穴针感向前阴部放射，然后留针 20 ~ 30 分钟。

拔罐：嘱患者取仰卧位，在腹部神阙至中极涂适量凡士林，将火罐吸拔于神阙部位，从神阙至中极往返走罐，至皮肤潮红为度，然后将罐吸拔在关元、中极、大赫等穴位附近，留罐 15 分钟。阳虚明显者可加灸。每日 1 次，10 次为 1 个疗程（图 2-81）。

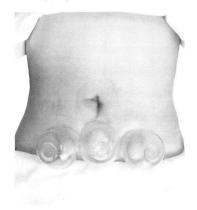

图 2-81　遗精拔罐

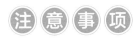

1. 拔罐治疗遗精过程中，睡前宜少饮水，排净大、小便，以免睡眠中充盈刺激。

2. 睡眠养成侧卧习惯，被褥不宜过厚，衬裤不宜过紧。

3. 节制性欲，杜绝手淫，禁看淫秽书刊和视频，避免过多的性感刺激。

4. 中年人如遗精次数过频，可能是脊髓刺激性损害的早期症状，应加以注意。

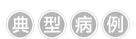

王某，男，30 岁。遗精 1 年，加重 1 个月余。近 1 个月来，每周遗精 3 ~ 5 次，夜间无梦自遗，白天思念即下，伴腰膝酸软，头晕耳鸣，形体消瘦，神疲乏力，食欲不振，舌红苔少，脉细数。证属肾精亏耗、心肾不交。治疗选取关元、大赫、肾俞、腰阳关、八髎、三阴交等穴位，先针刺关元、大赫，使针感传向阴部，后留针拔罐，余穴单纯拔罐，留罐 20 分钟，每日 1 次。治疗 16 次后，腰膝酸软、头晕耳鸣症状减轻，遗精次数减少，在原来基础上加气海、命门、足三里穴，交替使用，改为隔日 1 次，继续治疗 2 个月后，诸症消失而痊愈（图 2-82）。

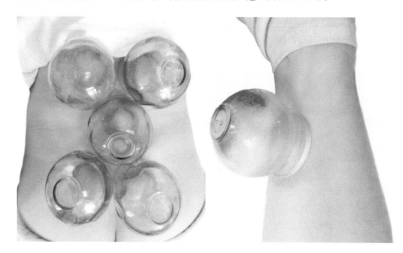

图 2-82　遗精拔罐

十六、
慢性疲劳综合征

慢性疲劳综合征是一组病因不明、各项现代手段检查无任何器质性病变，以持续半年以上的疲劳、失眠、思维不集中以及身痛发热等全身衰弱疲劳为特征的疾病。西医学对慢性疲劳综合征的病理机制不明确，多数学者认为是人体长期处于高度紧张劳累状态，使大脑神经系统功能失调，免疫功能异常，导致机体各系统、多脏器功能紊乱。

本病归属于中医学"虚劳""郁证"等病证范畴，主要病机为情志不遂、劳逸失度、饮食不节、起居失常等因素导致人体气血不足，脏腑功能衰退，经脉之气运行不畅，阴阳平衡失调。

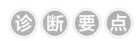 **诊 断 要 点**

1. **主要症状** 持续半年以上的疲劳，活动量受限，排除其他引起疲劳的疾病。

2. **次要症状** 与疲劳同时发生或继于疲劳之后出现以下症状，并持续存在或反复发生达半年以上，低热，咽痛，颈部淋巴结肿痛，全身肌肉软弱无力，肌痛，活动后持续疲劳达24小时，头痛，游走性关节痛，神经精神症状，如抑郁、睡眠障碍、头痛头晕等。

3. 体温37.5~38.5℃，局限性咽炎，颈部淋巴结肿大。

4. 排除精神疾病、药癣等。

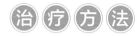

方法一

1. **选穴** **大椎**（在后正中线上，第 7 颈椎棘突下凹陷中）、
肺俞（在背部，当第 3 胸椎棘突下，后正中线旁开 1.5 寸）、**心
俞**（在背部，当第 5 胸椎棘突下，后正中线旁开 1.5 寸）、**脾俞**
（在背部，当第 11 胸椎棘突下，后正中线旁开 1.5 寸）、**肝俞**（在
背部，当第 9 胸椎棘突下，后正中线旁开 1.5 寸）、**肾俞**（在腰
部，当第 2 腰椎棘突下，后正中线旁开 1.5 寸）（图 2-83）。

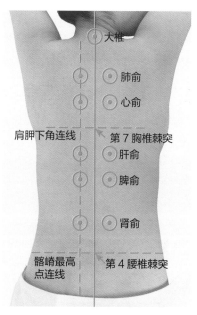

图 2-83　慢性疲劳综合征取穴一

2. 操作方法 刺络拔罐法。患者取俯卧位，露出背部皮肤，取大椎、肺俞、心俞、脾俞、肝俞、肾俞，常规消毒后，以穴位为中心，用梅花针反复进行叩刺，力度以患者能耐受为度。待皮肤出现均匀微小的出血点时，迅速用大号火罐拔罐，留罐 10 ~ 15 分钟，每次每穴出血量 2 ~ 3 毫升。用消毒的干棉球作局部清理，再用 75% 酒精进行局部消毒，每日 1 次，每次选 3 穴交替进行。亦可直接在膀胱经上排罐，5 次为 1 个疗程（图 2-84）。

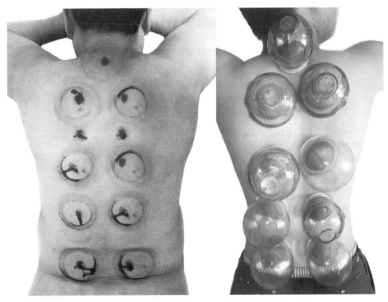

A. 背部刺络拔罐　　　　　B. 背部排罐

图 2-84　慢性疲劳综合征拔罐一

方法二

1. 选穴 腰背部督脉及膀胱经循行线；命门（在腰部，当后正中线上，第 2 腰椎棘突下凹陷中）、肾俞（图 2-85）。

2. 操作方法 患者取俯卧位，在腰背部督脉及膀胱经的循

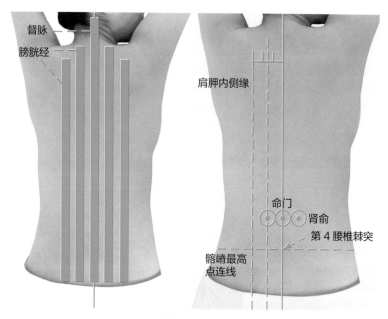

督脉

膀胱经

肩胛内侧缘

命门

肾俞

第 4 腰椎棘突

髂嵴最高
点连线

图 2-85 慢性疲劳综合征取穴二

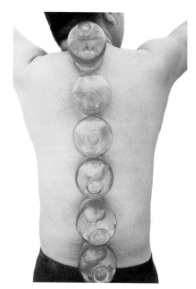

图 2-86 慢性疲劳综合征督脉排罐

行线上，涂按摩油或精油等润滑剂，并轻轻按揉，选择大小适宜的 2 个玻璃罐，用闪火法将罐吸拔于腰背部，按照膀胱经和督脉的循行路线，来回推拉，反复走至皮肤潮红、深红或起丹痧点，患者背部感到发热。最后将罐吸拔于命门穴、肾俞穴，留罐 10 ~ 15 分钟。亦可单纯在督脉上拔罐（图 2-86）。隔日治疗 1 次，5 次为 1 个疗程。

方法三

1. 选穴

主穴：**神门**（在腕部，腕掌侧横纹尺侧端，尺侧腕屈肌腱的桡侧凹陷处）、**气海**（在下腹部，前正中线上，当脐中下 1.5寸）、**足三里**[在小腿前外侧，当犊鼻下 3 寸，距胫骨前缘一横指（中指）]、**三阴交**（在小腿内侧，当足内踝尖上 3 寸，胫骨内侧缘后方）；膀胱经第一侧线、**脾俞**（在背部，当第 11 胸椎棘突下，后正中线旁开 1.5 寸）、**肾俞**（在腰部，当第 2 腰椎棘突下，后正中线旁开 1.5 寸）。

配穴：**失眠多梦**，加**申脉**（在足外侧部，外踝直下方凹陷中）、**照海**（在足内侧部，内踝尖下方凹陷处）；**心悸、焦虑**，加**内关**（在前臂掌侧，腕横纹上 2 寸，掌长肌腱与桡侧腕屈肌腱之间）、**心俞**（在背部，当第 5 胸椎棘突下，后正中线旁开 1.5寸）；**头晕、注意力不集中**，加**四神聪**（在头顶部，当百会前、后、左、右各 1 寸，共 4 穴）、**悬钟**（在小腿外侧，当外踝尖上3 寸，腓骨前缘）（图 2-87）。

2. 操作方法

温针灸：患者取仰卧位，取神门、气海、足三里、三阴交，针刺提插捻转得气后，于针尾固定点燃的艾条段，长 1.5 厘米，灸 2 壮，约 20 分钟。每日 1 次，每周治疗 5 次。

走罐（视频 24：背部走罐法）：起针后嘱患者取俯卧位，充分暴露腰背及骶部，表面涂以薄层润滑剂，根据患者体型选择大小适宜的 2 个玻璃罐，用闪火法将罐吸拔于大杼穴，持罐沿腰背部两侧足太阳膀胱经上下往返运行，反复推拉至背部皮肤潮红后，在两侧脾俞穴和

视频 24：背部
走罐法

肾俞穴上留罐 10～15 分钟。隔日 1 次，每周治疗 3 次。

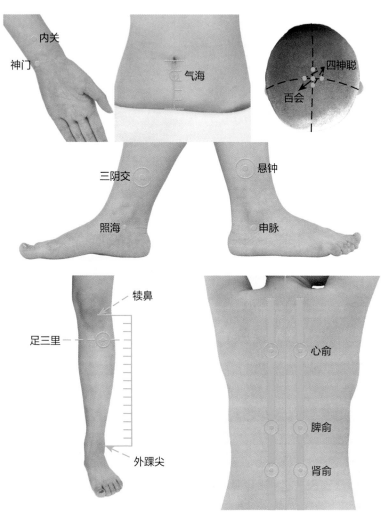

图 2-87 慢性疲劳综合征取穴三

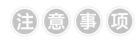

1. 注意保暖，治疗后当日禁沐浴。

2. 日常生活要有规律，保证充足的睡眠，勿过于劳累。保持情绪乐观，避免精神刺激。

3. 每日坚持户外活动半小时，如慢跑、快走、散步等，有条件者可外出旅行，远离工作，缓解压力。

4. 必要时应及时就医，配合止痛药、助眠药、抗抑郁药治疗。

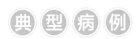

任某，男，49岁。主诉：自觉全身乏力5个月。由于工作压力过大，劳心过度，5个月前开始出现全身乏力，精神不振，伴有头晕眼花，失眠多梦，胸闷气短，食少纳呆，时常感冒，工作不能集中精力，曾经多方治疗未见明显疗效。舌质暗红、苔薄白，脉沉细数。诊断：慢性疲劳综合征（虚劳）。治疗：仰卧位，针刺四神聪、内关、神门、气海、足三里、三阴交、申脉、照海，气海、足三里、三阴交针上加灸。起针后取俯卧位，在两侧膀胱经第一侧线走罐3遍，背部即起丹痧点，然后在心俞、脾俞和肾俞穴上留罐10～15分钟。治疗3次后，患者睡眠改善，饮食增加。10次后，初诊时的症状基本消失（图2-88）。

田某，女，35岁。自觉疲劳乏力1年余。无明显原因常常感到神疲乏力，精神萎靡，伴头晕眼花，睡眠欠佳，纳呆，大便干，小便尚可，舌红、苔黄稍厚，脉濡，到医院检查未见异常。诊断：慢性疲劳综合征。治疗：嘱患者取俯卧位，充分暴露腰背及骶部，在腰背部膀胱经的第一侧线上，涂以薄层凡士林，选择大小适宜的2个玻璃罐，用闪火法将罐吸拔于腰背部，沿着膀胱

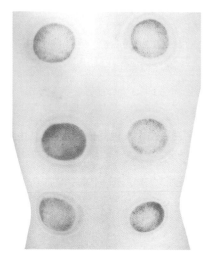

图 2-88　慢性疲劳综合征拔罐

经第一侧线，来回推拉，反复走至皮肤局部发热、起丹痧点。然后在膈俞穴或局部起丹痧点处用三棱针点刺 2 下或 3 下，吸拔大号罐，留罐 10 分钟，出血量 20 毫升。治疗 3 次后自觉头晕、眼花症状减轻，疲劳感慢慢消失，睡眠及饮食得到改善（图2-89）。

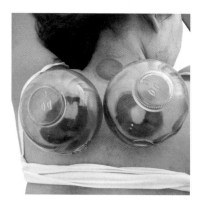

图 2-89　慢性疲劳综合征拔罐

十七、

中暑

中暑俗称"发痧",是夏暑之时感受暑热病邪而引起的一种急性热病。多因感受暑热或暑湿秽浊之气,致邪热郁蒸,气血滞塞,正气耗伤而发病。临床主要表现为猝然头昏、头痛、心中烦乱、无汗、眼发黑、恶心、倦怠、四肢发冷,指甲与口唇乌青,甚则口噤不能言,神昏、转筋抽搐;或壮热、烦躁,或汗出气短、四肢逆冷、神志不清、血压下降或腹痛剧烈、欲吐不出。若不急救,或治不得法,愈后不良。

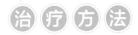

方法一(轻者)

1. 选穴

主穴:膀胱经第一内侧线。

配穴:胸闷、心悸加肺俞(在背部,当第3胸椎棘突下,后正中线旁开1.5寸)、心俞(在背部,当第5胸椎棘突下,后正中线旁开1.5寸);恶心、食欲不振加中脘(在上腹部,前正中线上,当脐中上4寸)、脾俞(在背部,当第11胸椎棘突下,后正中线旁开1.5寸);腹痛加神阙(在腹中部,脐中央)(图2-90)。

2. 操作方法
嘱患者俯卧位,充分暴露背部,膀胱经采用排罐法,留罐10~15分钟。起罐后,针对某些突出症状,选取有关穴位,施行闪罐法5次或6次。每日1次,一般施术1次或2次即可痊愈(图2-91)。

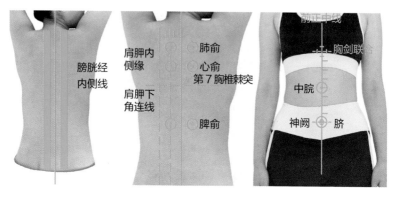

图 2-90　中暑取穴一

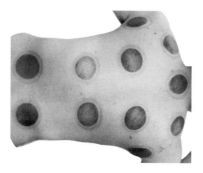

图 2-91　中暑拔罐一

方法二（重者）

1. 选穴　曲泽（在肘横纹中，当肱二头肌腱的尺侧缘）、大椎（在后正中线上，第 7 颈椎棘突下凹陷中）、命门（在腰部，当后正中线上，第 2 腰椎棘突下凹陷中）、委中（在腘横纹中点，当股二头肌腱与半腱肌腱的中间）（图 2-92）。

2. 操作方法　嘱患者取俯卧位，大椎、命门、委中留罐 5～10 分钟；曲泽、委中常规消毒后，用三棱针点刺出血适量，拔罐 5～10 分钟。每日 1 次或 2 次，中病即止，放血多少视患者体质、病情轻重而灵活掌握（图 2-93）。

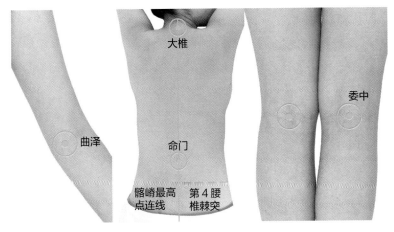

图 2-92　中暑取穴二

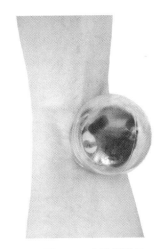

图 2-93　中暑拔罐二

方法三

1. **选穴**　曲池（屈肘，当肘横纹外侧端与肱骨外上髁连线的中点）、委中、舌下两青筋（图 2-94）。

2. **操作方法**　采用刺络拔罐法。

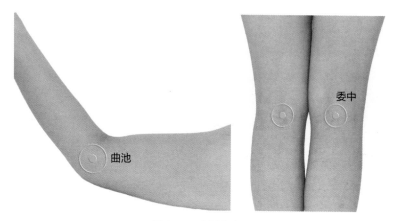

图 2-94　中暑取穴三

轻者先用三棱针点刺，微出血即可，血止后用闪火法将罐吸拔在点刺的穴位上（舌下不拔罐），留罐 10 ~ 15 分钟。

重者先用手沾水拍打曲池、委中，待青筋显露后，再用三棱针点刺放血 10 毫升左右，待血止，再用闪火法将罐吸拔在点刺的穴位上，留罐以出血量 15 ~ 20 毫升为度，起罐后用 2% 碘酒涂擦针孔口即可。

若已昏迷，先用皂角散（皂角研细末）少许吹入鼻孔后，再行上法疗之。重度中暑还可加刺少商、中冲、人中、十宣穴放血少许。若 1 次不愈，隔 1 小时再治 1 次。

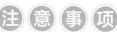 注意事项

1. 中暑拔罐疗法虽有效，但是在拔罐前应该把患者抬至阴凉处，待患者中暑急症消退后再进行拔罐。

2. 拔罐疗法主要用于治疗中暑后的恢复期阶段。

3. 放血多少，应视患者体质、中暑轻重而灵活把握，但每次出血量以不超过 50 毫升为宜。

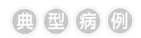

田某，男性，24 岁，因在烈日下维修工作而中暑昏厥。清醒后 8 小时一直精神不振，心烦，全身疲乏，头晕胀痛，胸闷恶心，口干，不欲饮食。取背部膀胱经内侧循行线涂凡士林，每侧排罐 5 个，太阳、印堂、中脘留罐 15 分钟，起罐后取肺俞、脾俞每次闪罐 6 次。施术后精神转好，头晕胀痛、胸闷恶心基本消除，约 40 分钟后出现饥饿感，能饮稀粥，安睡，翌日痊愈。

第三章

骨伤、外科病症罐疗

一、

落枕

　　落枕，又称"失枕""颈部伤筋"，是指急性单纯性颈项强痛、活动受限的一种病症，是临床常见多发病。多因睡眠姿势不当，或枕头高低不适，使颈部肌肉过长时间维持在过度伸展位或紧张状态，引起颈部肌肉静力性损伤或痉挛所致。

　　西医学的颈肌劳损、颈肌风湿病、颈部扭挫伤、颈椎小关节滑膜嵌顿或肌筋膜炎等疾病引起的颈项强痛、活动障碍，可参考本节治疗。

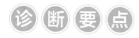

1.	病史	一般无外伤史，多因睡眠姿势不良或感受风寒后所致。
2.	症状	急性发病，睡眠后一侧颈部出现疼痛、酸胀，可向上肢或背部放射，头部活动受限，不能左右转动或环顾。严重者使头部歪向病侧。
3.	体征	颈椎活动受限，患侧颈肌紧张，压痛广泛，在肌肉紧张处可触及条索状改变。

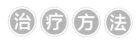

方法一

1. **选穴**　患侧颈部阿是穴。
2. **操作方法**

走罐： 嘱患者取坐位，充分暴露颈背部，在颈部疼痛处涂适量凡士林，选择大小适宜的火罐，用闪罐法将罐吸拔于疼痛部位，沿着肌肉走行，在颈部来回推拉火罐，至疼痛部位皮肤出现红色瘀血为止（图 3-1）。

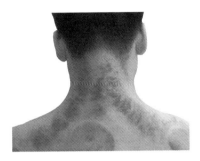

图 3-1　走罐

刺络拔罐： 取疼痛点或罐斑最明显的部位常规消毒，用梅花针重度叩刺至微微渗血，然后拔火罐，留罐 10 ~ 15 分钟，一般以出血 2 ~ 5 毫升为度（图 3-2）。

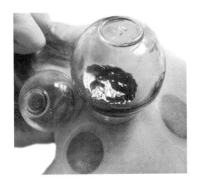

图 3-2　刺血拔罐

隔日治疗 1 次，3 次为 1 个疗程。

方法二

1. 选穴

主穴： 患侧颈部阿是穴、落枕穴 [在手背侧，第 2、3 掌骨之间，掌指关节后 0.5 寸（指寸）]。

配穴： 病及督脉、手太阳经加肩外俞（在背部，当第 1 胸椎棘突下，后正中线旁开 3 寸）、**大椎**（在后正中线上，第 7 颈椎棘突下凹陷中）；病及足少阳经加风池（在项部，当枕骨之下，与风府相平，胸锁乳突肌与斜方肌上端之间的凹陷处）、**肩井**（在肩上，前直乳中，当大椎与肩峰端连线的中点上）；**向肩胛区放射痛加天宗**（在肩部，当冈下窝中央凹陷处，与第 4 胸椎相平）、**秉风**（在肩部，冈下窝中央，天宗直上，举臂有凹陷处）（图 3-3）。

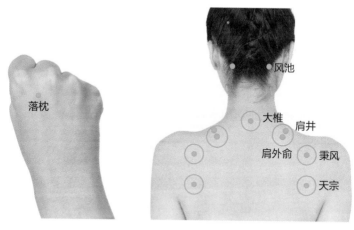

图 3-3　落枕取穴二

2. **操作方法**　采用针刺后拔罐法。

针刺： 常规消毒，先用 28 号 1 寸毫针针刺落枕穴，向掌心方向斜刺 0.5 ~ 0.8 寸，得气后，采用强刺激捻转手法，使针感沿上肢向上传导，同时令患者缓缓活动颈部，做左右摇头、低头、后仰等动作，逐渐加大转动幅度，留针 10 ~ 20 分钟。

拔罐：用梅花针由上至下叩打患侧颈部，并重叩风池、大椎、肩外俞、肩井、天宗、秉风等配穴，以微出血为度，并加拔火罐 10 ~ 15 分钟。

隔日治疗 1 次，3 次为 1 个疗程（图 3-4）。

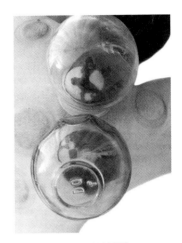

图 3-4 落枕拔罐二

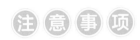

1. 拔罐治疗落枕疗效较好。治疗的关键在于局部取穴，强调"以痛为腧"，远端穴位要用强刺激，并令患者配合颈项部的活动。

2. 平时要注意睡姿，枕头高低适中，养成良好的睡眠姿势习惯，使颈椎保持正常的生理弯曲，并注意保暖，以防受凉。

3. 反复发作超过 3 次者，应考虑颈椎病的可能。

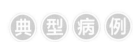

陈某，女，32 岁。右颈部疼痛伴转侧不利 3 天。3 天前醉酒后晨起觉颈项部疼痛，自行热敷后症状改善不明显，疼痛加重，不得俯仰转侧，并向右肩扩散。检查：颈项僵硬，左右转动受限，右颈项肌肉痉挛强直，以斜方肌、肩胛提肌压痛最明显。诊断：落枕。治疗：嘱患者取坐位，充分暴露颈背部，在颈部疼痛处涂适量扶他林乳剂，选择小号火罐在右侧颈部疼痛区沿肌肉走行来回推拉火罐，至局部皮肤出现红色瘀血为止。然后取肩胛内上角或罐斑最明显的部位常规消毒，用一次性采血针点刺数十下出血，并加拔火罐，留罐 10 ~ 15 分钟，出血 5 ~ 10 毫升。起罐后，用艾条点燃，在拔罐部位施以温和灸，以施灸处周围皮肤红润，患者自觉有温热感为度。治疗结束后即感颈项轻松，活动范围增大。治疗 3 次后，痛止，颈部活动自如（图 3-5）。

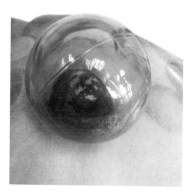

图 3-5　落枕拔罐三

二、

颈椎病

颈椎病又称"颈椎综合征"，是指颈椎及其周围软组织发生病理改变或骨质增生等而导致颈神经根、颈部脊髓、椎动脉及交感神经受压或刺激而引起的综合症候群。临床主要表现为颈肩臂疼痛、僵硬，疼痛可放射至前臂、手及指，指尖有麻木感，部分患者亦有头晕、头痛、恶心、耳鸣、耳聋、颈部压痛、步态不稳和肌肉萎缩等症状。本病好发于 40 岁以上的成年人，无论男女皆可发生。

本病归属于中医学"骨痹""颈肩痛""眩晕"等病症范畴。多因积劳成伤，肾虚精亏，气血不足，风寒湿邪乘虚而入，阻于经络；或气滞、痰浊、瘀血等病理产物积累，致经络瘀滞；或风寒湿邪外袭，痹阻于太阳经脉，致筋骨不利而发病。

临床分型

临床上颈椎病可以根据症状和体征分为以下几型。

1. 颈型 以颈、肩、背部疼痛为主要症状，并有相应的压痛点，X 线片显示颈椎曲度改变，或椎间关节不稳定。

2. 椎动脉型 以头晕、头痛、失眠为主要症状，有猝倒的颈型眩晕史，X 线片显示颈椎曲度改变，椎间关节失稳或钩椎关节骨质增生，脑血流图显示椎动脉供血不足，旋颈试验阳性。

3. 神经根型 典型的根性症状（麻木、疼痛），以上肢麻木不适为主要症状，臂丛神经牵拉试验或压颈试验阳性，X 线片显示颈椎曲度改变，或有骨质增生，椎间隙变窄。

4. 交感型 以头晕、耳鸣、心动过速及心前区不适为主要症状，X 线片显示颈椎曲度改变，或有骨质增生，椎间隙变窄。

5. 脊髓型 以脊髓受压为主要临床表现，X 线片显示椎体后缘多有骨质增生，椎管矢状径出现狭窄。

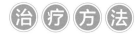

方法一

1. 选穴

主穴：**颈椎夹脊穴**（在项部，当第 1 颈椎至第 7 颈椎棘突下两侧，后正中线旁开 0.5 寸，一侧 7 穴）、**大椎**（在后正中线上，第 7 颈椎棘突下凹陷中）、**大杼**（在背部，当第 1 胸椎棘突下，后正中线旁开 1.5 寸）、**风门**（在背部，当第 2 胸椎棘突下，后正中线旁开 1.5 寸）、**天宗**（在肩部，当冈下窝中央凹陷处，与第 4 胸椎相平）。

配穴：**上肢及手指麻木痛甚者加曲池**（屈肘，当肘横纹外侧端与肱骨外上髁连线中点）、**外关**（在前臂背侧，当阳池与肘尖的连线上，腕背横纹上 2 寸，尺骨与桡骨之间）；**头晕、耳鸣重者加风池**（在项部，当枕骨之下，与风府相平，胸锁乳突肌与斜方肌上端之间的凹陷处）、**率谷**（在头部，当耳尖直上入发际 1.5 寸，角孙直上方）；**呕吐、心悸重者加内关**（在前臂掌侧，腕横纹上 2 寸，掌长肌腱与桡侧腕屈肌腱之间）、**心俞**（在背部，当第 5 胸椎棘突下，后正中线旁开 1.5 寸）（图 3-6）。

2. 操作方法

针罐法：嘱患者取俯卧位，将穴位常规消毒，大椎深刺 1.5 ~ 2 寸，使针感向肩臂传导；颈椎夹脊穴向颈椎斜刺，施平补平泻手法，使针感向肩背、上肢传导；其他穴位按常规针刺，得

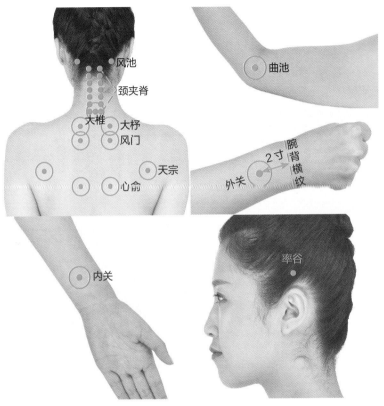

图 3-6 颈椎病取穴一

气后留针 20 ~ 30 分钟。起针后选择大小合适的火罐，用闪火罐法将火罐吸拔于穴位上，留罐 10 ~ 15 分钟。密切观察皮肤颜色变化，如颜色紫黑明显或出现水疱可适当提前取罐（图 3-7）。

药罐法：也可单纯采用药罐法，即用艾叶、防风、杜仲、麻黄、木瓜、川椒、穿山甲、土鳖虫、羌活、独活、苍术、苏木、红花、桃仁、透骨草、千年健、海桐皮各 10 克，乳香、没药各 5 克，水煎煮罐（竹罐）5 ~ 10 分钟，用镊子夹出竹罐，甩去药液，迅速用干毛巾捂住罐口，趁热立即将竹罐扣于上述穴位上。留罐 10 ~ 20 分钟，直至皮肤出现瘀血现象为止。每日或隔日治

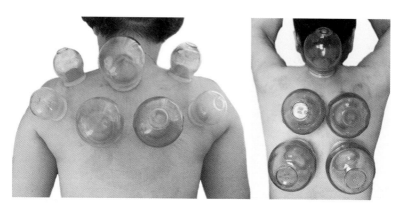

图 3-7　颈椎病拔罐一

疗 1 次，5 次为 1 个疗程。

方法二

1. 选穴　风池、大椎、颈椎 3-7 两侧压痛点、肩背部区
（图 3-8）。

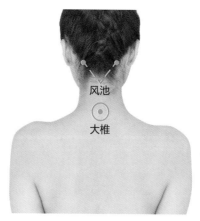

图 3-8　颈椎病取穴二

2. 操作方法　采取刺络拔罐法。患者取坐位，头和上肢伏
在椅背上，先用梅花针重叩风池、大椎、颈椎 3-7 两侧压痛点或

条索状阳性反应物，再叩肩背部区，叩刺至皮肤微出血后，立即拔罐，留罐 10 ~ 15 分钟。各部出血量不等，一般 1 ~ 5 毫升。起罐后，再用艾条温和灸 5 ~ 10 分钟。每周治疗 2 次或 3 次，10 次为 1 个疗程（图 3-9）。

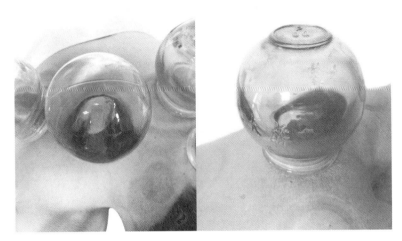

图 3-9　颈椎病拔罐二

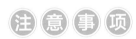

1. 拔罐疗法治疗颈椎病能改善局部营养代谢，缓解或消除颈椎病的临床症状。

2. 注意肩颈部的保暖，避免感受风寒，避免长时间低头屈颈工作，经常做颈部及肩部功能锻炼。

3. 注意睡眠姿势，选择合适的保健枕头，枕于颈项部。

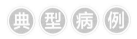

王某，女，52 岁。主诉：颈肩部酸痛伴下肢无力、沉重 1

年，加重 1 个月。现颈肩疼痛，偶感头晕。检查：颈项僵硬，转侧欠利，右椎间孔压迫试验阳性，步态笨拙。X 线片示颈椎生理曲度变直，颈 $_{5-7}$ 椎体明显增生，颈 $_{5-6}$ 椎间隙变窄。诊断：颈椎病（混合型）。治疗：采取针刺（视频 25：混合型颈椎病针刺法）后拔罐法，取穴以风池、风府、大椎、陶道、魄户透膏肓、肾俞、大肠俞、委中、昆仑等穴位为主，针刺上述穴位得气后留针 20 分钟，起针后拔罐 10 分钟。经治疗 3 个疗程后，症状基本消失。

视频 25：混合型
颈椎病针刺法

　　赵某，女，40 岁。主诉：颈项部酸痛伴头晕、心慌 2 年余，加重半个月余。2 年前因长期伏案工作，逐渐出现颈项部酸痛不适，时感头痛、头晕，咽痒心慌，眼花干涩。检查：精神不振，颈部肌肉紧张，局部轻压痛，无上肢放射感。颈椎 MRI 示颈椎间盘膨出。诊断：颈椎病（交感型）。治疗：采取刺络拔罐法。用梅花针依次中度叩刺风池、颈部督脉和两侧颈夹脊及背部肩中俞、天宗、风门、心俞等穴位，反复数遍，直至局部皮肤微微渗血，然后在相应的穴位上排列拔罐，隔日治疗 1 次，治疗 20 天后，颈枕痛、头晕明显好转，治疗 2 个月后诸症消失，临床基本治愈。

三、

肩周炎（肩凝症）

肩周炎是指肩关节周围的肌肉、肌腱、滑囊以及关节囊等软组织的慢性炎症、粘连所引起的以肩关节周围疼痛和活动障碍为主要症状的症候群。多发生于 50 岁以上的中老年人，女性发病率高于男性，非体力劳动者为多见。

本病归属于中医学"肩凝症""漏肩风""冻结肩""五十肩"等病症范畴。多因肝肾亏虚、气血虚弱，血不荣筋；或因外伤后遗，痰浊瘀阻，复感风寒湿之邪侵袭经络，致使气血凝滞不畅、瘀阻经脉所致。

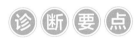 诊 断 要 点

1. 病史　有慢性劳损、外感风寒或外伤史。好发年龄在 50 岁左右，尤以女性多见，多为慢性发病。

2. 症状　肩周疼痛，夜间为甚，常因天气变化及劳累而诱发，肩关节活动功能障碍。

3. 体征　肩峰下广泛压痛，甚至肩臂肌肉萎缩，肩关节外展上举、外旋、后伸、后背上抬功能受限，不能做脱衣、梳头、洗脸等动作。

4. 检查　X 线检查无特殊发现，病程长者可见骨质疏松。

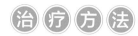

方法一

1. 选穴 肩关节周围区域（患侧）；压痛点。

2. 操作方法

走罐：嘱患者取坐位，将患侧肩关节涂适量的凡士林，选择大小适宜的火罐，用闪火法将罐吸拔于肩关节处，然后用轻柔手法沿颈项、肩背、上臂移走火罐，反复施术至皮肤发红瘀紫为止。

刺血拔罐：在局部皮肤瘀紫最明显处或压痛点，常规消毒，用三棱针快速点刺 2 下或 3 下，选择大小适宜的火罐，立即用闪火法将罐吸拔于皮肤上，留罐 10～15 分钟，拔出适量血液，起罐后擦净皮肤上的血迹（图 3-10）。

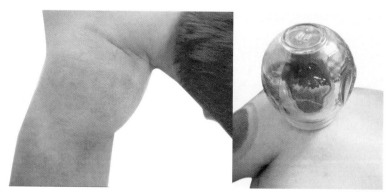

图 3-10　肩周炎拔罐一

隔日治疗 1 次，5 次为 1 个疗程。

方法二

1. 选穴

主穴：阿是穴、肩内陵（在肩部，腋前皱襞之上方肩锁关节内侧凹陷与腋前皱襞连线中点处）、肩髃（在肩部，三角肌上，臂外展时，当肩峰前下方凹陷处）、肩贞（在肩关节后下方，臂内收时，腋后纹头上 1 寸）、天宗（在肩部，当冈下窝中央凹陷处，与第 4 胸椎相平）、阳陵泉（在小腿外侧，当腓骨头前下方凹陷处）。

配穴：手太阴经证（以肩前痛为主，后伸疼痛加剧者）加尺泽（在肘横纹中，肱二头肌腱桡侧凹陷处）、阴陵泉（在小腿内侧，当胫骨内侧髁后下方凹陷处）；手阳明、少阳经证（以肩外侧痛为主，三角肌压痛，外展疼痛加剧者）加手三里（在前臂背面桡侧，当阳溪与曲泽连线上，肘横纹下 2 寸）、外关（在前臂背侧，当阳池与肘尖的连线上，腕背横纹上 2 寸，尺骨与桡骨之间）；太阳经证（肩后痛为主，肩内收时疼痛加剧者）加后溪（在手掌尺侧，微握拳，当小指本节后的远侧掌横纹头赤白肉际处）、大杼（在背部，当第 1 胸椎棘突下，后正中线旁开 1.5 寸）；痛在手阳明、太阳经加三间（微握拳，在手示指本节后，桡侧凹陷处）、条口（在小腿前外侧，当犊鼻下 8 寸，距胫骨前缘一横指）透承山（在小腿后面正中，委中与昆仑之间，当伸直小腿或足跟上提时腓肠肌肌腹下出现尖角凹陷处）（图 3-11）。

2. 操作方法

采用针刺后拔罐法。先用毫针常规针刺，得气后留针 15～20 分钟。出针后，在主穴上拔火罐，留罐 10～15 分钟。亦可拔药罐（桂枝、红花各 6 克，苍术、乌梢蛇各 9 克，羌活、独活、木瓜、威灵仙各 10 克，乳香、没药各 5 克，水煎 20 分钟，取药液煮罐或贮罐）20 分钟。局部畏寒者可加温和灸 5～10 分钟。结束后进行肩部运动，由慢到快，不宜用力过猛。

每日 1 次，5 次为 1 个疗程。

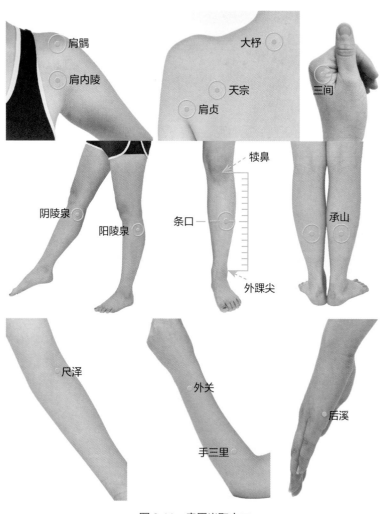

图 3-11　肩周炎取穴二

方法三

1. 选穴　阿是穴、**巨骨**（在肩上部，当锁骨肩峰端与肩胛冈之间凹陷处）、**肩内陵**、**肩髃**、**肩髎**（在肩部，肩髃后方，臂外展时，当肩峰后下方凹陷处）、**肩井**（在肩上，前直乳中，当大椎与肩峰端连线的中点上）、**肩贞**、**秉风**（在肩部，冈下窝中央，天宗直上，举臂有凹陷处）、**天宗**、**臂臑**（在臂外侧，三角肌止点处，当曲池与肩髃连线上，曲池上 7 寸）、**曲池**（屈肘，当肘横纹外侧端与肱骨外上髁连线中点）、**手三里**（图 3-12）。

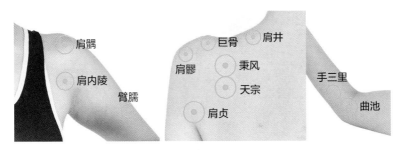

图 3-12　肩周炎取穴三

2. 操作方法　采用易罐法。患者取坐位，充分暴露肩关节，将相应大小的易罐轻轻用力压下，紧紧地吸附于穴位上，留罐 10~15 分钟，以局部皮肤发红为度。留罐期间，指导患者对颈肩部肌肉进行逐渐、缓慢地牵张后，嘱患者带罐做肩关节的屈伸、内收、外展和旋转等运动，每个方向各做 3~5 次（具体操作可参见视频 12）。亦可采用单纯拔罐法（视频 26：左肩周炎拔罐法）。每日治疗 1 次或 2 次，10 次为 1 个疗程（图 3-13）。

视频 26：左肩周炎拔罐法

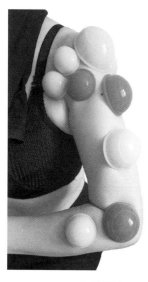
A. 易罐法

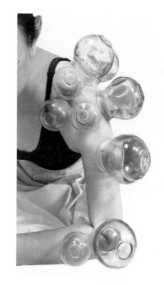
B. 玻璃罐法

图 3-13　肩周炎拔罐三

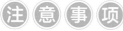

1. 拔罐法对本病有明显的减轻疼痛作用，但需多次治疗后患肢活动才能逐步恢复正常。

2. 在治疗期要加强功能锻炼，如爬墙锻炼、体后拉手、外旋锻炼；同时注意肩部保暖，避免过度劳累。

3. 易罐为乳胶制品，质软、吸附在关节部位不易脱落、不易摔碎，可以克服玻璃罐易碎、难以吸附在凸凹不平的关节上的弱点，而且吸附在关节上可以做关节的牵张运动，而且随着牵张活动越吸越紧，可以增加运动量，减轻关节粘连。

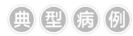

毕某，女，51 岁。主诉：右肩部疼痛伴关节活动受限 10 个月，加重 1 个月。局部畏寒，每遇阴雨天疼痛加剧，夜不能寐。检查：右肩关节压痛明显，痛点主要以肩腋前沿和肩峰端明显，外展、后伸受限，肌肉松弛伴萎缩。诊断为右肩周炎。治疗采用针刺后拔罐法，取穴以右侧天宗、肩内陵、肩髃、肩髎、臂臑、尺泽、曲池、鱼际等穴位为主（图 3-14），经治疗 1 个疗程后，疼痛缓解，入夜安睡。坚持治疗 1 个月，诸症消失。

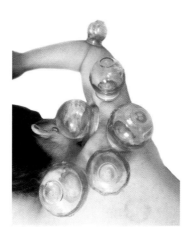

图 3-14 肩周炎拔罐四

四、

肱骨外上髁炎（肘劳）

肱骨外上髁炎，俗称"网球肘"，是一种前臂伸肌起点的慢性牵拉伤导致肘关节外上髁局限性疼痛，并影响臂腕功能的慢性劳损性病症。多因长时间、反复过度屈伸腕关节和前臂旋前旋后活动所致。临床主要表现为肘关节外侧疼痛，向前臂外侧放射，用力握拳及前臂旋转动作（如拧毛巾）时加剧。

本病归属于中医学"肘劳""伤筋"等病症范畴，多因劳累汗出、营卫不固、寒湿侵袭肘部经络，使气血阻滞不畅；或因长期从事旋前、伸腕等剧烈运动，使筋脉损伤、瘀血内停导致肘部经气不通而致病。

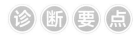

诊断要点

1.	症状	肘外侧疼痛，呈持续渐进性发展。做拧衣服、扫地、端壶倒水等动作时疼痛加重，常因疼痛而致前臂无力、握力减弱，甚至持物落地，休息时疼痛明显减轻或消失。
2.	体征	局部有明显压痛，伸肌腱牵拉试验阳性（即肘伸直握拳，屈腕，然后将前臂旋前，发生肘外侧部疼痛为阳性）。
3.	检查	X线检查多无明显异常。

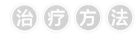

方法一

1. **选穴** 阿是穴（肱骨外上髁压痛最明显处）。
2. **操作方法** 采用梅花针叩刺后拔罐法。嘱患者取坐位，屈肘 90°，置于治疗桌上，在患侧肱骨外上髁寻找最明显压痛点，即阿是穴，常规消毒，用一次性梅花针重度叩刺至微出血，然后拔罐 10～15 分钟，起罐后将血迹擦净。罐后可加灸，隔日治疗 1 次，3 次为 1 个疗程（图 3-15）。

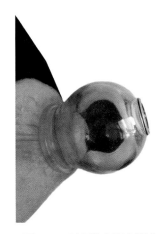

图 3-15 肱骨外上髁炎拔罐一

方法二

1. **选穴** 阿是穴（压痛点）、肘髎（在臂外侧，屈肘，曲池上方 1 寸，当肱骨边缘处）、**手三里**（在前臂背面桡侧，当阳溪与曲泽连线上，肘横纹下 2 寸）、**手五里**（臂外侧，当曲池与肩髃连线上，曲池上 3 寸处）（图 3-16）。

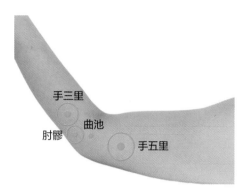

图 3-16　肱骨外上髁炎取穴二

2. 操作方法　采用针刺后拔罐法。阿是穴可作一针多向透刺，或多针齐刺，肘髎、手三里、手五里行常规针刺，留针 30 分钟后取下。随之取大小合适玻璃罐（视频 27：肱骨外上髁炎局部拔罐）多次闪罐后吸拔于上述穴位上，留罐 10 ~ 15 分钟。如拔罐不稳（漏气）

视频 27：肱骨外上髁炎局部拔罐

可改用面垫拔罐，或用抽气罐，期间可间断抽吸罐内残气 2 次。每日 1 次，5 次为 1 个疗程（图 3-17）。

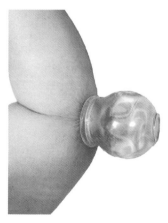

图 3-17　肱骨外上髁炎拔罐二

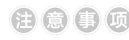

1. 注意局部保暖，治疗期间尽量减少损伤动作（避免前臂旋前、伸腕及提重物），以免加重病情。

2. 病程较长、局部肌腱或组织发生粘连者可配合理筋手法。

3. 治愈后注意防护，避免再度劳伤，否则极易复发。

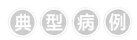

林某，女，49 岁。主诉：右肘外侧疼痛 3 个月余。现病史：3 个月前因劳动、受寒出现右肘关节疼痛，并逐渐加重，以致右手不能持重物，右肘关节旋转、伸屈功能受限。检查：肘关节外观无红肿，右肱骨外上髁处压痛明显，伸肌腱牵拉试验阳性。诊断：右网球肘（肱骨外上髁炎）。治疗：采用梅花针叩刺后拔罐法。取压痛最明显处，用梅花针重度叩刺至微微出血为度，然后以小抽气罐，拔 10 分钟。起罐后，擦净瘀血，艾条温和灸，使局部产生温热舒适感。治疗 1 次后，当即扭转前臂，局部疼痛明显减退。经 1 个疗程治疗后，能握持重物，肘关节活动基本恢复正常。

五、

肌筋膜炎

　　肌筋膜炎，又称"肌筋膜纤维组织炎""肌纤维综合征"，是指因寒冷、潮湿、慢性劳损致使颈肩、腰背部肌筋膜及肌组织发生水肿、渗出及纤维性变而出现的一系列临床症状，以颈肩背部症状为主者，称为颈肩背部肌纤维组织炎；以腰部症状为主者，称为腰背部肌纤维组织炎。

　　本病归属于中医学"痹证""腰背痛"等病症范畴。多因劳损、肝肾亏虚或外邪侵犯而致脉络、经筋受损，气血运行阻滞，瘀血内积，闭塞不通所致。

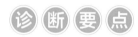

　　1. **病史**　有外伤、劳损或外感风寒湿等病史。

　　2. **症状**

　　（1）疼痛：主要表现为颈肩、腰背部弥漫性钝痛，以两侧腰肌明显，伴局部麻木、发凉。

　　（2）僵硬：主要表现为局部发硬发沉，颈、背、腰部活动受限，僵硬以晨起明显，活动后减轻，长时间活动后又加重。

　　3. **体征**

　　（1）局限性压痛：在颈、肩、肩胛间区、背、腰肌、髂嵴上方可以有多个明确的压痛点，压痛可放射。

　　（2）可触及的肌肉紧张性条索：在颈肩腰背部肌肉可触及多个紧张性条索，条索上有定位明确的压痛点。颈、背、腰部活动受限。

（3）辅助检查：X线片一般无明显异常。

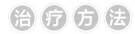

方法一

1. 选穴 阿是穴（局部压痛点）、相应夹脊穴和背俞穴。

2. 操作方法 患者取俯卧位，暴露病变部位，常规皮肤消毒后用一次性采血针在背部压痛点（视频28：肩胛内上角局部压痛点刺络拔罐）、相应夹脊穴或背俞穴周围反复点刺，至患处出现均匀微小的出血点时，迅速在此处用大口玻璃罐闪火法拔罐10～15分钟，每次拔出的瘀血以3～5毫升为宜。隔日1次，5次为1个疗程（图3-18）。

视频28：肩胛内上角局部压痛点刺络拔罐

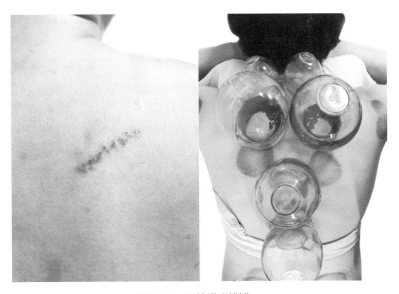

图 3-18　肌筋膜炎拔罐一

方法二

1. 选穴 局部压痛点。

2. 操作方法 令患者端坐，充分暴露腰背部，选择最为明显的或固定的压痛点 1~3 个。常规消毒，右手持三棱针点刺压痛点 2 下或 3 下后，立即选择适宜的火罐，拔罐 10~15 分钟，每个穴位出血量为 2~3 毫升，即可起罐。隔 3 日治疗 1 次，3 次为 1 个疗程。亦可单纯采用药罐法（图 3-19）。

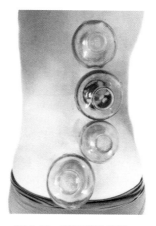

图 3-19　肌筋膜炎拔罐二

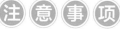

1. 生活中当以保护预防为主，日常要避免久坐、久站。

2. 避免受凉，注意保暖，局部热敷，急性期注意休息。

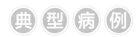

李某，男，33岁。主诉：项背部酸痛1年余，加重半个月。
1年前因外伤致背部肌肉损伤，经治疗有所好转，但每遇阴天下
雨或劳累后，常感背部酸痛，肌肉僵硬发板，有沉重感。近半个
月因伏案时间太长，项背部酸痛明显加重。检查：项背部僵硬，
双侧肩胛骨内侧广泛压痛，可触及条索状物。诊断：项背肌筋膜
炎。治疗：采用梅花针叩刺后拔罐法。选用项背部阿是穴，用梅
花针反复叩刺至微微渗血，然后用大号火罐拔罐10分钟，放血
3～5毫升。隔日治疗1次，治疗3次后，背部酸痛僵硬感均减。
又治疗2次后，诸症消失（图3-20）。

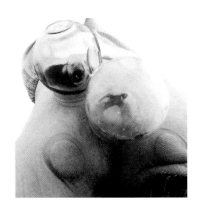

图 3-20　肌筋膜炎拔罐三

六、

急性腰扭伤

急性腰扭伤是指腰部的肌肉、筋膜、韧带或小关节，因过度扭曲或牵拉所致的损伤，多由搬抬重物用力过猛或身体突然旋转而引起。临床主要表现为腰部疼痛剧烈，活动明显受限，腰部不能挺直，或俯、仰及转侧均困难。

本病归属于中医学"闪腰岔气""伤筋"等病症范畴，多为负重不当或过度扭曲而致关节筋肉络脉受损，气血壅滞所致。

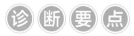

1. 病史　有急性腰扭伤史。

2. 症状　腰部一侧或两侧剧烈疼痛，前屈后仰及旋转受限，呈僵直状态。

3. 体征　强迫体位，脊柱生理弧度改变，腰肌紧张，脊柱旁有明显压痛点，直腿抬高试验阳性，但直腿抬高加强试验阴性。

4. 辅助检查　X线片检查排除骨折和其他疾病，排除骨质损伤及病变。

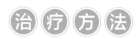

方法一

1. **选穴**　阿是穴。

2. **操作方法**　嘱患者取俯卧位，找出明显压痛点，局部常规消毒，用梅花针反复重度叩刺痛点及其周围数十下，直至局部皮肤渗血为度，再拔罐 10 ～ 15 分钟至瘀血凝固。起罐后再把血迹擦净。隔 2 ～ 3 日 1 次，3 次为 1 个疗程（图 3-21）。

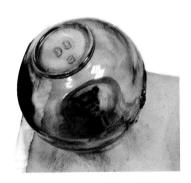

图 3-21　急性腰扭伤拔罐

方法二

1. 选穴　阿是穴、委中（在腘横纹中点，当股二头肌腱与半腱肌腱的中间）（图 3-22）。

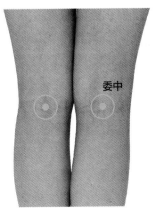

图 3-22　急性腰扭伤取穴二

2. 操作方法 嘱患者俯卧位，寻找压痛点最明显处，常规消毒后，先用三棱针在痛点点刺2下或3下，再用闪火法拔罐10～15分钟，起罐后擦净血迹。再嘱患者手扶桌案，足跟着地，用力挺直膝关节，使血络显露，局部常规消毒后，对准委中穴位附近瘀血明显的静脉迅速刺入0.3～0.6厘米，随即迅速退出。待血色由黑紫转为鲜红，再在委中穴上加拔火罐5～10分钟，以拔尽瘀血。隔3～5日1次，中病即止（图3-23）。

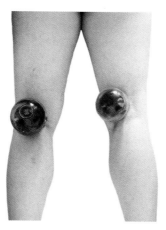

图 3-23　急性腰扭伤拔罐

方法三

1. 选穴 阿是穴（腰骶部压痛点）、肾俞（在腰部，当第2腰椎棘突下，后正中线旁开1.5寸）、腰阳关（在腰部，当后正中线上，第4腰椎棘突下凹陷中）、委中、阳陵泉（在小腿外侧，当腓骨头前下方凹陷处）、三阴交（在小腿内侧，当足内踝尖上3寸，胫骨内侧缘后方）（图3-24）。

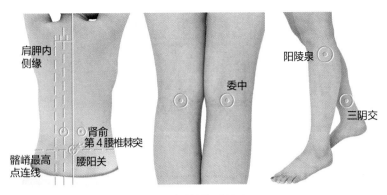

图 3-24　急性腰扭伤取穴三

2. 操作方法

针罐法：常规消毒后，取 1.5 ～ 2 寸毫针，快速透皮刺入，得气后施大幅度提插捻转泻法，针感要求局部酸困麻胀并放射至小腿及脚，留针 30 分钟，期间每隔 10 分钟行针 1 次，每次持续刺激 30 秒。起针后用闪火法拔罐，约 10 分钟取下。每日治疗 1 次，5 次为 1 个疗程（图 3-25）。

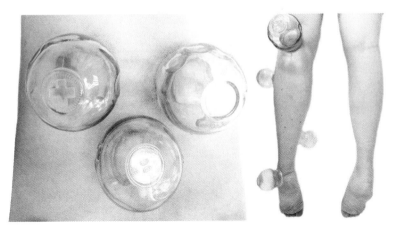

图 3-25　急性腰扭伤拔罐三

　　药罐法： 取红花 9 克，当归 12 克，川芎 12 克，丹参 15 克，仙灵脾 15 克，杜仲 12 克，续断 12 克，伸筋草 12 克，细辛 12 克，威灵仙 12 克，附子 12 克，羌活 12 克，独活 12 克，防风 12 克，制马钱子 10 克，徐长卿 40 克，松香 40 克，姜黄 40 克，千年健 12 克，延胡索 15 克，加水 3000 毫升，浸泡 30～45 分钟，文火煮沸，然后放入竹筒煮 15 分钟，临证时取竹筒拔于相应的穴位上，约 10 分钟取下。

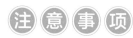

　　1. 伤后 24 小时内以冷敷为主，伤后 48 小时后可酌情采用热敷。

　　2. 治疗期间要注意限制腰部活动，应卧床休息 1～2 天，下地活动时可围腰固定。

　　3. 注意保暖，防止腰部受寒。

　　4. 急性疼痛减轻后就逐渐加强腰背肌的功能恢复性训练。

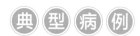

　　李某，男，33 岁。主诉：腰痛伴活动受限 1 天。病史：1 天前搬持重物，用力过猛，突感腰部疼痛剧烈，转侧不能，卧床休息 1 天，症状缓解不明显，为求进一步诊治来我科就诊。检查：腰部不能挺直，站立困难，双侧腰肌明显痉挛，压痛明显，腰屈伸及转侧活动受限，直腿抬高试验（＋），X 线检查未见明显异常。诊断：急性腰扭伤。治疗：用梅花针可叩刺局部压痛点，拔罐出血 5 毫升。起罐后顿觉腰痛明显减轻，继续治疗 2 次后疼痛消失，腰部活动自如（图 3-26）。

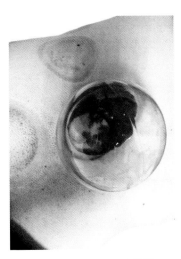

图 3-26　急性腰扭伤拔罐

　　方某，男，39岁。因右侧腰部疼痛伴转侧不能6小时就诊。现右侧腰部疼痛，俯仰转侧不利，动则痛剧。检查：双手撑腰强迫体位，右腰部肌肉紧张，L_{3-5}椎旁压痛明显，直腿抬高试验（+），X线检查未见明显异常。诊断：急性腰扭伤。治疗：取肾俞（双）、大肠俞（双）、委中（双）、三阴交（右）、昆仑（右）等穴位为主，局部常规消毒，用2～3寸毫针快速透皮，针刺得气后，行提插捻转泻法，每10分钟行针1次，留针20分钟。出针后，在腰痛点局部给予拔罐疗法，同时用8号注射针头点刺委中穴附近络脉出血，待血色由黑紫转为鲜红，加拔火罐在委中穴上。留罐5～10分钟。治疗结束后，患者腰部疼痛明显减轻。隔天又治疗1次，腰部疼痛消失，转侧自如（图3-27）。

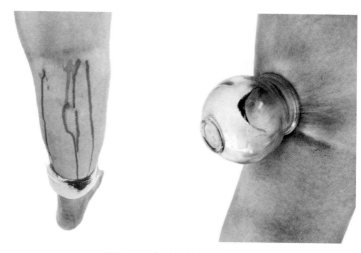

图 3-27　急性腰扭伤拔罐

七、

第 3 腰椎横突综合征

第 3 腰椎居全腰中心，横突最长，上有腰大肌、腰方肌起点，并附有腹横肌、背阔肌的深筋膜。当腰、腹部肌肉强力收缩时，该处承受的拉应力最大，容易造成牵拉损伤。第 3 腰椎横突综合征就是由于附着在第 3 腰椎横突的肌筋膜自附着点损伤后产生无菌性炎症，日久累及邻近的骨膜、肌肉、神经而引起的一系列症状，主要临床表现为腰部疼痛、臀部酸困疼痛和大腿内侧肌肉疼痛。

本病归属于中医学"腰腿痛""坐臀风"等病症范畴，多由外感风寒湿邪、劳损闪挫、劳欲太过、肾虚血瘀等导致腰部经络气血阻滞，发而为病。

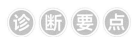

1.	病史	有突然弯腰扭伤史、长期慢性劳损或腰部受凉史。
2.	症状	一侧慢性腰痛，晨起或弯腰疼痛加重，久坐直起困难，有时可向下肢扩散至膝部。
3.	体征	腰部功能活动受限，第 3 腰椎横突末端压痛明显，并可触及条索状硬结。
4.	辅助检查	X 线片可见第 3 腰椎横突过长或左右不对称。

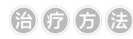

方法一

1. **选穴** 阿是穴、肾俞（在腰部，当第2腰椎棘突下，后正中线旁开1.5寸）、承扶（在大腿后面，臀下横纹的中点）、殷门（在大腿后面，当承扶与委中的连线上，承扶下6寸）、委中（在腘横纹中点，当股二头肌腱与半腱肌腱的中间）、承筋（在小腿后面，当委中与承山的连线上，腓肠肌肌腹中央，委中穴下5寸）（图3-28）。

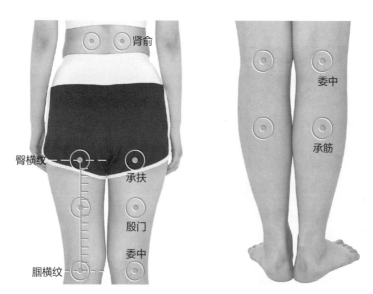

图 3-28　第 3 腰椎横突综合征取穴一

2. **操作方法** 嘱患者取俯卧位，腹下垫枕，局部皮肤常规消毒，用 2 ~ 3 寸的针灸针，分别从第 3 腰椎横突端末端的阿是穴（压痛最明显处）进针，沿着横突上、下缘向脊椎方向各刺一针，使针体与皮肤成 15° ~ 35°，进针后行较大幅度的提插捻转，使患部出现较强烈的针感，以向下肢放射至膝部为佳。用 2.5 寸的针在肾俞、承扶、殷门、委中、承筋直刺 2 寸左右，得气后留针 30 分钟。在留针期间，可针上加灸。起针后拔大号玻璃罐，留罐 10 ~ 15 分钟，每日 1 次，5 次为 1 个疗程（图 3-29）。

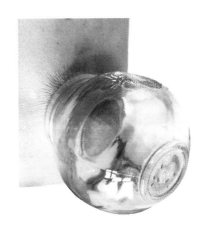

图 3-29　第 3 腰椎横突综合征拔罐一

方法二

1. 选穴　阿是穴。

2. 操作方法　采用痛点弹拨后拔火罐法。

痛点弹拨： 嘱患者取俯卧位，术者站在患侧，在第 3 腰椎横突部位的压痛处，将两手拇指指腹贴紧病患部位，慢慢用力下压，当患者有酸、胀、痛的感觉时，沿着与肌纤维的垂直方向，来回做从外至内的弹拨，力量须先轻后重，先浅后深。

梅花针叩刺后拔罐： 在实施痛点弹拨法之后，常规消毒皮肤，用梅花针以中等强度均匀叩刺痛点处皮肤 1 ~ 3 分钟，至皮肤潮红，有细小血点出现。然后选用大小适宜的火罐，在患处拔火罐 10 ~ 15 分钟（图 3-30）。

隔日治疗 1 次，5 次为 1 个疗程。

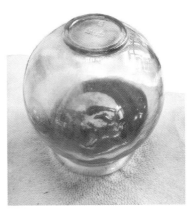

图 3-30　第 3 腰椎横突综合征拔罐二

方法三

1. 选穴 阿是穴。

2. 操作方法 采用痛点针刀拔罐法。

针刀：患者俯卧位，先定位，即找准第 3 腰椎横突压痛最明显处，用甲紫药水做一记号，常规消毒，持小针刀对准痛点部位，快速进针穿透皮肤，再徐徐进针，达横突尖时可有阻力感，此时勿调转针尖方向，做轻微剥离后即可出针。

拔罐：以针眼为中心，用闪火法拔一火罐，留罐 10 ~ 15 分钟，至局部皮肤青紫并有少量血液拔出后起罐（图 3-31）。

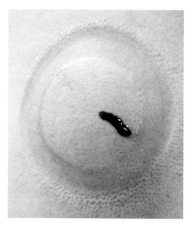

图 3-31　第 3 腰椎横突综合征拔罐三

5 天治疗 1 次，连续 3 次为 1 个疗程。

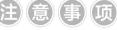

1. 治疗期间避免从事重体力劳动，避免弯腰活动，多卧床休息，腰部勿受凉，腰痛缓解后即行腰背肌功能锻炼。

2. 功能锻炼：嘱患者仰卧位，先于患侧进行屈髋屈膝，患者紧抱住膝部，向对侧方向尽量用力使膝贴近胸腹部，感觉腰骶部有牵拉感后，放松膝部，重复同样拉伸动作 3 次左右，再用同样的方法拉伸健侧。每天坚持做 1 次或 2 次。

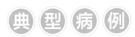

周某，男，38 岁。主诉：右侧腰痛反复发作 3 个月，加重 3 天。病史：3 个月前腰部扭伤后，经常感右侧腰痛，弯腰干活加重，卧床休息后疼痛可减轻。3 天前因久坐劳累腰痛加剧，并牵扯至右大腿后侧痛。检查：腰椎生理弧度尚存，右侧腰肌紧张，右侧第 3 横突尖端可扪及条索状物，压痛明显，并牵扯至右臀和大腿后侧。直腿抬高试验右 80°，左 90°，加强试验（—）。腰椎正侧位片示第 3 腰椎横突过长。诊断：右侧第 3 腰椎横突综合征。采用痛点弹拨后拔火罐法。治疗 2 次后，腰痛大减，治疗 1 个疗程后疼痛、压痛消失。

王某，女，45 岁。主诉：腰臀腿痛 2 年余，加重 1 周。病史：2 年前有腰部扭伤史，此后每遇天气变化、劳累后腰部疼痛不适，1 周前搬重物时将腰部扭伤，弯腰时疼痛加剧，并牵及臀部和大腿后侧。检查：腰部活动轻度受限，双侧第 3 腰椎横突尖端处有局限性压痛（++），局部肌肉紧张，可触及硬结，直腿抬高试验（—），X 线片未见明显异常改变。诊断：第 3 腰椎横突综合征。按上述"方法一"治疗，予针灸拔罐（视频 29：腰 3 横突综合征拔罐法），每日 1 次，2 个疗程后腰部疼痛消失，功能恢复正常。

视频 29：腰 3 横突综合征拔罐法

八、

腰椎间盘突出症

　　腰椎间盘突出症是因腰椎间盘退行性改变或外伤致纤维环破裂、髓核突出，刺激和压迫神经根、马尾神经所表现的一种综合征，是引起腰腿疼痛最常见的原因之一。

　　本病归属于中医学"腰腿痛""痹证"等病症范畴，多因肾气亏虚，骨失滋养，发生退行性改变；或因跌仆闪挫，风寒湿邪侵入气血，以致气血凝滞，经脉痹阻而发病。

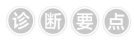 诊断要点

　　1. 病史　有腰部外伤、慢性劳损或感受寒湿史。

　　2. 症状

　　（1）腰腿痛：主要表现为腰痛，常伴有一侧下肢放射性疼痛，疼痛常沿大腿后方、小腿后外侧向足部放射；久坐、咳嗽、打喷嚏、大便等用力动作时疼痛加重。

　　（2）腰部畸形、活动受限：因疼痛导致腰部椎旁肌保护性痉挛而使腰椎前凸消失、腰椎侧弯，因疼痛腰部活动受限。

　　3. 体征

　　（1）椎间隙压痛：常在突出的椎间隙存在压痛和放射痛。

　　（2）椎旁叩击痛：用拳头在椎旁叩击时可出现疼痛及臀部、下肢放射痛。

　　（3）直腿抬高试验及加强试验（＋）：患者仰卧，双下肢伸直，抬起患肢，在70°以内即出现下肢放射痛为（＋）；如患者在90°以内无下肢放射痛，可将下肢缓慢放低，并将踝背屈，

出现疼痛即为直腿抬高加强试验（＋）。

4. 神经学体征

（1）腰 $_{3-4}$ 椎间盘突出症主要表现为大腿后方、小腿前内侧感觉减退，胫前肌肌力降低，膝腱反射减弱或消失。

（2）腰 $_{4-5}$ 椎间盘突出者主要表现为大腿后方、小腿前外侧、足背感觉过敏或减退，长伸肌肌力减退。

（3）腰 $_5$ 至骶 $_1$ 椎间盘突出者则表现为大腿后方、小腿后方、足外侧、足跟感觉过敏或异常，小腿三头肌肌力减退，跟腱反射减弱或消失。

（4）马尾神经损伤者则表现为鞍区感觉减退，大、小便异常。

5. 辅助检查

X 线片：常表现为腰椎曲度直，相应椎间隙变窄。

MRI：表现为相应阶段椎间盘突出或脱出。

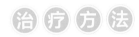

方法一

1. 选穴 腰骶部及臀部。

2. 操作方法

走罐：患者俯卧位，充分暴露腰骶部，取适量万应止痛膏或扶他林乳膏涂擦于腰骶部及双侧臀部，然后用闪火法，将 1 个大号火罐吸附在腰骶部皮肤上，沿着腰部皮肤纹理走向来回走罐及脊柱平行的方向上、下走罐，至皮肤呈暗红色或皮下出现小结节，以不出现小水疱为宜。

刺血拔罐：取一次性梅花针在皮下出现小结节处或皮色明显改变处重度叩刺至局部皮肤微微渗血，叩刺完后迅速拔火罐，留罐 10 ~ 15 分钟后起罐，每罐内出血量 2 ~ 3 毫升（图 3-32）。

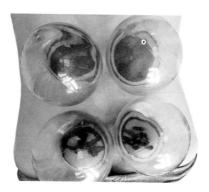

图 3-32　腰椎间盘突出症拔罐一

隔日治疗 1 次，5 次为 1 个疗程。

方法二

1. 选穴

主穴: **腰阳关**（在腰部，当后正中线上，第 4 腰椎棘突下凹陷中）、**病变腰椎相应夹脊穴。**

配穴: **疼痛沿下肢后面循行取秩边**（在臀部，平第 4 骶后孔，骶正中嵴旁开 3 寸）、**殷门**（在大腿后面，当承扶与委中的连线上，承扶下 6 寸）、**委中**（在腘横纹中点，当股二头肌腱与半腱肌腱的中间）、**承山**（在小腿后面正中，委中与昆仑之间，当伸直小腿或足跟上提时腓肠肌肌腹下出现尖角凹陷处）、**昆仑**（在足部外踝后方，当外踝尖与跟腱之间的凹陷处）**等穴；疼痛沿下肢外侧循行取环跳**（在股外侧部，侧卧屈股，当股骨大转子最凸点与骶管裂孔连线的外 1/3 与内 2/3 交点处）、**风市**（在大腿外侧部的中线上，当腘横纹上 7 寸；或直立垂手时，中指尖处）、**阳陵泉**（在小腿外侧，当腓骨头前下方凹陷处）、**悬钟**（在小腿外侧，当外踝尖上 3 寸，腓骨前缘）**等穴**（图 3-33）。

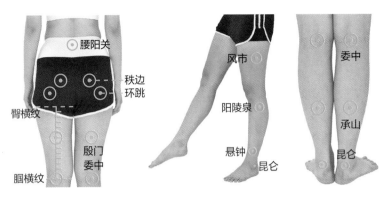

图 3-33　腰椎间盘突出症取穴二

2. 操作方法

针刺后拔罐法： 患者取俯卧位，针刺穴位皮肤常规消毒后，用 30 号毫针刺入上述穴位，得气后接 G6805 电针仪，连续波 30 分钟，中等刺激，以患者能耐受为准。起针后，用闪火法拔罐（视频 30：腰椎间盘突出症拔罐法）且留罐 10～15 分钟。每日 1 次，10 次为 1 个疗程（图 3-34）。

视频 30：腰椎间盘突出拔罐法

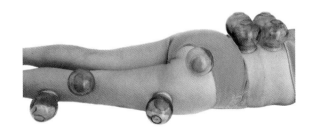

图 3-34　腰椎间盘突出症拔罐二

药罐法： 亦可采用药罐法，取生草乌 6 克，鸡血藤 10 克，威灵仙 15 克，透骨草 15 克，伸筋草 15 克，路路通 10 克，香加皮 6 克，羌活 15 克，独活 15 克，当归 10 克，川芎 10 克，乳香

10 克，没药 10 克，苏木 5 克，细辛 5 克，用纱布包好，放入药锅内，加水 3000 毫升，煎煮 30 分钟左右直至药性煎出为止。然后将竹罐放入药中，煮 5～10 分钟，用镊子夹出竹罐，甩去药液，迅速用干毛巾捂住罐口，趁热立即将竹罐扣于相应穴位上。留罐 10～20 分钟，直至皮肤出现瘀血现象为止。

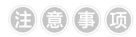

1. 拔罐时要根据治疗面积大小选择大小适宜的罐，操作时动作必须迅速，以使罐吸附有力。拔罐过程中要随时观察火罐吸附情况和皮肤颜色，以不起水疱为宜。

2. 合理使用腰围，为脊柱提供外在稳定性支持。

3. 疼痛缓解后，加强腰背肌及核心肌群的力量训练，增强脊柱内在稳定性。

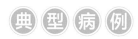

高某，女，42 岁。主诉：腰痛伴右下肢放射痛 15 天。病史：半个月前因夜卧受凉后出现腰痛，伴右下肢麻木胀痛，自行热敷和卧床休息后症状改善不明显，渐至活动受限。检查：腰椎活动受限，弯腰困难，腰 $_{4-5}$ 椎旁右侧压痛（++），并向右下肢放射，右直腿抬高试验阳性。腰椎 MRI 示腰 $_{4-5}$ 椎间盘突出。诊断：腰椎间盘突出症。治疗：采取上述"方法二"之针罐法。经治疗 3 次后，腰痛减轻，右下肢放射痛缓解，但仍有小腿外侧及足跟部皮肤感觉麻木。治疗 1 个疗程后，腰腿疼痛症状明显减轻，肢体功能活动如常。

九、

梨状肌综合征

坐骨神经由腰$_{4-5}$和骶$_{1-3}$神经根组成。坐骨神经越过坐骨切迹，在梨状肌前下，于该肌下缘和上孖肌之间的梨状肌下孔中穿出。梨状肌综合征，是指由于梨状肌损伤后引起的局部充血、水肿、痉挛以及肥厚等，刺激或压迫坐骨神经，产生的一系列以臀、大腿后侧、小腿后外侧疼痛，麻木及功能障碍为特征的症候群。

本病属中医学"痹证"范畴，多因感受风寒湿邪，或跌仆闪挫，以致经络受损，气血阻滞不能畅行所致。

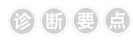

1. **病史**　有相应的梨状肌外伤或劳损史。

2. **症状**　臀部疼痛和感觉异常，严重时臀部呈现"刀割样"或"灼烧样"的疼痛，多数伴有下肢放射痛、跛行或不能行走。被动屈髋、内收、内旋时疼痛加重。

3. **体征**

（1）梨状肌部位深压痛，并可触及条索状硬结，直腿抬高在 60° 以内出现疼痛明显，超过 60° 以后疼痛减轻。

（2）梨状肌紧张试验阳性：患者仰卧位于检查床上，将患肢伸直，做内收内旋动作，如坐骨神经有放射性疼痛，再迅速将患肢外展外旋，疼痛随即缓解，即为梨状肌紧张试验阳性。

4. **鉴别**　确诊梨状肌综合征时需要排除其他疾病造成的坐骨神经疼痛。

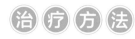

方法一

1. 选穴

主穴：臀中（在臀部，以大转子和坐骨结节连线为底边，向上作一等边三角形，其顶点是穴）、**环跳**（在股外侧部，侧卧屈股，当股骨大转子最凸点与骶管裂孔连线的外 1/3 与内 2/3 交点处）、**居髎**（在髋部，当髂后上棘与股骨大转子最凸点连线的中点处）、**飞扬**（在小腿后面，当外踝后，昆仑直上 7 寸，承山外下方 1 寸处）。

配穴：少阳经痛甚者加阳陵泉（在小腿外侧，当腓骨头前下方凹陷处）、**丘墟**（在足外踝的前下方，当趾长伸肌腱的外侧凹陷处）；**太阳经痛甚者加委中**（在腘横纹中点，当股二头肌腱与半腱肌腱的中间）、**昆仑**（在足部外踝后方，当外踝尖与跟腱之间的凹陷处）（图 3-35）。

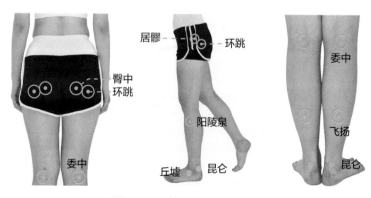

图 3-35 梨状肌综合征取穴一

2. 操作方法

针罐法：患者取侧卧位，随症加减穴位，常规消毒后，采用

28 号毫针刺入选取的穴位，得气后强刺激，留针 30 分钟，期间行提插捻转手法 2 次或 3 次。针后在臀部 3 穴上加拔火罐 10～15 分钟（图 3-36）。

药罐法：取丹参、川芎、赤芍、透骨草各 20 克，延胡索、乳香、没药各 10 克，水煎沸 15～20 分钟后，煮竹罐 3～5 分钟，夹出在相应部位拔罐。

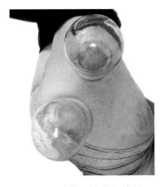

图 3-36　梨状肌综合征拔罐一

每日治疗 1 次，缓解后隔日治疗 1 次，5 次为 1 个疗程。

方法二

1. 选穴　梨状肌体表投影处（梨状肌的体表投影部位，即由髂后上棘至尾骨尖作一连线，在距髂后上棘 3 厘米处作一点，该点至股骨大转子的连线，将此线分三等份，其上、中 1/3 交点处为梨状肌肌腹部）、**环跳**、**殷门**（在大腿后面，当承扶与委中的连线上，承扶下 6 寸）、**风市**（在大腿外侧部的中线上，当腘横纹上 7 寸；或直立垂手时，中指尖处）、**委中**、**阳陵泉**、**承山**（在小腿后面正中，委中与昆仑之间，当伸直小腿或足跟上提时腓肠肌肌腹下出现尖角凹陷处）（图 3-37）。

2. 操作方法　采用按摩后拔罐法。患者俯卧，使臀肌及梨状肌松弛；点按梨状肌体表投影处、环跳、殷门、风市、委中、阳陵泉、承山；推按弹拨臀肌和梨状肌，屈伸旋转活动髋关节。再在上述部位和穴位上加拔火罐 10 分钟。隔日治疗 1 次，5 次为 1 个疗程（图 3-38）。

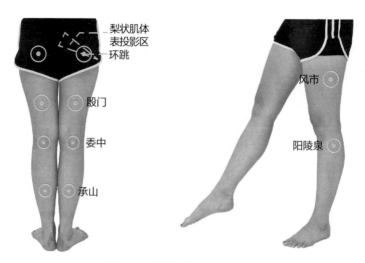

图 3-37 梨状肌综合征取穴二

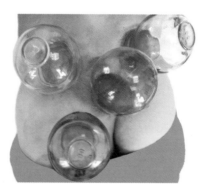

图 3-38 梨状肌综合征拔罐二

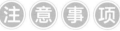

1. 患者在急性期最好卧床休息，减少活动。

2. 注意患侧局部的保暖，局部可配合热敷，避免风寒湿的不良刺激。

3. 注意与腰椎间盘突出造成的坐骨神经疼痛相鉴别。

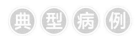

瘳某，女，38岁。主诉：右侧臀部疼痛并向右下肢外侧放射3天。病史：3天前负重登山后，出现右臀部疼痛，并向右下肢外侧放射，入夜为甚，转侧翻身受限。检查：腰肌紧张，轻压痛，右侧臀部梨状肌体表投影处压痛明显并可触及条索状物，梨状肌紧张试验阳性。诊断：右梨状肌综合征。治疗：采用"方法一"的针刺拔罐法。治疗1次后，患者感觉疼痛明显减轻，梨状肌压痛减轻。又治疗3次后上述不适症状消失而愈。

黄某，男，48岁。主诉：左侧臀部疼痛牵及下肢1个月余。左侧臀部疼痛伴左腿外侧有麻木感，上楼梯高抬腿时易引起剧痛发作。检查：腰部活动尚可，无明显压痛、叩击痛，左梨状肌体表投影区存在明显深压痛，并可触及条索状的梨状肌，左直腿抬高试验：60°内疼痛显著，60°后疼痛减轻。诊断：左侧梨状肌综合征。治疗：采用温针灸后拔罐法。取左侧压痛点、环跳（左）、秩边（左）、阳陵泉（左）、飞扬（左）、丘墟（左）针刺得气后，施以温针灸治疗20分钟。针后在环跳、秩边、压痛点等处加拔火罐10分钟。治疗3次后，感左臀部温热舒适，疼痛稍减。治疗8次后，臀腿疼痛消失。

十、

腓肠肌痉挛

腓肠肌痉挛，俗称"小腿抽筋"，是肌肉痛症和特发性肌痉挛中常见的一种。多由肌肉过度快速收缩、过劳、出汗过多、电解质紊乱等因素导致，受寒是重要的诱发因素。

本病归属于中医学"筋痹"范畴。夜晚阴气盛，制约寒气的卫气又因睡眠而入于内，此时潜伏在肢体内的寒邪就容易顺势作用而发病。

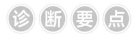

1. 小腿后侧突然剧痛，不能行动，夜间肌肉痉挛能立即痛醒。

2. 小腿三头肌肌肉紧张、变硬、有压痛，常伴有足底肌肉痉挛。

3. 小腿停息不动，不经任何治疗疼痛也能缓解，痉挛消退后留有小腿肌肉疼痛。

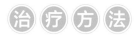

方法一

1. **选穴** 合阳（在小腿后面，当委中与承山连线上，委中下2寸）、承筋（在小腿后面，当委中与承山的连线上，腓肠肌肌腹中央，委中穴下5寸）、承山（在小腿后面正中，委中与昆仑之间，当伸直小腿或足跟上提时腓肠肌肌腹下出现尖角凹陷处）、**昆仑**（在足部外踝后方，当外踝尖与跟腱之间的凹陷处）（图3-39）。

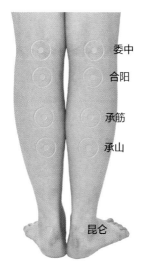

图 3-39 腓肠肌痉挛取穴一

2. 操作方法 采用针刺后拔罐法。先用1.5寸毫针直刺承山、昆仑两穴，得气后行提插捻转泻法，留针20～30分钟。针后用闪火法在腓肠肌起止点及委中、合阳、承筋、承山等穴位上反复闪罐10余下，并在合阳、承筋、承山等穴位上留罐10～15分钟。每日1次，3次为1个疗程（图3-40）。

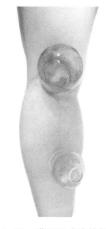

图 3-40 腓肠肌痉挛拔罐一

方法二

1. 选穴 委中至承山之间的小腿肚部（图3-41）。

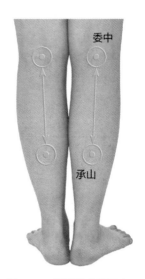

图 3-41　腓肠肌痉挛取穴二

2. 操作方法　采用梅花针叩刺后拔罐法。先用手掌拍打 3 ~ 5 分钟，再用梅花针叩刺至微出血，然后用走罐法至皮肤充血，或在承山穴拔罐 10 分钟。隔日治疗 1 次，3 次为 1 个疗程。亦可采用单纯拔罐法。

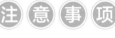

1. 注意下肢保暖，尤其是在睡眠时，睡前热水烫脚，平时加强体育锻炼和运动，每日对小腿肌肉进行按摩，促进局部血液循环。

2. 运动前要做充分的准备活动；天热又大运动量活动时，应在运动前或运动中及时补充含盐类的饮品。

3. 在游泳时如果水温过低，应做好热身活动。游泳时一旦在水中发生小腿肌肉痉挛，应立即改成仰泳姿势，并迅速游回岸边，暂时停止游泳。

4. 为预防夜间小腿抽筋，老人在膳食方面要多吃些含钙量高的营养食品，如牛奶、大豆、虾米、海带等，也可在食品中加骨粉、乳酸钙等钙盐。

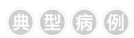

杨某，女，39岁。主诉：左小腿夜间痉挛1年，加重1周。病史：1年前因受凉在夜晚熟睡时，左小腿肚痉挛痛醒。自行补钙半年效果不显，每月仍平均发作3次以上，痛如扭转，持续时间数秒到数分钟，其痛楚难以名状，经局部按压和热敷后能缓解，遇寒冷天和阴雨天则加重。近1周发作3次，持续时间及痉挛程度均较前严重。查体：左下肢腓肠肌触诊紧张并有压痛点，神经系统检查无异常，舌淡红、苔白、脉弦缓。诊断：腓肠肌痉挛（左）。治疗：采用针刺后拔罐法（视频31：腓肠肌痉挛拔罐法），取穴以左小腿的合阳、承筋、承山等穴为主，治疗1次后，当夜未再发病，又巩固治疗3次，随访6个月无复发。

视频31：腓肠肌痉挛拔罐法

十一、

腱鞘囊肿

　　腱鞘囊肿，是指发生于关节囊上或腱鞘内的囊性肿物的一种病症。西医学认为，是滑液由关节囊或腱鞘内向外渗出而形成的疝状物，或是结缔组织内局部胶样变性等因素所致，多附着于关节囊上或腱鞘内，可与关节腔、腱鞘沟通，有单房性或多房性，囊内为胶样黏液。有部分腱鞘囊肿可自消，但时间较长。

　　本病归属于中医学"腕结筋""筋聚"等病证范畴，多因劳伤或伤后气血阻滞，血不荣筋，夹痰瘀凝结而成。

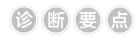

1.	病史	有外伤史或慢性劳损史。
2.	临床表现	临床以腕关节、踝关节背侧囊肿为多见。主要表现为局部隆起，肿块呈圆形或椭圆形，高出皮面，大小不一，小如黄豆，大如核桃。初起质软，能触有轻微波动感。日久纤维化后，则可变硬，多无症状，少数按之酸胀、疼痛或自觉无力感。发于腘窝内者，直膝时呈鸡蛋大，屈膝时则在深处而不易摸清楚。

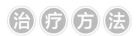

方法一

1. 选穴　囊肿局部。

2. **操作方法** 采用针刺后拔罐法。囊肿局部常规消毒，将囊肿周围分成相等的 3 点，每点用粗毫针斜刺入囊肿基底部，囊肿顶点垂直刺入 1 针，留针 20 分钟。起针后拔罐 15～20 分钟。每日 1 次，5 次为 1 个疗程（图 3-42）。

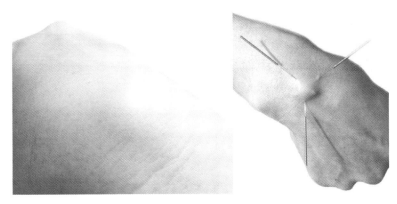

图 3-42　囊肿治疗

方法二

1. **选穴** 囊肿局部。

2. **操作方法** 患者取合适的体位，先挤住囊肿，使其固定不动，皮肤常规消毒后，用三棱针从囊肿基底部快速刺入，深入囊肿中心，稍搅动，再快速出针，出针后用两手拇指、示指在针眼周围挤压，使内容物出尽，待挤不出黏液时，用小号抽气罐拔罐，留罐 5 分钟，起罐后用消毒棉球清理创口黏液。本法一般只使用 1 次，如 1 周后囊肿仍然高突者则再使用 1 次，最多使用 2 次。

1. 急性发作期应减少关节活动。
2. 挤出黏液后加压包扎时间不可太短。

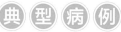

邹某，女，22 岁。学生，因最近写字太多，右手腕背部中央隆起，出现一椭圆形囊肿，写字、按压疼痛，活动度大，查体：按压波动感，疼痛，椭圆形。诊断为"腱鞘囊肿"。以针罐法治疗，隔日 1 次，3 次为 1 个疗程，治疗 1 个疗程后囊肿消失，痊愈。

十二、

足跟痛

　　足跟痛是急性或慢性损伤所引起的足跟部疼痛。多因外伤、劳损引起跖筋膜劳损，或因跟骨结节退变、钙化、骨刺形成导致的纤维脂肪垫炎、跟下滑囊炎所致。

　　中医学认为，本病多因肝肾亏虚，气血失和，不能温煦和滋养足少阴肾经循行路线上的筋骨，跟骨失养，致使劳损而发生疼痛；或因风、寒、湿邪侵袭，致使气滞血瘀，经络受阻而发生疼痛。

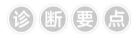 诊 断 要 点

1.	病史	多发于中老年人，有急性或慢性足跟部损伤史。
2.	症状	站立或走路时足跟底面疼痛，甚至不敢着地。久坐和晨起下床时疼痛加重，活动后可缓解，但久行后又加重。
3.	体征	足跟部微肿，局部有明显的压痛点（跖腱膜炎和跟骨骨刺压痛点在跟骨结节前方；脂肪垫损伤与跟骨下滑囊炎的压痛点在足跟中部或稍偏内侧）。
4.	辅助检查	X线片早期多为阴性，晚期可见跟底骨膜增厚，或跟骨前方有大小不一的骨刺。

治疗方法

方法一

1. **选穴** 承山（在小腿后面正中，委中与昆仑之间，当伸直小腿或足跟上提时腓肠肌肌腹下出现尖角凹陷处）、**照海**（在足内侧，内踝尖下方凹陷处）、**太溪**（在足内侧，内踝后方，当内踝尖与跟腱之间的凹陷处）、**昆仑**（在足部外踝后方，当外踝尖与跟腱之间的凹陷处）、**涌泉**（在足底部，卷足时足前部凹陷处，约当足底 2、3 趾趾缝纹头端与足跟连线的前 1/3 与后 2/3 交点上）**及痛点**（图 3-43）。

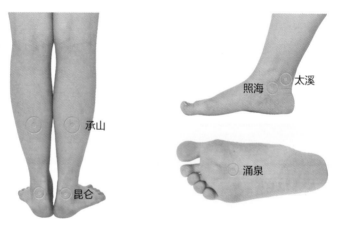

图 3-43 足跟痛取穴一

2. **操作方法** 采用按摩后拔罐法。上述穴位外搽扶他林乳膏后，用拇指轻轻地揉按数分钟。点按后，用小号真空抽气罐拔罐 15～20 分钟，期间可反复抽气数次，以保持足够的负压。每日治疗 1 次，10 次为 1 个疗程。

方法二

1. 选穴 压痛点或阳性反应点。

2. 操作方法 采用小针刀后拔罐法。患者俯卧于治疗床上，暴露患侧足跟，术者寻找患足软组织张力较高的压痛点、条索、硬结处，常规皮肤消毒后术者左手固定患足，右手拇指、示指、中指持紧小针刀，在压痛点明显处进针，提插针柄 1 次或 2 次刺破筋膜为度。快速出针，即刻在进针点拔罐加压，一般有少量出血，5 ~ 10 分钟取下，无菌干棉球按压。24 小时内避免沾水，保持清洁，平时选择软底鞋或软厚鞋垫保护。每周 1 次，3 次为 1 个疗程。

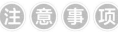

1. 对骨质增生者，治疗虽不能消除骨刺，但通过消除骨刺周围软组织的无菌性炎症，可以减轻或消除疼痛。

2. 宜穿软底鞋，在患侧的鞋内放置海绵垫或足弓保护垫。

3. 每天可局部热敷或用中药浸足（海桐皮、透骨草、艾叶、威灵仙、乳香、没药、红花、鸡血藤、苏木等各 20 克为 1 剂，布包后放入较大容器，加水 2000 毫升浸泡 20 分钟，大火煮沸后小火煎煮 30 分钟。药液倒入足浴盆中，适温后将双足浸泡 15 ~ 20 分钟）。

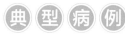

刘某，女，52 岁。发现右足跟骨骨刺 1 年余，足跟部疼痛 1 周。常于晨起下床时疼痛，行走困难，活动后缓解，但久行后疼痛又加重。检查：足跟内侧有一明显压痛点，触之有筋结样结节。治疗采取灸罐法。首先在右足仆参穴、涌泉穴及局部压痛点悬灸 20 ~ 30 分钟。灸后用小号真空抽气罐吸拔于相应穴位上 10 ~ 20 分钟。每日 1 次，治疗 3 次后疼痛明显减轻，又治疗 7 次，疼痛消失，足跟部结节亦消除。

十三、

疔疮

疔疮，是发生于皮肤浅表组织的急性化脓性外科病症，因其初起形小根深，底脚坚硬如钉，故名。本病多发于夏天炎热季节，任何部位均可发生，尤以头面、指端、颈背及腋下部位较多见。因发病部位和形状的不同，又有"人中疔""蛇眼疔""红丝疔"等不同的名称。

中医学认为，本病多因恣食膏粱厚味、醇酒辛辣，致脏腑火毒积热结聚；或感受火热之邪、昆虫叮咬、抓破皮肤，复经感染毒邪，蕴蒸肌肤，以致火热之毒结聚于肌肤，经络气血凝滞而成。

西医学中颜面部和手足处的疔、痈，急性甲沟炎，急性淋巴管炎等可参照本节治疗。

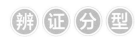 辨 证 分 型

疔疮为火毒蕴结肌肤之证，初起如粟粒状小脓头，发病迅速，根深坚硬如钉，始觉麻痒而疼痛轻微，继则红肿灼热，疼痛加剧，可伴有恶寒、发热、口渴、便干、溲赤等全身症状。

若四肢部疔疮，患处有红丝上窜，名"红丝疔"，为火毒流传经络。

若兼见壮热烦躁、头痛呕吐、神昏等，为疔疮内攻脏腑之危候，称为"疔疮走黄"。

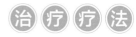

治疗疗法

方法一

1. 选穴

主穴：身柱（在背部，当后正中线上，第 3 胸椎棘突下凹陷中）、**灵台**（在背部，当后正中线上，第 6 胸椎棘突下凹陷中）、**合谷**（在手背，第 1、2 掌骨间，当第 2 掌骨桡侧的中点处）、**委中**（在腘横纹中点，当股二头肌腱与半腱肌腱的中间）。

配穴：高热加大椎（在后正中线上，第 7 颈椎棘突下凹陷中）、**十宣**（在手十指尖端，距指甲游离缘 0.1 寸，左右共 10 个穴位）；**神昏加水沟**（在面部，当人中沟的上 1/3 与中 1/3 交点处）（图 3-44）。

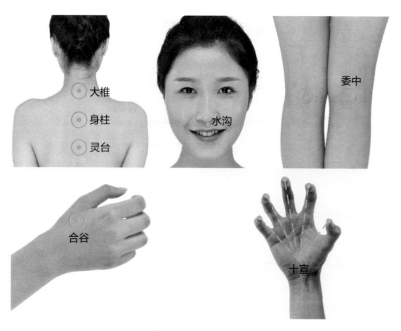

图 3-44 疔疮取穴一

2. 操作方法 采用三棱针点刺后拔罐法。常规消毒后取三棱针点刺各腧穴 2 下或 3 下，然后加拔火罐 5 ~ 10 分钟，使血从针孔排出。起罐后，用干棉球擦去瘀血。隔日 1 次，3 次为 1 个疗程（图 3-45）。

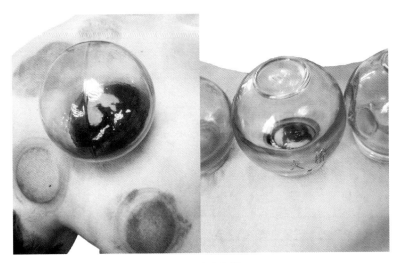

图 3-45　疔疮拔罐一

方法二

1. 选穴 阳性反应点。

2. 操作方法 采用挑治后拔罐法。患者俯卧位，充分暴露背部，用手使劲摩擦脊柱两旁肩胛间区数遍，选择丘疹样突起的阳性反应点 3 ~ 5 个，常规消毒后用三棱针刺破表皮，挑断皮下白色纤维，使出血 3 ~ 5 滴。然后即在挑治点加拔火罐，留罐10 ~ 15 分钟。隔日 1 次，3 次为 1 个疗程（图 3-46）。

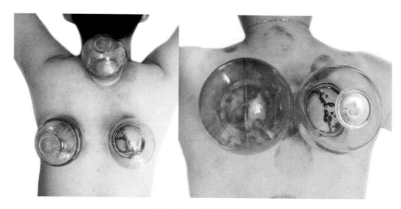

图 3-46 疔疮拔罐二

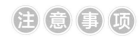

1. 疔疮初起红肿发硬时，切忌挤压，尤其是面部的危险三角区。患部也不宜针刺，以免引起感染扩散。

2. 疔疮走黄证候凶险，须及时急症救治。

3. 易患疔疮之人，平时应忌食辛辣厚腻及鱼腥发物，力戒烟酒。

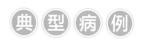

薛某，男，29岁。右下肢红肿 1 天。患者 1 天前发现右足背生一小米粒大小的疖子，用手挤破，次日清晨右下肢红肿，疼痛不已，坐卧不宁。查：右足背至外踝上红肿灼热，触痛，舌红苔黄，脉数。诊断为火毒流传经络之疔疮。取三棱针点刺大椎、灵台、委中（右）及右足至阴、足窍阴两井穴出血，并加拔火罐，共拔出瘀血 20 毫升。治疗后即觉右下肢轻松，疼痛减轻，3 日后再依本法治疗 1 次后肿消痛止，肤色如常。

十四、

乳痈

　　乳痈是以乳房红肿疼痛、排乳不畅，以致结脓成痈为主症的病证，好发于产后 3～4 周内的初产妇。中医学认为，本病多由于忧思恼怒、肝郁化火；或恣食辛辣厚味，胃中积热；或因乳头皮肤破裂，外邪热毒内侵，均可导致乳络阻塞，排乳不畅，火毒与积乳互凝而结聚成痈。西医学的急性乳腺炎可参照本节治疗。

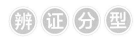

1.	气滞热壅 （郁乳期）	患侧乳汁淤积，乳房局部皮肤微红，肿胀热痛，触之有肿块，伴有发热、口渴、纳差，苔黄，脉数。
2.	热毒炽盛 （酿脓期）	乳房内肿块逐渐增大，皮肤灼热焮红，触痛明显，时有跳痛，伴高热、口渴、便干、溲赤，舌红苔黄腻，脉弦数。
3.	毒盛肉腐 （溃脓期）	乳房肿块中央触之渐软，有应指感，或见乳头有脓汁流出，舌红苔黄，脉数。

治疗方法

方法一

1. 选穴
主穴：肩井（在肩上，前直乳中，当大椎与肩峰端连线的中点上）、**膻中**（在胸部，当前正中线上，平第 4 肋间隙，两乳头连线的中点）、**乳根**（在胸部，当乳头直下，乳房根部，第 5 肋间隙，距前正中线 4 寸）、**期门**（在胸部，当乳头直下，第 6 肋间隙，前正中线旁开 4 寸）、**少泽**（在手小指末节尺侧，距指甲角 0.1 寸处）；背部督脉及膀胱经第 1 内侧线。

配穴：**气滞热壅加合谷**（在手背，第 1、2 掌骨间，当第 2 掌骨桡侧的中点处）、**太冲**（在足背，当第 1、2 跖骨间，跖骨底结合部前方凹陷中）；**热毒炽盛加大椎**（在后正中线上，第 7 颈椎棘突下凹陷中）、**内庭**（在足背，当第 2、3 趾间，趾蹼缘后方赤白肉际处）；**毒盛肉腐加大敦**（在足大趾末节外侧，距趾甲角 0.1 寸）、**三阴交**（在小腿内侧，当足内踝尖上 3 寸，胫骨内侧缘后方）（图 3-47）。

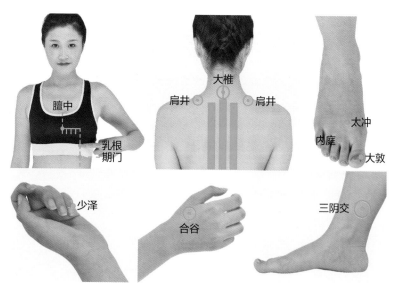

图 3-47　乳痈取穴一

2. 操作方法　采用针刺后走罐法。

针刺：诸穴均针用泻法，少泽、太冲、大敦点刺出血。留针

20 分钟，每 5 分钟运针 1 次。

拔罐： 起针后嘱患者俯卧位，充分暴露背部，将背部涂适量凡士林，选择大小适宜的火罐，用闪火法将罐吸拔于背部，然后沿着膀胱经和督脉的循行线在背部来回推拉火罐，走罐时下行重按，上行轻柔，至皮肤出现明显的红色瘀斑。然后在患侧乳房相对应的背部留罐 10~15 分钟。隔 1~2 日治疗 1 次，5 次为 1 个疗程（图 3-48）。

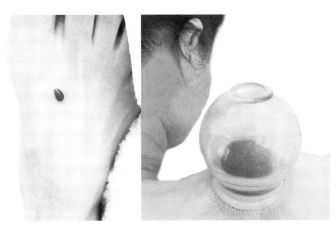

图 3-48 乳痈拔罐一

方法二

1. **选穴** 背部阳性反应点。

2. **操作方法** 采用挑治后拔罐法。嘱患者俯卧位，充分暴露背部，在肩胛骨下部或脊柱两旁寻找阳性反应点 3~5 个，反应点为小米粒大小的红色斑点，压之不褪色，常规消毒后用三棱针挑破，使之出血少许，并加拔火罐 10~15 分钟。出血量根据患者的病情和体质而定，留罐期间密切观察皮肤颜色变化及出血量，一般罐内出血控制在数毫升至十几毫升。若背部反应点不明显，可在患侧膏肓穴上 2 横指处挑治拔罐。隔日治疗 1 次，5 次为 1 个疗程（图 3-49）。

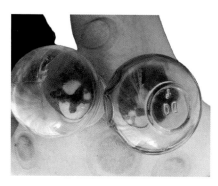

图 3-49　乳痈拔罐二

方法三

1. 选穴

主穴：肩井、膏肓（在背部，当第 4 胸椎棘突下，后正中线旁开 3 寸）、肝俞（在背部，当第 9 胸椎棘突下，后正中线旁开 1.5 寸）、胃俞（在背部，当第 12 胸椎棘突下，后正中线旁开 1.5 寸）；膻中、乳根、膺窗（在胸部，当第 3 肋间隙，距前正中线 4 寸）。

配穴：乳痈在乳头上方者，配魄户（在背部，当第 3 胸椎棘突下，后正中线旁开 3 寸）；在乳头下方者，配神堂（在背部，当第 5 胸椎棘突下，后正中线旁开 3 寸）；有发热恶寒者配大椎（在后正中线上，第 7 颈椎棘突下凹陷中）、委中（在腘横纹中点，当股二头肌腱与半腱肌腱的中间）；腋下淋巴结肿大者配曲池（屈肘，当肘横纹外侧端与肱骨外上髁连线的中点）（图 3-50）。

2. 操作方法

采用梅花针叩刺后拔罐法。每次选取上述穴位 3～5 个，常规消毒后，用梅花针叩刺，以局部潮红微出血为度。然后拔火罐 5～10 分钟。根据病情隔日 1 次或每日 1 次，至愈为度（图 3-51）。

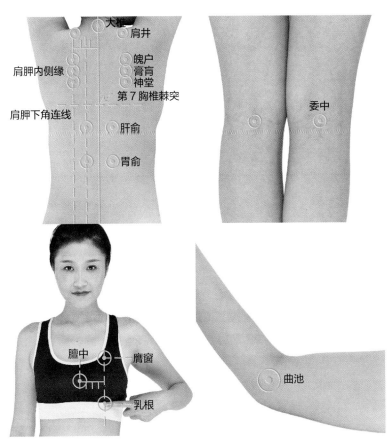

图 3-50 乳痈取穴三

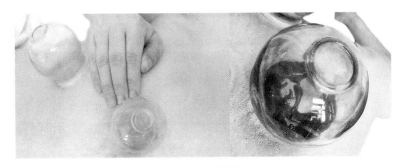

图 3-51 乳痈拔罐三

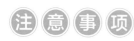

1. 拔罐对郁乳期效果最好，经过 1 次或 2 次拔罐可愈。酿脓期，一般需治疗多次才愈。对未成脓者，为了保护乳腺，一般不主张点刺局部。

2. 在哺乳期间，坚持每日用温开水擦洗乳头 2 次，保持乳头清洁，防止孩子咬伤，睡觉时尽量避免侧卧挤压乳房，内衣要宽松。

3. 炎症严重者应暂停哺乳，经常用吸乳器吸乳。手法排乳时手法应轻柔，必须顺乳络方向，用力均匀，避免揉搓，避免抓伤皮肤和乳头。

4. 保持心情舒畅，睡眠充足，饮食宜清淡，忌食生冷、辛辣及过于油腻之品。

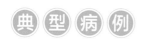

刘某，女，28 岁。左侧乳房胀痛 7 天，伴恶寒发热 1 天。查：体温 37.5℃，左侧乳房乳头外上方红肿，触之发硬，肿块如鸡卵大，无波动感，纳少，舌红，苔薄黄，脉数。诊断：乳痈（气滞热壅）。采用针刺后拔罐法。取穴肩井（左）、膻中、乳根（左）、库房（左）、合谷（双）、少泽（左）、太冲（双），毫针泻法，留针 30 分钟，然后在肩井、膻中、乳根用梅花针叩刺微微发红后拔罐 10 分钟。治疗 1 次后乳汁畅通，左乳胀痛立即减轻。又治疗 3 次，乳房胀痛消失，硬结变软，正常哺乳（图 3-52）。

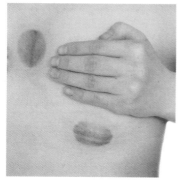

图 3-52 乳痈拔罐四

十五、

痔疮

痔疮是指直肠下端黏膜和肛管皮下的静脉丛扩张、曲张所形成的静脉团块，是常见的肛肠疾病。根据发病的部位不同，分内痔、外痔和混合痔 3 种，位于齿状线以上、表面覆以黏膜者为内痔；位于齿状线以下、表面覆以皮肤者为外痔，两者同时存在称为混合痔。临床上以便血、痔核脱出、肿痛为主要表现。

中医学认为，本病多因脏腑本虚，兼久坐久立，负重远行；或饮食不节，嗜食辛辣肥甘；或长期便秘、泻痢；或劳倦、胎产等，均可导致肛肠气血不调，络脉瘀滞，蕴生湿热而成痔疮。

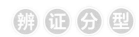

1.	气滞血瘀	肛内有肿物脱出，肛管紧缩，坠胀疼痛，甚或嵌顿，肛缘水肿，触痛明显，大便带血，舌黯红，苔白或黄，脉弦细涩。
2.	湿热瘀滞	便血鲜红，便时肛内有肿物脱出，可自行还纳，肛门坠胀或灼热疼痛，腹胀纳呆，舌红苔黄腻，脉滑数。
3.	脾虚气陷	便时肛内有肿物脱出，不能自行还纳，便血色淡，肛门下坠，少气懒言，面色少华，纳少便溏，舌淡苔白，脉细弱。

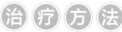

方法一

1. 选穴

主穴：**大肠俞**（在腰部，当第4腰椎棘突下，后正中线旁开1.5寸）、**次髎**（在骶部，正对第2骶后孔处）、**承山**（在小腿后面正中，委中与昆仑之间，当伸直小腿或足跟上提时腓肠肌肌腹下出现尖角凹陷处）、**二白**（在前臂掌侧，腕横纹上4寸，桡侧腕屈肌腱的两侧，一侧各1穴，一臂各2穴，左右两臂共4穴）。

配穴：**气滞血瘀加白环俞**（在骶部，当骶正中嵴旁1.5寸，平第4骶后孔）、**膈俞**（在背部，当第7胸椎棘突下，后正中线旁开1.5寸）；**湿热瘀滞加阴陵泉**（在小腿内侧，当胫骨内侧髁后下方凹陷处）、**三阴交**（在小腿内侧，当足内踝尖上3寸，胫骨内侧缘后方）；**脾虚气陷加脾俞**（在背部，当第11胸椎棘突下，后正中线旁开1.5寸）、**百会**（在头部，当前发际正中直上5寸，或两耳尖连线的中点处）（图3-53）。

2. 操作方法 采用针罐法。

针刺：随症加减配穴针刺，其中大肠俞刺入1.5～2寸，次髎深刺进入骶后孔中，使针感扩散至肛门周围；承山向上斜刺，使针感向上传导。得气后留针20分钟，每5分钟运针1次。

拔罐：起针后，腰骶部及下肢腧穴如大肠俞、次髎、承山加拔火罐，留罐10～15分钟（图3-54）。

隔日1次，5次为1个疗程。

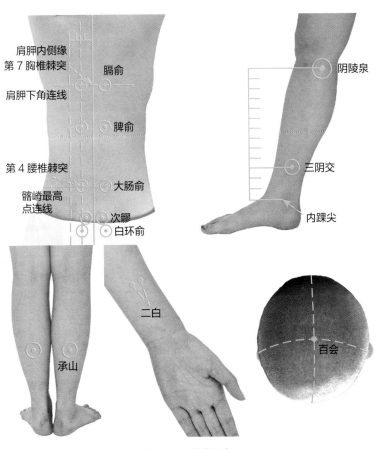

肩胛内侧缘
第 7 胸椎棘突
膈俞
肩胛下角连线
脾俞
第 4 腰椎棘突
大肠俞
髂嵴最高
点连线
次髎
白环俞

二白

承山

阴陵泉
三阴交
内踝尖

百会

图 3-53 痔疮取穴一

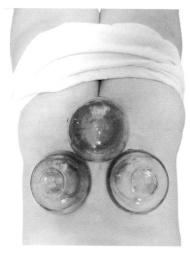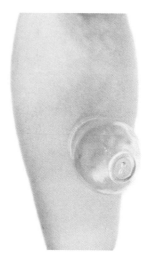

图 3-54　痔疮拔罐一

方法二

1. 选穴　阳性点（痔点）；大肠俞、次髎（图 3-55）。

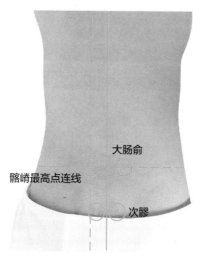

大肠俞

髂嵴最高点连线

次髎

图 3-55　痔疮取穴二

2. 操作方法　采用挑治后拔罐法。患者俯卧位，充分暴露腰背部，在第 7 胸椎至腰骶椎旁开 1～1.5 寸的范围内寻找痔点，痔点呈红色或白色丘疹样，稍隆起如针帽大小，压之不褪色，一个或数个不等，出现的部位亦不一致。每次选 1 个或 2 个痔点，常规消毒后用三棱针挑破，若能挑尽白色透明纤维样物（状如细麻线）为好。挑治后即在挑治点拔罐 10～15 分钟，至挑治点少量出血为止。如找不到痔点，可取大肠俞或次髎为针挑拔罐点。隔 3 日 1 次，3 次为 1 个疗程（图 3-56）。

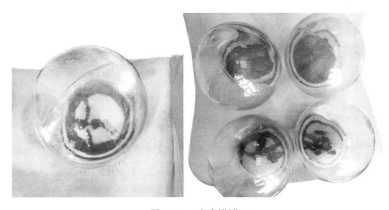

图 3-56　痔疮拔罐二

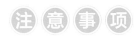

1. 平素多食新鲜蔬菜，忌食生冷、辛辣食物，加强提肛功能训练，养成定时大便习惯，保持大便通畅。

2. 挑治后再拔火罐对内痔和混合痔见效快，但对外痔合并肛裂者则疗效欠佳。挑治后 2 日内局部皮肤勿沾水，以防感染。

3. 选择痔点的原则是：在寻找区内以脊柱为中心，选下不选上，选近不选远。找痔点困难时，可在寻找区域内用手上、下摩擦皮肤，以促进痔点的显现。另外，必须注意痔点与痣、毛囊炎、色素斑、血管痣等的区别。

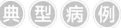 典型病例

李某，男，40岁。患痔疮3年，每因劳累或过食辛辣即发作。此次发病由便秘而引起，现肛门部疼痛刺痒，坐卧不宁，便后少量滴血。查：6点、8点外有2枚钱币大小的痔核，红肿发硬，有明显触痛。诊断：痔疮（湿热瘀滞）。针刺大肠俞、次髎、长强、阴陵泉、承山、三阴交、二白，得气后行提插泻法，留针20分钟。起针后在第4、5腰椎两侧各取一个痔点挑治并拔罐10分钟。治疗1次后疼痛缓解，红肿减轻；4天后便后无血；治疗3次后肿痛消失（图3-57）。

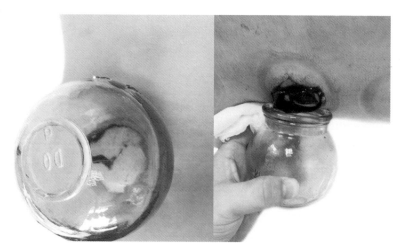

图3-57 痔疮拔罐三

十六、

脱肛

脱肛，又名直肠脱垂，是指直肠黏膜部分或全层向下脱出于肛门之外。常见于小儿、老年人和多次孕产妇女。西医学认为，本病与解剖缺陷有关，多于小儿身体发育未完全时出现脱肛或因先天性发育不全、年老久病、营养不良致盆底组织松弛无力出现脱肛；也可因习惯性便秘、长期腹泻、多次分娩、重体力劳动使腹内压增高而致脱肛。主要临床表现为排便或其他原因使腹内压增高时而发生脱肛，可自行缩回或需用手托回。

中医学认为，本病多为素体虚弱，中气不足或劳力耗气，产育过多，大病、久病而使气虚失摄所致。

辨 证 分 型

1.	脾虚气陷	脱肛遇劳即发，便时肛内肿物脱出，色淡红，伴有肛门坠胀、神疲乏力、食欲不振、面色萎黄、头晕心悸，舌淡、苔薄白，脉细弱。
2.	肾气不固	脱肛每遇劳累即发或加重，肛内肿物脱出，肛门坠胀，肛门松弛，腰膝酸软，头晕耳鸣，舌淡苔薄白，脉沉细。
3.	湿热下注	多见于痢疾急性期或痔疮发炎时，肛门红肿痛痒，大便时肛门灼热、坠痛，肛门肿物脱出，色紫暗或深红，舌红、苔黄腻，脉弦数。

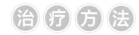

方法一

1. 选穴

主穴：**百会**（在头部，当前发际正中直上 5 寸，或两耳尖连线的中点处）、**大肠俞**（在腰部，当第 4 腰椎棘突下，后正中线旁开 1.5 寸）、**白环俞**（在骶部，当骶正中嵴旁 1.5 寸，平第 4 骶后孔）、**承山**（在小腿后面正中，委中与昆仑之间，当伸直小腿或足跟上提时腓肠肌肌腹下出现尖角凹陷处）。

配穴：**脾虚气陷加脾俞**（在背部，当第 11 胸椎棘突下，后正中线旁开 1.5 寸）、**气海**（在下腹部，前正中线上，当脐中下 1.5 寸）、**足三里** [在小腿前外侧，当犊鼻下 3 寸，距胫骨前缘一横指（中指）]；**肾气不固加关元**（在下腹部，前正中线上，当脐中下 3 寸）、**肾俞**（在腰部，当第 2 腰椎棘突下，后正中线旁开 1.5 寸）；**湿热下注加三阴交**（在小腿内侧，当足内踝尖上 3 寸，胫骨内侧缘后方）、**阴陵泉**（在小腿内侧，当胫骨内侧髁后下方凹陷处）（图 3-58）。

2. 操作方法　采用针刺后拔罐法。

针刺：百会针用补法，长强斜刺，针尖向上与骶骨平行刺入 1 寸左右，要求针感放射至肛门周围。余穴常规针刺。留针 30 分钟，期间每 5 分钟运针 1 次。

拔罐：起针后，取梅花针在大肠俞或白环俞叩刺出血，并加拔火罐 10～15 分钟。隔日 1 次，5 次为 1 个疗程（图 3-59）。

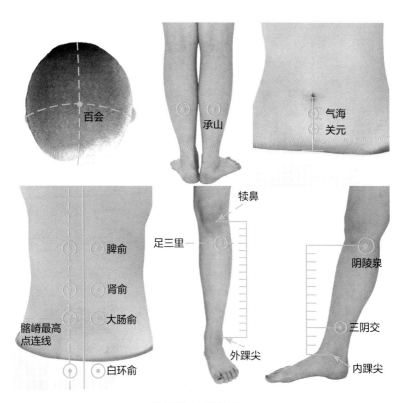

图 3-58 脱肛取穴一

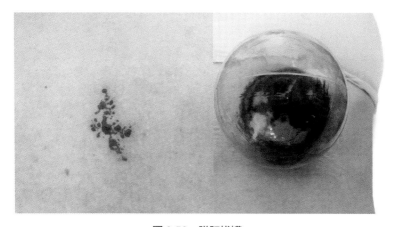

图 3-59 脱肛拔罐一

方法二

1. 选穴 腰骶部阳性点（结节、变色点、怒张小血管等）。

2. 操作方法 患者取俯卧位，充分暴露腰骶部，在腰₃至骶₂之间，脊柱旁开 1.5 寸的足太阳第一侧线上，寻找诸如结节、变色点或怒张小血管等样的阳性反应点 1 个或 2 个，局部常规消毒后，用三棱针斜刺挑破出血，然后用闪火法加拔火罐，留罐 10 ~ 15 分钟，拔出瘀血数毫升至十几毫升。起罐后擦净皮肤上的血迹。每隔 3 日 1 次，5 次为 1 个疗程（图 3-60）。

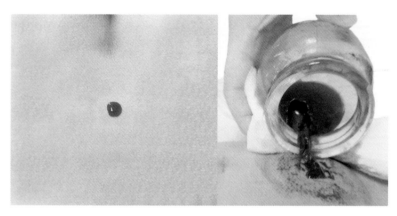

图 3-60　脱肛拔罐二

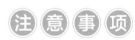

1. 积极治疗原发病，如慢性腹泻、久咳、便秘等，以降低腹压。

2. 平时配合腹肌功能训练，经常做提肛练习。

3. 饮食宜清淡，勿食辛辣肥甘之品，保持大便通畅，避免过于劳累。

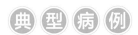

赵某，男，48岁，患脱肛3年，每次大便时肛门即脱出。近日因劳累而加重，每日大便2次或3次，便后下坠感明显，肛周经常作痒刺痛，伴面色萎黄，舌淡、苔薄白，脉细弱。诊断为脱肛（脾虚气陷型）。嘱患者取俯卧位，充分暴露腰骶部，在腰$_3$至骶$_2$之间，用三棱针挑治2个阳性反应点，并加拔罐15分钟，拔出瘀血6毫升。起罐后取艾条温和灸百会、脾俞、气海各2～3分钟。治疗10次后大便时肛门未脱出。

第四章

妇、儿科病症

罐疗

一、

痛经

　　痛经是指妇女月经来潮及行经前后出现周期性小腹胀痛，或痛引腰骶，严重时伴有恶心、呕吐，甚至剧痛、晕厥等症状。临床上分为原发性痛经和继发性痛经。原发性痛经是指月经初潮时就有发生，妇科检查时生殖器官无明显器质性病变者，又称功能性痛经；继发性痛经指生殖器官有器质性病变，如子宫内膜异位症、盆腔炎、子宫肌瘤等引起的月经期疼痛。功能性痛经易治愈，器官性病变痛经病程较长，缠绵难愈。

　　本病归属于中医学"痛经""经行腹痛"等病症范畴。主要是由于经期忧思恼怒、冒雨涉水、感受寒邪；或久坐、久卧湿地所致气滞血瘀、寒湿凝滞，不通则痛；或因脾肾虚寒、气血虚弱，胞脉失养所致。按病因、疼痛性质及其发生时间不同主要分为气滞血瘀、寒湿凝滞及气血虚弱型。痛在经前，属寒凝气滞；痛在经期，属气滞血瘀；痛在经后，属气血虚弱。

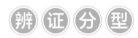

| 1. | 气滞血瘀 | 经前或行经第一二天，小腹胀痛，怕按，甚则小腹剧痛而发生恶心、呕吐，伴胸胁作胀，月经量少，色紫暗有血块，血块排出后痛减，经净疼痛消失。 |
| 2. | 寒湿凝滞 | 月经前数日或经期小腹自觉冷痛，得温热则疼痛减轻，月经后期，经量偏少，经色暗黑或有血块，或有怕冷、关节酸痛。 |

续表

3.	气血虚弱	经后一二日或经期小腹隐隐作痛，喜欢揉按腹部，月经量少，色淡质薄，或神疲无力，或面色差，或食少，大便清稀。

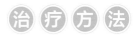

方法一

1. 选穴

主穴： 督脉循行线上命门（在腰部，当后正中线上，第 2 腰椎棘突下凹陷中）至腰俞（在骶部，当后正中线上，适对骶管裂孔）；足太阳膀胱经循行线上肾俞（在腰部，当第 2 腰椎棘突下，后正中线旁开 1.5 寸）至膀胱俞（在骶部，当骶正中嵴旁 1.5 寸，平第 2 骶后孔）；关元（在下腹部，前正中线上，当脐中下 3 寸）、归来（在下腹部，当脐中下 4 寸，前正中线旁开 2 寸）、足三里 [在小腿前外侧，当犊鼻下 3 寸，距胫骨前缘一横指（中指）]、三阴交（在小腿内侧，当足内踝尖上 3 寸，胫骨内侧缘后方）。

配穴： 气滞血瘀加气海（在下腹部，前正中线上，当脐中下 1.5 寸）、太冲（在足背，当第 1、2 跖骨间，跖骨底结合部前方凹陷中）；寒湿凝滞加肾俞；气血虚弱加膈俞（在背部，当第 7 胸椎棘突下，后正中线旁开 1.5 寸）、脾俞（在背部，当第 11 胸椎棘突下，后正中线旁开 1.5 寸）；肝肾不足加肝俞（在背部，当第 9 胸椎棘突下，后正中线旁开 1.5 寸）、肾俞（图 4-1）。

2. 操作方法

走罐法（视频 32：腰背部走罐法）：患者俯卧位，充分暴露腰背部，涂适量的凡士林，

视频 32：腰背部走罐法

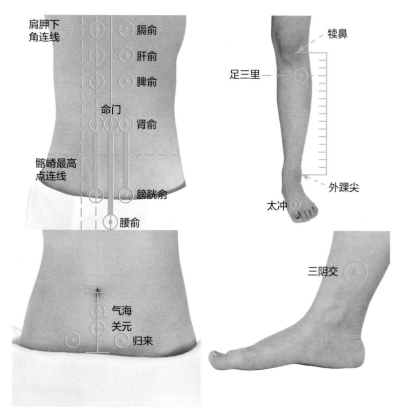

图 4-1　痛经取穴一

用闪罐法将罐吸拔于腰部，然后沿膀胱经和督脉的腰骶部来回推拉火罐，至皮肤出现红色瘀血为止。起罐后擦净皮肤上的凡士林。

　　针罐法：患者仰卧位，将关元、归来、足三里、三阴交常规消毒，用毫针针刺，使患者产生强烈地向会阴部放射的针感，然后用闪罐法在针上拔罐，留罐 10 ~ 15 分钟，至皮肤出现红色瘀血起罐拔针。

　　经前 1 周开始治疗，隔日治疗 1 次，经血来潮停止治疗。

方法二

1. 选穴 肾俞、关元俞（在腰部，当第 5 腰椎棘突下，后正中线旁开 1.5 寸）、关元、归来（图 4-2）。

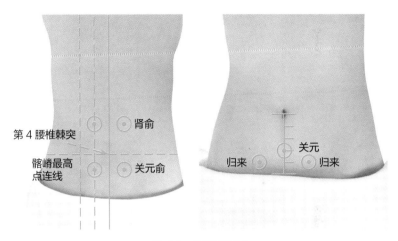

第 4 腰椎棘突

髂嵴最高
点连线

肾俞

关元俞

关元

归来　　归来

图 4-2　痛经取穴二

2. 操作方法 采用药罐法治疗。

（1）准备药液：当归、白芍、乳香、没药、桂枝、细辛、陈皮、厚朴、艾叶、小茴香、甘草各 30g，将上述药物用纱布包好，放入药锅内，加水 3000 毫升，煎煮 30 分钟左右直至药性煎出为止。

（2）煮罐拔罐：将竹罐放入药中，煮 5 ~ 10 分钟，用镊子夹出竹罐，甩去药液，迅速用干毛巾捂住罐口，趁热立即将竹罐扣于关元、归来、肾俞、关元俞等穴位上。留罐 10 ~ 20 分钟，直至皮肤出现瘀血现象为止。

经前 1 周开始治疗，每日 1 次，经血来潮停止治疗。

方法三

1. 选穴 膈俞（在背部，当第 7 胸椎棘突下，后正中线旁开 1.5 寸）、肝俞（在背部，当第 9 胸椎棘突下，后正中线旁开 1.5

寸）、**次髎**（在骶部，正对第 2 骶后孔处）、**中极**（在下腹部，前正中线上，当脐中下 4 寸）、**血海**（屈膝，在大腿内侧，髌底内侧端上 2 寸，当股四头肌内侧头的隆起处）（图 4-3）。

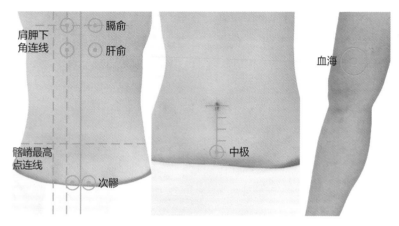

图 4-3　痛经取穴三

2. 操作方法　采用刺络拔罐法。膈俞、肝俞、次髎用梅花针叩刺出血，以皮肤微微出血为度，之后拔罐，以局部有少量血点冒出皮肤为度。余穴采用单纯拔罐法，留罐 10 分钟，经后 1 周开始治疗，隔 2 日治疗 1 次（图 4-4）。

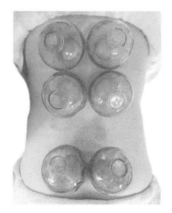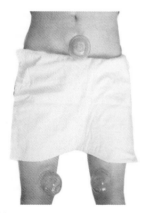

图 4-4　痛经拔罐三

方法四

1. 选穴 ①神阙（在腹中部，脐中央）、关元、足三里、地机（在小腿内侧，当足内踝尖与阴陵泉的连线上，阴陵泉下3寸）、三阴交（在小腿内侧，当足内踝尖上3寸，胫骨内侧缘后方）；②肾俞、次髎（图4-5）。

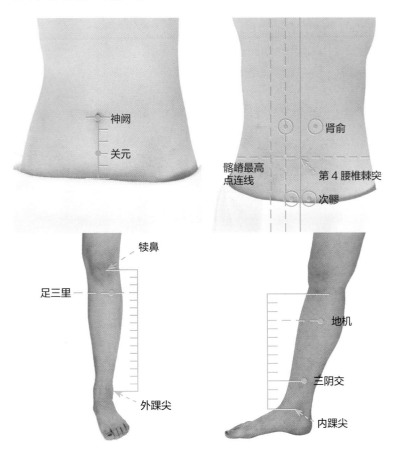

图4-5 痛经取穴四

2. 操作方法 采用灸罐法。

温和灸：患者取仰卧位，选取神阙、关元、足三里、地机、三阴交，先用清艾条温灸，每穴灸 2 分钟，以局部皮肤有舒适温热感为宜。

拔罐法：灸后患者俯卧位，再用闪火法在肾俞、次髎上拔罐，每次留罐 10 ~ 15 分钟（图 4-6）。

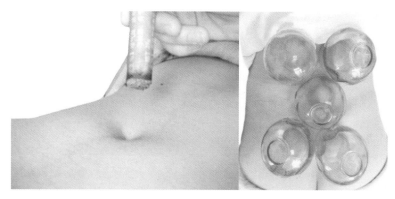

图 4-6　痛经拔罐五

在每次月经来潮前 5 天开始治疗，每日 1 次，经期暂停。每个月经周期治疗 1 个疗程，连续治疗 3 个月经周期。

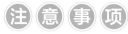 注 意 事 项

1. 拔罐治疗痛经效果较好，但疗程较长，一般要连续治疗 2 ~ 3 个月经周期，患者要有信心配合治疗。

2. 原发性痛经效果较好，对于子宫内膜异位症、子宫肌瘤及生殖器官异常等引起的痛经效果较差。

3. 注意经期清洁卫生，经期禁止性生活，加强经期保护，预防感冒，忌食生冷或刺激性食物，忌冒雨涉水、游泳。

4. 平时要加强体育锻炼，注意合理休息和充足睡眠，加强

营养，消除焦虑、紧张和恐惧心理。

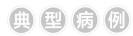

李某，女，25 岁。行经将净时小腹疼痛反复数年，得热痛缓，月经量少色淡，腰膝酸软。妇科检查见附件炎，局部有压痛，舌苔薄白，脉沉细。诊断为痛经（气血虚弱型）。治疗采取灸罐法，温和灸关元、足三里、地机各 2 分钟，灸后在次髎及腰骶部条索状反应物处用闪火法拔罐，留罐 10 ~ 15 分钟。每日 1 次，治疗 3 次后，月经来潮，疼痛较以前缓解，共治疗 3 个月经周期而痊愈。随访半年未复发。

孙某，女，22 岁。主诉：经期少腹持续性剧烈疼痛 1 天。患者 10 岁月经初潮，因过食寒凉之品，致每次月经来潮时少腹疼痛，需服止痛药止痛。此次因冒雨涉水，致月经来潮时腹痛加剧，如撕裂状，伴头晕，不能直立而坐，经量少而不畅，经色紫黑并夹有血块，自服止痛药无效。检查：表情痛苦，少腹拒按，双手捂腹，腰不能直，舌暗、苔薄白，脉沉弦。诊断为气滞血瘀型痛经。治疗采取刺血拔罐法。酌取膈俞、肝俞、次髎、地机等穴用三棱针点刺出血，并配合闪火法拔罐，留罐 10 分钟（图 4-7）。治疗完毕，患者少腹痛即缓解，已能直腰行走。又治疗 2 次，疼痛症状消除。

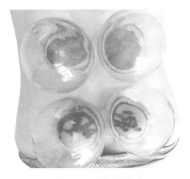

图 4-7　痛经拔罐六

二、

带下病

正常妇女阴道内均有少量白色无臭味的分泌物，称为白带，在经期、排卵期或妊娠期白带增多，是正常的生理现象，不作疾病论。妇女阴道内流出的分泌物增多，超过正常生理量，同时出现色、质、气味异常，并伴有全身或局部症状者，称为带下病，是女性生殖系统疾病中的一种常见病症。导致带下病的原因很多，如生殖系统炎症、肿瘤、精神刺激和阴道异物等。

中医学认为，本病多因脾虚湿热，或寒湿困脾而致冲任不固，带脉失约所致。

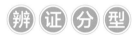

辨证分型

| 1. | 脾肾虚弱 | 带下量多，色白或淡黄，质稀无臭味，绵绵不断，面色晦暗或萎黄，神疲乏力，食少，腹胀，大便时溏。 |
| 2. | 湿毒下注 | 带下量多，色黄质黏稠，有臭秽气味，伴有阴部瘙痒，小腹隐痛，口苦咽干，小便少且黄。 |

治疗方法

方法一

1. 选穴

主穴：**带脉**（在侧腹部，章门下 1.8 寸，当第 11 肋骨游离端下方垂线与脐水平线的交点上）、**中极**（在下腹部，前正中线上，当脐中下 4 寸）、**归来**（在下腹部，当脐中下 4 寸，前正中线旁开 2 寸）、**三阴交**（在小腿内侧，当足内踝尖上 3 寸，胫骨内侧缘后方）；**白环俞**（在骶部，当骶正中嵴旁 1.5 寸，平第 4 骶后孔）、**次髎**（在骶部，正对第 2 骶后孔处）。

配穴：**湿毒下注型配阴陵泉**（在小腿内侧，当胫骨内侧髁后下方凹陷处）、**行间**（在足背侧，当第 1、2 趾间，趾蹼缘后方赤白肉际处）；**脾肾虚弱型配肾俞**（在腰部，当第 2 腰椎棘突下，后正中线旁开 1.5 寸）、**关元**（在下腹部，前正中线上，当脐中下 3 寸）、**足三里** [在小腿前外侧，当犊鼻下 3 寸，距胫骨前缘一横指（中指）]（图 4-8）。

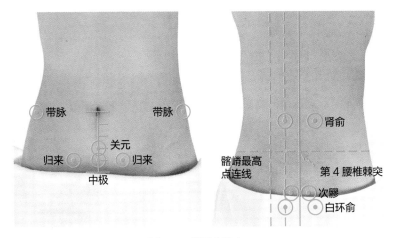

图 4-8　带下症取穴一

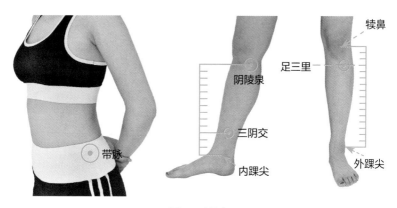

图 4-8（续）

2. 操作方法

湿毒下注型：采用针刺后刺络拔罐法，先取仰卧位，针刺带脉、中极、归来、阴陵泉、三阴交、行间，得气后留针 30 分钟，起针后在带脉、中极、归来、阴陵泉上拔罐，留罐 10 分钟。而后取俯卧位，白环俞、次髎穴用梅花针轻叩刺，再拔罐，留罐 10 ~ 15 分钟，以有较多血点冒出皮肤为度。隔日 1 次，5 次为 1 个疗程（图 4-9）。

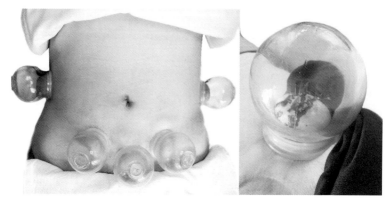

图 4-9　带下症拔罐一

脾肾虚弱型：采用罐后加温灸法，先背面，后腹部，均留罐

10 ~ 15 分钟，每日 1 次，10 次为 1 个疗程。

方法二

1. 选穴

主穴：带脉、三阴交。

配穴：白带配关元、阴陵泉、次髎，黄带配隐白（在足大趾末节内侧，距趾甲角 0.1 寸）、大赫（在下腹部，当脐中下 4 寸，前正中线旁开 0.5 寸）、气海（在下腹部，前正中线上，当脐中下 1.5 寸）；赤白带配气海、关元、上髎（在骶部，当髂后上棘与后正中线之间，适对第 1 骶后孔处）（图 4-10）。

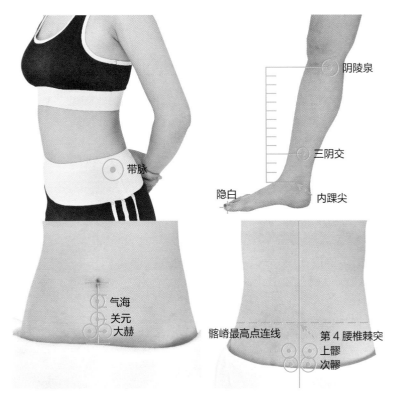

图 4-10 带下症取穴二

2. 操作方法 除隐白外，均采用针刺后拔罐法，先针刺（白带用补法，黄带用泻法，赤白带用平补平泻法），刺后拔罐 15～20 分钟。如为白带，罐后加灸隐白。每日或隔日 1 次，10 次为 1 个疗程（图 4-11）。

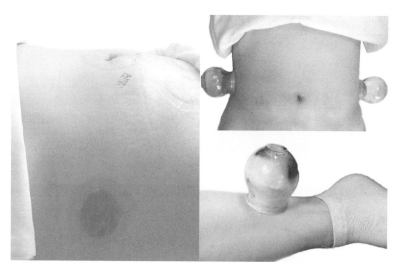

图 4-11 带下症拔罐二

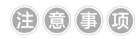

1. 拔罐疗法不适用于癌性和阴道异物引起的带下病。

2. 要积极检查治疗导致本病的其他病证。

3. 保持阴部清洁卫生，经期、产褥期、流产后尤其需要重视。

4. 注意饮食卫生，防止过食生冷辛辣和刺激性的食物，以免助湿生热。

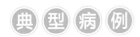

郭某，女，38岁。带下量多色黄3个月，气味臭秽，质黏，口苦咽干，夜寐不佳，大便干，舌质红，苔黄，脉弦，辨证为湿毒下注型带下。先取仰卧位，针刺带脉、中极、阴陵泉、三阴交、太冲，得气后留针30分钟。而后取侧卧位，带脉、次髎用三棱针点刺后拔罐，留罐10分钟。隔日1次，5次为1个疗程，治疗2个疗程而愈，随访1年未复发（图4-12）。

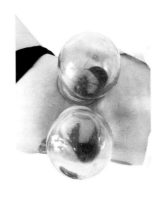

图4-12 带下症拔罐三

三、

产后缺乳

产后缺乳是指产妇哺乳期乳汁分泌量少或全无，不能满足喂哺婴儿需要。临床表现为产后缺乳，抑或乳房胀痛，乳汁不行，可伴有心悸、气短、胸腹胀满等。西医学认为，产后缺乳与孕前、孕期乳腺发育不良，或产妇体质虚弱，或分娩时出血过多，或哺乳方法不正确，或产妇过度疲劳，或产后情志失调等因素有关小。

本病可归属于中医学"缺乳""乳汁不行"等病症范畴。乳汁由气血所化生，若脾胃虚弱，气血生化乏源，不能化生乳汁；或肝气郁结，气机不畅，经脉涩滞不通，皆可导致缺乳。

辨 证 分 型

1. 气血虚弱　产后乳汁少甚至全无，乳汁清稀，乳房柔软无胀感，面色少华，神疲乏力，头晕纳差，舌淡苔白，脉细。

2. 肝郁气滞　产后乳房胀满作痛，乳汁不下，量少不畅，乳汁色黄质稠，或胸胁胀满，郁闷不适，食欲不振，舌暗苔薄黄，脉弦。

治 疗 方 法

方法一

1. 选穴

主穴：膻中（在胸部，当前正中线上，平第 4 肋间隙，两乳头连线的中点）、**乳根**（在胸部，当乳头直下，乳房根部，第 5 肋间隙，距前正中线 4 寸）、**少泽**（在手小指末节尺侧，距指甲角 0.1 寸处）。

配穴：**气血虚弱型**加**脾俞**（在背部，当第 11 胸椎棘突下，后正中线旁开 1.5 寸）、**足三里** [在小腿前外侧，当犊鼻下 3 寸，距胫骨前缘一横指（中指）]；**肝郁气滞型**加**肝俞**（在背部，当第 9 胸椎棘突下，后正中线旁开 1.5 寸）、**太冲**（在足背，当第 1、2 跖骨间，跖骨底结合部前方凹陷中）（图 4-13）。

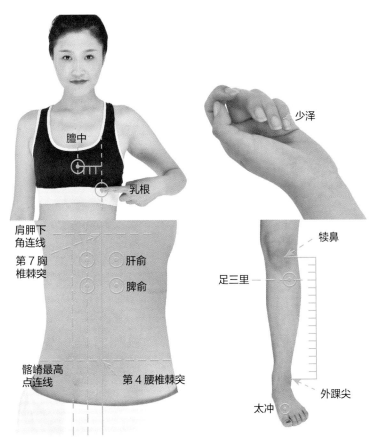

图 4-13　产后缺乳取穴一

2. 操作方法　采用针罐法和点刺放血法。

针罐法：选取相应的穴位使用毫针进行针刺，采用提插捻转手法，补泻兼施，留针 20~30 分钟。起针后，在相应的穴位上进行拔火罐，留罐 10~15 分钟，直至皮肤出现瘀血罐斑为止（图 4-14）。

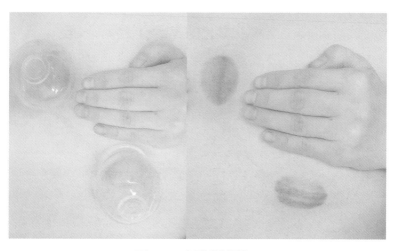

图 4-14　产后缺乳拔罐一

点刺放血法：三棱针点刺少泽，挤出数滴血液。

隔日 1 次，3~5 次为 1 个疗程。

方法二

1. 选穴　肩井（在肩上，前直乳中，当大椎与肩峰端连线的中点上）、心俞（在背部，当第 5 胸椎棘突下，后正中线旁开 1.5 寸）、脾俞、膻中、足三里（图 4-15）。

2. 操作方法　灸罐法。先用艾条点燃温和悬灸各穴 15 分钟，以皮肤潮红有舒适温热感为宜，灸后用闪火法吸拔火罐，留罐 10~15 分钟，每日 1 次，3~5 次为 1 个疗程。适合于气血虚弱型产后缺乳（图 4-16）。

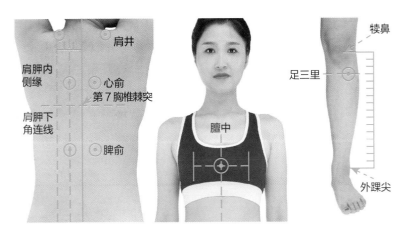

图 4-15 产后缺乳取穴二

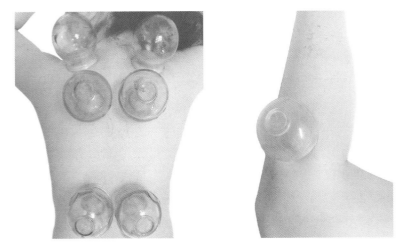

图 4-16 产后缺乳拔罐二

方法三

1. 选穴 肩井、肝俞、膻中、太冲。

2. 操作方法 刺络拔罐法。俯卧位，取肩井或肝俞用梅花针中度叩刺出血后拔罐，留罐 10 ~ 15 分钟。而后仰卧位，在膻中穴闪罐数次，同时太冲穴用一次性采血针点刺微微出血为度。隔日1次，3～5次为1个疗程。适合于肝郁气滞型产后缺乳（图4-17）。

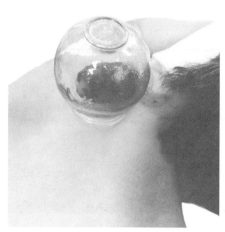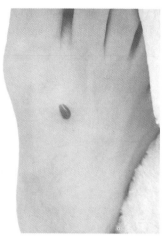

图 4-17　产后缺乳拔罐二

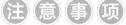注意事项

1. 保证充足睡眠和精神愉快，避免不良情绪的刺激。

2. 产后尽早哺乳，定时哺乳，促进早期泌乳。

3. 调整菜谱，保证足够的营养，多喝高蛋白又可催乳的煲汤，如猪蹄、鲫鱼、赤豆、酒酿等。

4. 纠正产妇不正确的哺乳方法，每次哺乳尽量让婴儿吸空乳液，建立良性的泌乳反射。

5. 治疗期间嘱每日增加喂奶的次数和时间，因夜间泌乳素分泌较白天旺盛，可尽量让婴儿多吮吸。

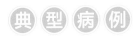

　　虎某，女，25 岁。第 1 胎生产后 2 周，情绪不稳，乳房胀痛，乳汁不下，量少不畅，4 小时内仅有 5～10 毫升。辨证为肝郁气滞型缺乳。治疗采取刺络拔罐法，取穴肩井、心俞、肝俞、膻中等点刺后拔罐各出血 1～3 毫升，第 2 天又单纯拔罐治疗 1 次，乳汁分泌明显增加，已够半量，依法治疗 4 次后乳汁分泌恢复正常。

　　胡某，女，28 岁。第 1 胎产后 20 多天，乳房柔软，乳汁量少清稀，胃纳不佳，面色萎黄，神疲乏力。辨证为气血虚弱型缺乳。治疗采取灸罐法，穴取肩井、心俞、脾俞、足三里、膻中，艾条温和灸上述各穴，以皮肤感觉温热、舒适为度，之后留罐 10 分钟，治疗 3 次后自觉乳汁分泌增多，精神好转，继续上法巩固治疗 1 个疗程，痊愈。

四、

产后尿潴留

产后尿潴留是指产后子宫底过脐或在子宫前方扪及膨隆的膀胱，6～8小时小便不通。由于第二产程滞产，胎先露对膀胱颈及盆骨底长时间压迫，造成的暂时性神经支配障碍，膀胱尿道口水肿，若同时有会阴切口的疼痛反射，三者可共同造成尿潴留。

本病归属于中医学"癃闭"范畴，多因气血俱亏、膀胱和三焦气化失职所致，或因滞产胎儿压迫泌尿系器官时间过长引起。

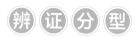

1.	气虚型	新产后小便不通，小腹胀急，坐卧不安，面色少华，气短神疲，四肢乏力，舌质淡红，苔薄白，脉细。
2.	肾虚型	产后小便不通，小腹胀急，尿意频频，欲解不能，甚则癃闭，面色晦暗，腰膝酸软，舌淡红，苔白，脉沉。
3.	湿热型	产后小便不通，甚则癃闭，口干口苦，舌红苔黄。

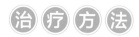

方法一

1. **选穴** ①**中极**（在下腹部，前正中线上，当脐中下4寸）、**足三里**[在小腿前外侧，当犊鼻下3寸，距胫骨前缘一横指（中指）]、**阴陵泉**（在小腿内侧，当胫骨内侧髁后下方凹陷处）、**三阴交**（在小腿内侧，当足内踝尖上 3 寸，胫骨内侧缘后方）；②**关元俞**（在腰部，当第 5 腰椎棘突下，后正中线旁开 1.5 寸）、**次髎**（在骶部，正对第 2 骶后孔处）、**下髎**（在骶部，当中髎内下方，适对第 4 骶后孔处）（图 4-18）。

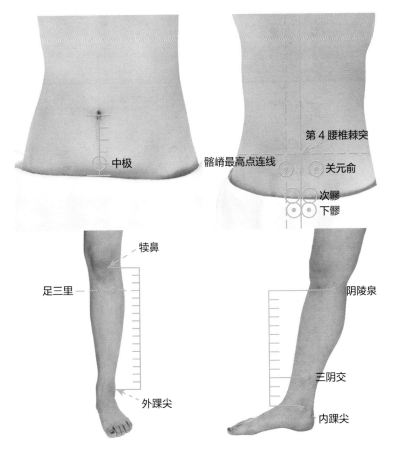

图 4-18　产后尿潴留取穴一

2. 操作方法　灸罐法。

（1）首先自脐正中开始至耻骨联合处，沿腹中线来回温和灸，同时温灸足三里、阴陵泉、三阴交等穴，灸后在中极穴拔罐

5～10 分钟。

（2）而后取俯卧位，先温灸关元俞、次髎、下髎，灸后用单纯拔罐法，留罐 10～15 分钟。此法适用于气虚型产后尿潴留（图 4-19）。

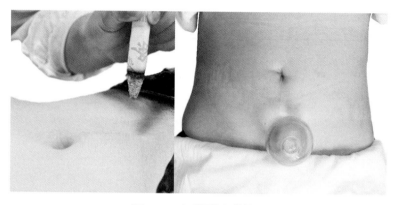

图 4-19　产后尿潴留拔罐一

每日 1 次或 2 次，3～5 次为 1 个疗程。

方法二

1. 取穴

主穴：**关元**（在下腹部，前正中线上，当脐中下 3 寸）、**中极**、**水道**（在下腹部，当脐中下 3 寸，前正中线旁开 2 寸）、**阴陵泉**、**三阴交**。

配穴：**膀胱湿热加膀胱俞**（在骶部，当骶正中嵴旁 1.5 寸，平第 2 骶后孔），**肾虚加肾俞**（在腰部，当第 2 腰椎棘突下，后正中线旁开 1.5 寸），**气虚配三焦俞**（在腰部，当第 1 腰椎棘突下，后正中线旁开 1.5 寸）（图 4-20）。

2. 操作方法　采用针刺后拔罐法。

患者仰卧，针刺阴陵泉、三阴交得气后，使针感向大腿内侧及会阴部传导。然后接通 G6805 型多功能治疗仪，选用连续波，

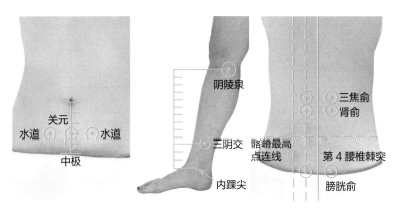

图 4-20　产后尿潴留取穴二

频率 200 次 / 分钟，留针 30 分钟。出针后，在关元、中极、水道等穴闪罐数次。而后令患者俯卧，酌情选取针刺三焦俞、肾俞、膀胱俞等穴，得气后不留针，分别拔罐 10 ~ 15 分钟。每日 1 次，3 次为 1 个疗程（图 4-21）。

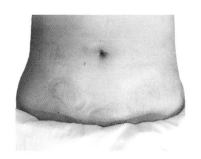

图 4-21　产后尿潴留拔罐二

方法三

1. 选穴　①中极、水道、阴陵泉；②三焦俞、肾俞、膀胱俞（图 4-22）。

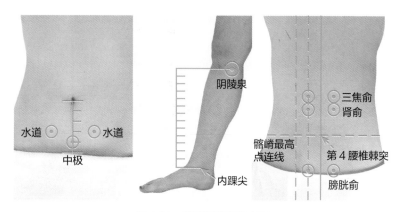

图 4-22　产后尿潴留取穴三

2. 操作方法

（1）患者取仰卧位，将中极、水道、阴陵泉进行常规消毒，每穴用三棱针刺 3 ~ 5 下，然后选择大小适当的火罐，用闪火法将罐吸拔于所点刺的穴位，留罐 10 ~ 15 分钟，拔出血量 1 ~ 3 毫升即可。

（2）然后取俯卧位，将三焦俞、肾俞、膀胱俞用毫针进行针刺，采用强刺激手法，得气后不留针，再分别拔罐 15 分钟（图 4-23）。

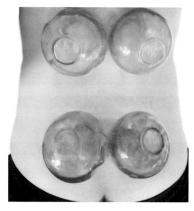

图 4-23　产后尿潴留拔罐三

隔日 1 次，3 次为 1 个疗程。

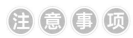

1. 本病经及时治疗，大多可以治愈。若治疗不及时，排尿异常持续存在，严重者可影响产妇生活质量及产褥期恢复。

2. 注意选择病人，对剖腹产孕妇而言，手术切口附近不宜拔罐和针刺。

3. 消除产妇紧张情绪，鼓励产妇及时排尿，清洗外阴，保持清洁。

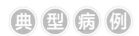

宋某，女，26 岁。主诉：产后留置导尿管 6 天。7 天前患者局麻下行会阴内侧切开加腹压后产下一男婴，产后小便点滴不通，当晚行留置导尿术。刻诊：精神欠佳，面色萎黄，小腹略膨隆，大便已 2 日未解，胃纳欠佳，舌苔薄腻微黄，脉细滑数。予电针水道、中极、阴陵泉、三阴交 30 分钟，出针后在中极穴上拔罐 10 分钟，去罐后令患者俯卧，针刺膀胱俞、次髎后拔罐 15 分钟。经 2 次治疗后，即可自主解小便。

孙某，女，28 岁。主诉：小便不通 5 天。患者于 5 天前行剖宫术产下一女婴后至今小便不通，需下导尿管方可排出小便。曾给予热敷下腹部及肌内注射新斯的明未缓解。诊见：患者精神疲惫，面色苍白，小腹膨隆，纳食欠佳。立即行灸罐法。首先自脐正中开始至耻骨联合处，沿腹中线来回温和灸，同时温灸足三里、阴陵泉、三阴交等穴。而后取俯卧位，先温灸关元俞、次髎、下髎，灸后用单纯拔罐法，留罐 10～15 分钟。施术结束约 3 小时后，小便即能自行排出，其后在住院期间小便皆能畅通自解。

五、

慢性盆腔炎

慢性盆腔炎是指女性盆腔内生殖器官及其周围组织（包括子宫、输卵管、卵巢、盆腔腹膜及盆腔结缔组织）受细菌感染后引起的炎症病变。炎症可以是一部分单独发生，也可以是几部分同时发生。大多因流产、分娩、产褥、刮宫术消毒不严、经期不卫生等，被细菌感染后而引发，常见的有输卵管慢性炎症、输卵管积水、盆腔结缔组织炎等。

本病归属于中医学"癥瘕""腹痛""带下"等病症范畴。多因寒湿凝滞或气滞血瘀所致，且兼挟湿热为多，常由急性盆腔炎反复发作转化而成；如湿热偏重，或积瘀化热，或挟肝热，又可引起急性或慢性急性发作。一般分为寒湿内蕴和湿热瘀阻两型。

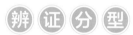 辨 证 分 型

| 1. | 寒湿内蕴 | 下腹胀痛或坠胀，受凉加重，遇暖缓解，带下增多，色白质稀，或见月经后期，量少色暗有块，头晕神疲乏力，腰骶酸痛，畏寒肢冷，或婚后不孕。 |
| 2. | 湿热瘀阻 | 时有低热，少腹胀痛拒按，劳累后或经期症状加重，经期延长，或经量增多，有血块，血块流出则疼痛减轻，带下量多，色黄黏稠，有气味，小便色黄。 |

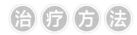

方法一

1. 选穴 肝俞（在背部，当第 9 胸椎棘突下，后正中线旁开 1.5 寸）、**肾俞**（在腰部，当第 2 腰椎棘突下，后正中线旁开 1.5 寸）、**关元**（在下腹部，前正中线上，当脐中下 3 寸）、**归来**（在下腹部，当脐中下 4 寸，前正中线旁开 2 寸）、**阴陵泉**（在小腿内侧，当胫骨内侧髁后下方凹陷处）、**地机**（在小腿内侧，当足内踝尖与阴陵泉的连线上，阴陵泉下 3 寸）、**三阴交**（在小腿内侧，当足内踝尖上 3 寸，胫骨内侧缘后方）（图 4-24）。

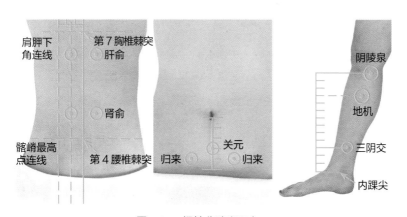

图 4-24　慢性盆腔炎取穴一

2. 操作方法 灸罐法。先用艾条温和灸各穴 15 分钟，以皮肤有温热舒适感为宜，之后吸拔火罐，留罐 10 分钟，每日 1 次，10 次为 1 个疗程（图 4-25）。

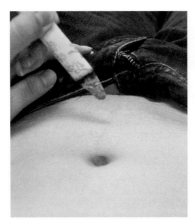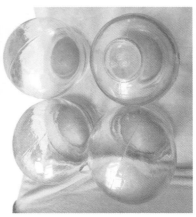

图 4-25　慢性盆腔炎拔罐一

方法二

1. 选穴

主穴：阿是穴（肿块处和压痛点）、关元、归来。

配穴：月经紊乱配白环俞（在骶部，当骶正中嵴旁 1.5 寸，平第 4 骶后孔）、腰俞（在骶部，当后正中线上，适对骶管裂孔）、次髎（在骶部，正对第 2 骶后孔处）；白带量多配带脉（在侧腹部，章门下 1.8 寸，当第 11 肋骨游离端下方垂线与脐水平线的交点上）、脾俞（在背部，当第 11 胸椎棘突下，后正中线旁开 1.5 寸）、肾俞（在腰部，当第 2 腰椎棘突下，后正中线旁开 1.5 寸）；腰痛配腰阳关（在腰部，当后正中线上，第 4 腰椎棘突下凹陷中）、腰眼（在腰部，当第 4 腰椎棘突下，旁开约 3.5 寸凹陷中）（图 4-26）。

2. 操作方法

主穴单纯拔罐法。配穴随症加减，湿热瘀阻型刺络拔罐、寒凝气滞型可针罐后配合艾灸，均留罐 10 分钟，避开月经期，隔日 1 次，10 次为 1 个疗程（图 4-27）。

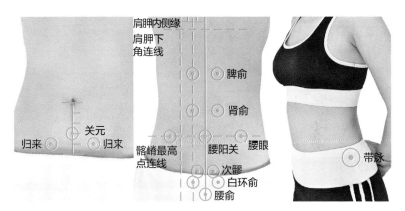

图 4-26　慢性盆腔炎取穴二

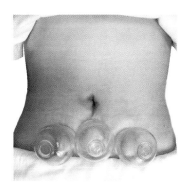

图 4-27　慢性盆腔炎拔罐二

方法三

1. **选穴**　关元、中极（在下腹部，前正中线上，当脐中下 4 寸）、水道（在下腹部，当脐中下 3 寸，距前正中线 2 寸）、归来、合谷（在手背，第 1、2 掌骨间，当第 2 掌骨桡侧的中点处）、足三里 [在小腿前外侧，当犊鼻下 3 寸，距胫骨前缘一横指（中指）]、三阴交；肾俞、腰阳关、次髎（在骶部，正对第 2 骶后孔处）（图 4-28）。

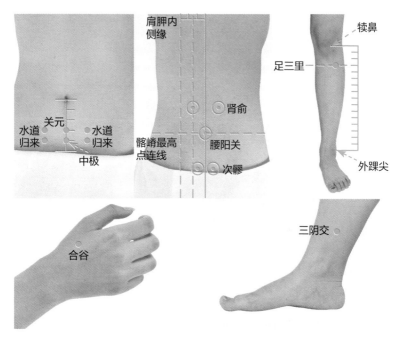

图 4-28　慢性盆腔炎取穴三

2. 操作方法

针刺：先让患者排空小便，仰卧位，常规消毒，选取 30 号 1.5 寸毫针直刺，其中关元、中极针感要求达到阴部，水道、归来针感向附件放射，手法要求提插轻匀，并结合小幅度捻转，重在激发经气，余穴得气后作平补平泻，留针 30 分钟。并予以全科治疗仪照射下腹部，距离 30～40 厘米，以患者舒适能耐受为度，照射时间为 30 分钟。

拔罐：针灸理疗结束后，俯卧位，肾俞、腰阳关、次髎处拔罐，并在腰骶部走罐出痧后，留罐 10～15 分钟（图 4-29）。

隔日 1 次，10 次为 1 个疗程，每个月经周期治疗 1 个疗程，经期休息。

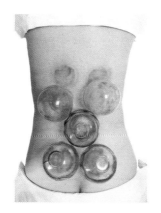

图 4-29　慢性盆腔炎拔罐三

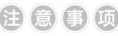

1. 拔罐治疗盆腔炎周期较长，一般需要 3～5 个疗程方可见效，症状缓解后尚需 3～5 个疗程巩固疗效。若能配合药物内服外治，疗效更捷。

2. 在拔罐治疗本病的同时，要积极查治可能引发本病的其他疾病。

3. 要注意经期卫生，禁止在经期、流产后性交，禁止盆浴及不必要的妇科检查。

4. 要注意营养，劳逸结合，进行适当的体育锻炼，以增强体质和提高机体抗病能力。

黄某，女，42 岁。1 年前患急性盆腔炎，当时治疗后得到控制，后又反复发作 5 次，现出现下腹疼痛，坠胀怕冷，腰骶酸胀，经期或劳累后加剧，热敷局部痛胀酸楚感可缓解，白带多，色质清稀，有时色黄气臭，月经不调，头晕，体倦。辨证为寒湿内蕴型。采取灸罐法，穴取肾俞、关元、归来、阴陵泉、三阴交，用艾条温和灸上述各穴，以皮肤感觉温热、舒适为度，之后留罐 10 分钟，每日 1 次，10 次为 1 个疗程。另嘱每晚用艾条温和灸下腹压痛处和腰骶酸胀处，各 15 分钟。治疗 2 个疗程后，自觉上述症状明显好转，再以上法继续治疗 3 个疗程，诸症消除。

李某，女，36 岁。主诉：下腹部疼痛半个月余。下腹部拒按，伴有腰骶部酸痛，胸腹胀满，白带黄色增多，色黄黏稠。B 超及妇科检查为盆腔炎，附件炎。治疗采取针罐法，取关元、中极、水道、归来、合谷、阴陵泉、三阴交，均用泻法，留针 30 分钟，针后拔罐 10 ~ 15 分钟，配合全科照射 30 分钟及腰腹部超短波治疗 20 分钟。另嘱每晚中药研末装布袋加热后局部压痛处热敷。方法为取千年健、地骨风、羌活、独活、川椒、白芷、乳香、没药、红花、血竭各 6 克，川续断、桑寄生、五加皮、赤芍、当归、防风各 20 克，透骨草、艾叶各 50 克，研为粗末，置盆中加白酒和醋适量，拌匀，装入布袋，入蒸笼蒸 15 分钟取出，置于小腹部（以小腹部关元、中极等穴为中心）热敷 30 分钟，以少腹微出汗为佳。每日 1 次，10 天为 1 个疗程，经 2 个疗程治疗痊愈。

六、

子宫脱垂（阴挺）

子宫脱垂是指子宫从正常位置沿阴道下滑至阴道外口，甚至全部脱出阴道外的一种妇科疾病。多因产育过多，产道及附近组织过度松弛，或分娩造成宫颈、宫颈主韧带及子宫骶韧带损伤，或因分娩后支持组织未能及时恢复正常所引起。在过劳、剧咳、排便用力过度等情况下，常可引起反复发作。

本病归属于中医学"阴挺""阴脱"等病症范畴。多因产后或产育过多，耗损肾气，胞脉松弛；或因脾胃虚弱，中气下陷；或肝经湿热下注等所致。

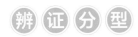 辨证分型

| 1. | 气虚 | 子宫下移或脱出阴道口外，劳累则加剧，小腹胀坠，四肢乏力，少气懒言，面色少华，小便次数多，带下量多，色白质稀，舌质淡红，苔薄白，脉细缓。 |
| 2. | 肾虚 | 子宫下移或脱出阴道口外，腰酸膝软，小腹坠胀，头晕耳鸣，尿频或有失禁，舌质淡红，脉细弱。 |

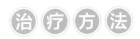 治疗方法

方法一

1. 选穴

主穴：**百会**（在头部，当前发际正中直上 5 寸，或两耳尖连

线的中点处）、**气海**（在下腹部，前正中线上，当脐中下 1.5 寸）、**维胞**（在下腹部，髂前上棘之内下方凹陷处，平关元穴）、**足三里** [在小腿前外侧，当犊鼻下 3 寸，距胫骨前缘一横指（中指）]、**三阴交**（在小腿内侧，当足内踝尖上 3 寸，胫骨内侧缘后方）。

配穴：**肾虚加肾俞**（在腰部，当第 2 腰椎棘突下，后正中线旁开 1.5 寸）、**白环俞**（在骶部，当骶正中嵴旁 1.5 寸，平第 4 骶后孔）、**腰俞**（在骶部，当后正中线上，适对骶管裂孔），**脾虚加脾俞**（在背部，当第 11 胸椎棘突下，后正中线旁开 1.5 寸）、**关元俞**（在腰部，当第 5 腰椎棘突下，后正中线旁开 1.5 寸）、**次髎**（在骶部，正对第 2 骶后孔处）（图 4-30）。

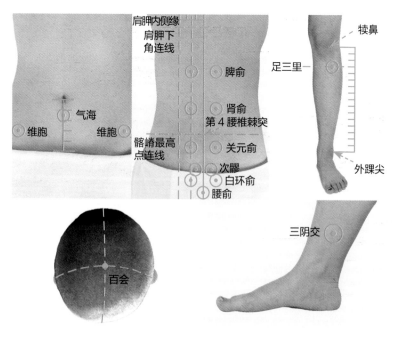

图 4-30 子宫脱垂取穴一

2. 操作方法 采用针刺后拔罐法。

针刺：患者仰卧，子宫颈脱出阴道口外者，先还纳后再行治疗。针刺气海、维胞时针尖向耻骨联合方向，使针感放散到会阴部，可采用单向捻转法，使肌纤维缠绕针身，然后缓缓提针。余穴行捻转补法，留针 20～30 分钟。期间用艾条温灸百会穴，以热为度。

拔罐：起针后取俯卧位，在相应的腰骶部穴位上闪罐 15～20 下后，留罐 10～20 分钟。每日治疗 1 次，5 次为 1 个疗程（图 4-31）。

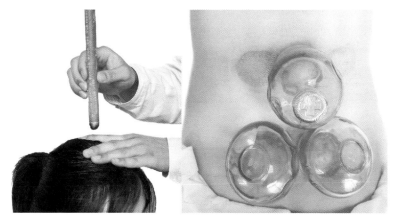

图 4-31 子宫脱垂拔罐一

方法二

1. 选穴 百会、脾俞、肾俞、子宫（在下腹部，当脐中下 4 寸，中极旁开 3 寸）、三阴交（图 4-32）。

2. 操作方法 灸罐法。先用艾条点燃温灸各穴 15 分钟，以皮肤有温热舒适感为宜，之后吸拔火罐（除百会外），留罐 10 分钟，每日 1 次，10 次为 1 个疗程（图 4-33）。

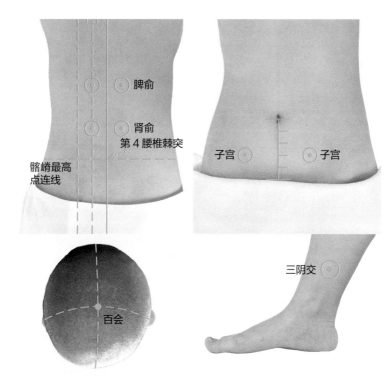

图 4-32　子宫脱垂取穴二

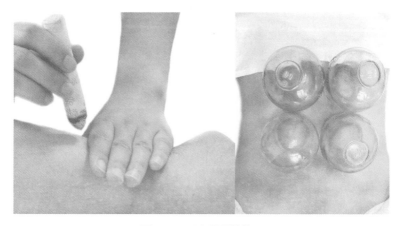

图 4-33　子宫脱垂拔罐二

方法三

1. 选穴 ①天枢、中极、维胞、三阴交；②第 12 胸椎至骶尾椎中线及两侧膀胱经内侧循行线（图 4-34）。

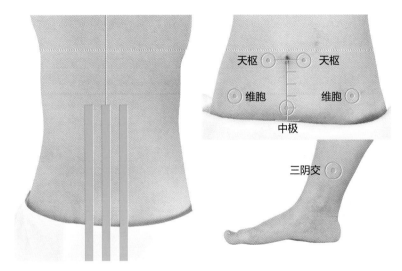

图 4-34　子宫脱垂取穴三

2. 操作方法

（1）患者仰卧，在天枢、中极、维胞、三阴交等穴位上闪罐 10～15 下，或留罐 10～20 分钟。

（2）患者俯卧，依法在第 12 胸椎至骶尾椎中线及两侧膀胱经内侧循行线上走罐，至皮肤潮红为度，而后用三棱针点刺罐斑最紫暗处出血，留罐 10～15 分钟。每 2～3 日治疗 1 次，5 次为 1 个疗程（图 4-35）。

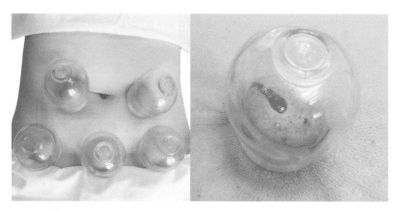

图 4-35　子宫脱垂拔罐三

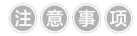

1. 产后需多卧床，保持侧卧姿势，防止子宫后倾；分娩后 1 个月内应避免增加腹压的运动。

2. 积极治疗慢性咳嗽、习惯性便秘。

3. 经常做提肛运动，坚持做骨盆肌肉锻炼，其锻炼方法是端坐位，做忍大便的动作，继而缓慢放松，如此一紧一松连续地做，每天 2 次或 3 次，每次 3 ~ 10 分钟。

4. 注意小腹保暖、节房事，有利于巩固疗效。若能配用补中益气汤加枳壳，水煎内服，效果更佳。

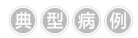

刘某，女，33 岁。子宫下垂 3 年，因生小孩而症状加重，时有反复，小腹坠胀，神疲乏力，面色萎黄，纳食欠佳，带下量多，色白质稀。采用灸罐法，穴取百会、脾俞、肾俞、中极、维胞、三阴交。艾条温和灸上述各穴，以皮肤感觉温热舒适感为度，灸后闪罐 15 ~ 20 下后，留罐 10 分钟（百会不拔罐），每日 1 次，10 次为1个疗程。治疗 2 个疗程后，饮食增多，精神转佳，症状逐渐减轻好转。

七、

小儿厌食症

小儿厌食症是指小儿最少有 10 日以上食欲减退，甚则拒食为特征的一种病症，多见于 6 个月至 6 岁以内的小儿。

本病归属中医学"恶食""不嗜食"等病症范畴，多因喂养不当，偏食、过食肥甘厚味的食物、饥饱无度，以致脾胃损伤，运化失调，中焦停滞所致；或因肝郁气滞、脾失运化、胃不纳食等引起。日久则容易导致气血耗损，后天亏虚，易患其他疾病。

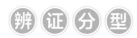

乳食不思，甚至厌食、拒食、腹胀、腹痛、形体消瘦，或伴毛发稀疏、神疲、面色萎黄、少华；或伴烦躁哭闹、呕吐、腹泻等。

1.	脾胃虚弱	面色萎黄，神疲乏力，大便多不成形或夹有不消化食物，舌淡、苔薄白，脉弱无力。
2.	脾胃不和	面色少华，大便偏干，舌淡苔薄，脉弦。
3.	胃阴不足	面色萎黄，烦热不安，口干，多饮甚至每食必饮，便干溲赤，舌红、苔少或花剥，脉细无力。
4.	肝旺脾虚	好动多啼，性躁易怒，睡眠中咬齿磨牙，便溏溲少，舌光、苔净，脉弦细。

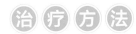

方法一

1. 选穴　①肝俞（在背部，当第9胸椎棘突下，后正中线旁开1.5寸）、脾俞（在背部，当第11胸椎棘突下，后正中线旁开1.5寸）、胃俞（在背部，当第12胸椎棘突下，后正中线旁开1.5寸）；②四缝（在第2指至第5指掌侧，近端指关节的中央，一手4穴，左右共8穴）（图4-36）。

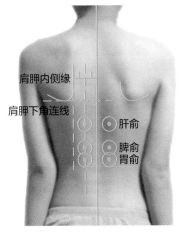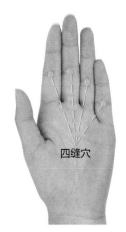

图 4-36　小儿厌食症取穴一

2. 操作方法

梅花针叩刺后拔罐法： 患儿取俯卧位，将上述穴位常规消毒，用梅花针轻轻叩刺肝俞、脾俞、胃俞至皮肤出现潮红色，然后用小号火罐，闪火法，每穴闪拔3~5次后，将罐吸拔于穴位上，留罐5~10分钟（图4-37）。

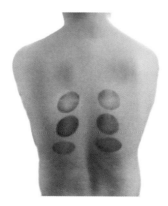

图 4-37　肝俞穴、脾俞穴、胃俞穴罐痕

四缝穴点刺（视频 33：四缝穴点刺法）：常规消毒四缝穴皮肤后，用酒精棉球在穴位上来回推动 10 余次，以 28 号 0.5 寸毫针点刺四缝穴，深 0.1~0.2 寸，挤出少量血液或黄白色透明样黏液（图 4-38）。隔 2~3 日治疗 1 次，5 次为 1 个疗程。

视频 33：四缝穴点刺法

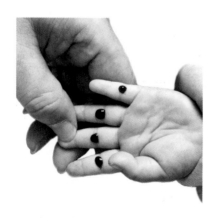

图 4-38　四缝穴点刺

方法二

1. 选穴

主穴: 中脘(在上腹部,前正中线上,当脐中上 4 寸)、梁门(在上腹部,当脐中上 4 寸,距前正中线 2 寸)、足三里 [在小腿前外侧,当犊鼻下 3 寸,距胫骨前缘一横指(中指)]。

配穴: 脾胃虚弱加脾俞、胃俞;脾胃不和加内关(在前臂掌侧,腕横纹上 2 寸,掌长肌腱与桡侧腕屈肌腱之间)、公孙(在足内侧缘,当第 1 跖骨基底部的前下方赤白肉际处);胃阴不足加三阴交(在小腿内侧,当足内踝尖上 3 寸,胫骨内侧缘后方)、内庭(在足背,当第 2、3 趾间,趾蹼缘后方赤白肉际处);肝旺脾虚加太冲(在足背,当第 1、2 跖骨间,跖骨底结合部前方凹陷中)、太白(在足内侧缘,当足大趾本节后下方赤白肉际凹陷处)(图 4-39)。

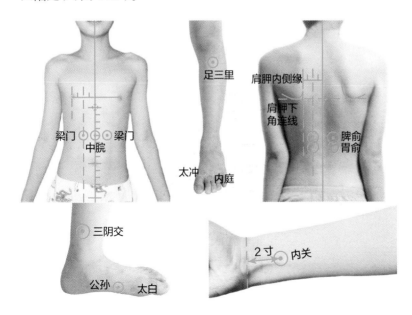

图 4-39 小儿厌食症取穴二

2. 操作方法

采用针刺后拔罐法。将上述穴位常规消毒，用 28 号 0.5 寸毫针浅刺，施捻转手法 30 秒至 1 分钟，补泻兼施，不留针。出针后，用小号抽气罐，吸拔于穴位上，留罐 5～10 分钟。症重者，可在拔罐后，配用艾条温灸。隔日 1 次，5 次为 1 个疗程。

方法三

1. 选穴　第一组穴：督脉循行线（腰俞至大椎）；第二组穴：膀胱经两侧第一侧线（重点胸椎 $_{7-12}$ 之间）（图 4-40）。

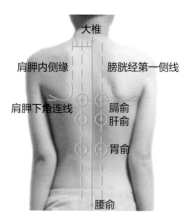

图 4-40　小儿厌食症取穴三

2. 操作方法

小儿捏脊法： 取第一组穴，用捏脊法，从腰俞（在骶部，当后正中线上，适对骶管裂孔）至大椎（在后正中线上，第 7 颈椎棘突下凹陷中），来回反复提捏 3～5 次。

梅花针叩刺后拔罐法： 取第二组穴，用梅花针轻叩刺数遍后，用走罐法至皮肤潮红为度，最后留罐于膈俞（在背部，当第 7 胸椎棘突下，后正中线旁开 1.5 寸）、肝俞、胃俞 5～10 分钟。隔日 1 次，5 次为 1 个疗程。

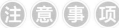

1. 引起小儿厌食症的原因很多，在治疗前应明确诊断，排除胃肠道器质性病变以及肠道寄生虫病。

2. 针刺拔罐疗法，能有效地增进食欲，疗效较为迅速。

3. 纠正不良的饮食习惯，保持良好的生活规律。治疗期间少吃甜食，杜绝凉食、零食。

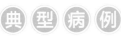

张某，男，5 岁。家长代述：不欲饮食 3 个月余。形体消瘦，面色萎黄不华，发枯而不荣，舌淡苔白，脉细无力。诊断为脾虚食积之厌食症。首先用捏脊法，从腰俞至大椎，来回反复捏 3～5 次；然后取膀胱经第一侧线膈俞至胃俞范围，用梅花针轻叩刺数遍后，取小号罐，用闪火法，每侧闪 4 罐，每罐闪罐 6 次或 7 次，至皮肤潮红。每日施术 1 次，经治疗 5 次后，食欲明显好转。改为隔日施术 1 次，又治疗 5 次后，食量恢复正常，每餐可自行进食，面色转佳。

八、

小儿腹泻

　　小儿腹泻是由外感邪气或者内伤于乳食而造成的一种常见的胃肠道疾病，主要特点为大便次数增多和性状改变，可伴有发热、呕吐、腹痛等症状及不同程度的水、电解质、酸碱平衡紊乱，以婴幼儿夏秋季发病居多。本病与饮食、感染及免疫等因素有关。此外，气候突变及卫生习惯不良等，亦与本病有密切关系。西医学儿科中的消化不良、急慢性肠炎属此类范围。

　　本病可归属于中医学"泄泻"范畴，多因感受外邪，脾胃运化功能失职，不能腐熟水谷，以致水谷不分，并走大肠，而成腹泻；或因内伤乳食，脾胃虚弱，脾肾阳虚而致脾胃运化失司而发本病。

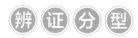

1.	外感风寒	大便次数增多、夹有较多泡沫，伴有恶寒发热，鼻塞流涕，口不渴，舌苔白，示指侧（靠近拇指方向）的皮肤可见血管纹色红。
2.	食滞肠胃	大便次数增多、如蛋花样，或呈黄绿色粪便，伴有恶臭，呕吐口渴，舌红苔黄，示指侧的皮肤可见血管纹色紫。
3.	脾肾阳虚	大便次数增多，时泄时止，或泄于黎明之前，便溏或便中夹有不消化食物，腹胀，体瘦乏力，肢冷怕凉，面色淡白或萎黄，舌淡胖，舌边有齿痕。

治疗方法

方法一

1. 选穴（图 4-41）

（1）**脾俞**（在背部，当第 11 胸椎棘突下，后正中线旁开 1.5 寸）、**胃俞**（在背部，当第 12 胸椎棘突下，后正中线旁开 1.5 寸）、**大肠俞**（在腰部，当第 4 腰椎棘突下，后正中线旁开 1.5 寸）。

（2）**中脘**（在上腹部，前正中线上，当脐中上 4 寸）、**天枢**（在腹中部，横平脐中，前正中线旁开 2 寸）、**足三里** [在小腿前外侧，当犊鼻下 3 寸，距胫骨前缘一横指（中指）]（图 4-41）。

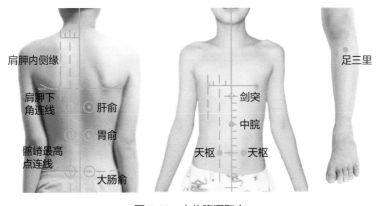

图 4-41　小儿腹泻取穴一

2. 操作方法

采用拔罐后温灸法，患儿俯卧位，选择适当大小的火罐，用闪火罐法轻轻吸拔于脾俞、胃俞、大肠俞，留罐 5～10 分钟，至皮肤出现红色瘀血现象起罐。患儿仰卧位，用艾条灸中脘、天枢、足三里，行温和灸 10～15 分钟，以局部皮肤红晕为度。每日 1 次，5 次为 1 个疗程。

方法二

1. 选穴

主穴： 天枢、内关（在前臂掌侧，腕横纹上 2 寸，掌长肌腱与桡侧腕屈肌腱之间）、足三里。

配穴： 外感风寒加外关（在前臂背侧，当阳池与肘尖的连线上，腕背横纹上 2 寸，尺骨与桡骨之间）、上巨虚 [在小腿前外侧，当犊鼻下 6 寸，距胫骨前缘一横指（中指）]；食滞胃肠，加中脘、内庭（在足背，当第 2、3 趾间，趾蹼缘后方赤白肉际处）；脾肾阳虚加脾俞、肾俞（在腰部，当第 2 腰椎棘突下，后正中线旁开 1.5 寸）、关元（在下腹部，前正中线上，当脐中下 3 寸）（图 4-42）。

2. 操作方法　采用针刺后拔罐法。先取 30 号 1 寸毫针针刺上述穴位，随症加减，强刺激且反复捻转 30 秒，不留针，然后用抽气罐在天枢、内关、足三里等穴位上拔罐，留罐 5 ~ 10 分钟，直至皮肤充血发红为度。每日或隔日 1 次，5 次为 1 个疗程。亦可采用单纯拔罐法。

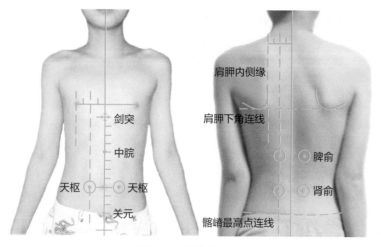

图 4-42　小儿腹泻取穴二

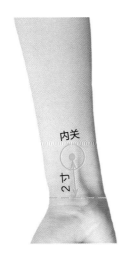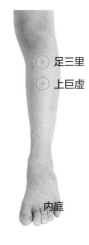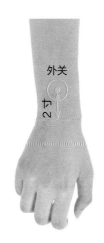

图 4-42（续）

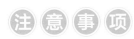

1. 拔罐治疗小儿腹泻效果较好，方法简便，不良反应少，容易为患儿接受。

2. 治疗期间应纠正不合理的饮食习惯，掌握哺乳和饮食的时间，给患儿以营养丰富容易消化的食物，不宜过饥或过饱。轻症停喂不易消化食物和脂类食物，重症应暂禁食，但一般不超过 6 ~ 8 小时，多饮水以防脱水。

3. 注意保暖，避风寒，预防感冒。

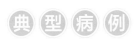

褚某，女，3 岁。家长代诉：腹泻已 5 天，水样便，黄绿色，时有不消化食物残渣，每日 7 ~ 10 次，伴食欲不振、睡眠不安。示指桡侧可见血管纹色紫。大便常规镜检：有黏液、未消化物、脂肪滴，白细胞、红细胞少许。大便培养无细菌生长。西医诊断：消化不良。中医辨证为食滞肠胃之泄泻。取穴脾俞、胃俞、中脘、神阙、天枢。神阙、天枢穴采用艾条行温和灸，约15分钟，以局部皮肤红晕为度。余穴采用单纯拔罐法。治疗1天后大便次数逐渐减少，2天后症状消失。

九、

小儿遗尿症

小儿遗尿症，俗称"尿床"，是指3岁以上的儿童在发育和智力正常，排尿功能正常的情况下，在夜间睡梦中不能自行控制而排尿于床上的病症。小儿遗尿的原因多为排尿功能失调，主要是控制膀胱排尿功能的神经系统，特别是大脑的排尿中枢发育弛缓所致。需要指出的是3岁以下的小儿大脑未发育完全，正常的排尿习惯尚未养成，尿床不属病态。偶因疲劳或临睡饮水过多而遗尿亦不属病态。

中医学认为，本病多因先天肾气不足，下元虚寒，闭藏失职；或病后体弱，脾肺气虚，上虚不能制约；或下焦湿热导致膀胱约束无权而致。

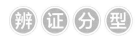

睡中遗尿，轻者每夜或数夜1次，重者每夜2次或3次。

1.	肾气不足	面色淡白，精神不振，反应迟钝，尿清而长，甚或形寒肢冷，腰腿乏力，舌质淡，脉沉细无力。
2.	肺脾气虚	疲劳后尿床，面色少华，神疲乏力，少气懒言，大便溏薄，舌淡苔薄，脉细无力。
3.	下焦湿热	尿频量少，色黄腥臭，外阴瘙痒，夜梦纷纭，急躁易怒，口干，舌红苔黄腻，脉弦数。

治疗方法

方法一

1. 选穴

主穴： 曲骨（在下腹部，当前正中线上，耻骨联合上缘的中点处）、**关元**（在下腹部，前正中线上，当脐中下 3 寸）、**膀胱俞**（在骶部，当骶正中嵴旁 1.5 寸，平第 2 骶后孔）、**三阴交**（在小腿内侧，当足内踝尖上 3 寸，胫骨内侧缘后方）。

配穴： 肾气不足加**肾俞**（在腰部，当第 2 腰椎棘突下，后正中线旁开 1.5 寸）；肺脾气虚加**肺俞**（在背部，当第 3 胸椎棘突下，后正中线旁开 1.5 寸）、**脾俞**（在背部，当第 11 胸椎棘突下，后正中线旁开 1.5 寸）；下焦湿热加**阴陵泉**（在小腿内侧，当胫骨内侧髁后下方凹陷处）（图 4-43）。

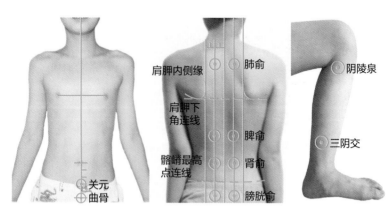

图 4-43　小儿遗尿症取穴一

2. 操作方法　采用针刺后拔罐法。曲骨、关元直刺或向下斜刺，使针感下达阴部为佳。其他穴位常规针刺，得气后留针 10~20 分钟。之后在相应穴位上留罐 5~10 分钟。隔日 1 次，

10 次为 1 个疗程。

方法二

1. **选穴** 腰骶部；关元、曲骨（图 4-44）。

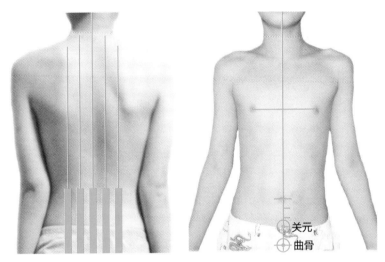

关元
曲骨

图 4-44 小儿遗尿症取穴二

2. **操作方法** 患儿俯卧位，充分暴露腰骶部，在局部涂适量的凡士林，选择大小适宜的火罐，用闪火法将罐吸拔于腰骶部，然后在腰骶部，沿着膀胱经和督脉循行线轻轻地来回走罐，至皮肤出现红色瘀血为止，起罐后擦净皮肤上的凡士林。起罐后用艾条行温和灸腰骶部和关元、曲骨 15～20 分钟，以局部皮肤红晕为度。每周治疗 2 次或 3 次，5 次为 1 个疗程。

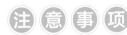

1. 拔罐疗法治疗小儿遗尿症效果较好，但对某些器质性病变引起的遗尿症，应及时治疗原发病症。

2. 应培养患儿按时排尿的习惯，夜间定时唤醒患儿起床排尿。

3. 平时勿使孩子过度疲劳，注意适当加强营养，晚上临睡前不宜过多饮水。

4. 治疗期间应嘱家属密切配合，对患儿耐心鼓励，切勿嘲笑和歧视，避免其产生恐惧、紧张和自卑心理。

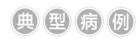

李某，男，6岁。自幼遗尿至今，每周3~5次。玩耍过度、饮水增多则当晚遗尿次数随之增多。查体：发育尚可，五官端正，面色白，体瘦，舌苔薄白。心、肺检查未见异常；尿常规检查为阴性，X线片检查未见隐形脊柱裂。诊断为肺脾气虚之遗尿症。治疗时取梅花针轻叩刺腰骶部后，沿着膀胱经和督脉循行线轻轻地来回走罐3遍，之后在关元、曲骨穴用艾条行温和灸15分钟。每日1次，10次为1个疗程。1个疗程后患者症状有所改善，继续巩固治疗2个疗程，病情基本控制。

第五章

皮肤、五官科病症罐疗

一、

痤疮

痤疮，俗称"青春痘"，系青春期男女常见的一种毛囊及皮质腺的慢性炎症。好发于颜面、前胸、肩背等皮脂腺丰富处，可形成黑头粉刺、丘疹、脓疱、结节、囊肿等损害，常伴有皮脂溢出。在青春期过后，约 30 岁大多可自然痊愈或减轻。

本病归属中医学"肺风""粉刺"等病症范畴，多因肺经风热复感风邪，风热郁于面部，或过食肥甘厚味，以致脾胃积热，郁滞肌肤而成，或冲任不调，肌肤疏泄失畅而致。日久不愈遗留的结节和瘢痕，主要因湿聚成痰，湿热或痰热阻遏气机，导致气血运行不畅，瘀血内阻，痰瘀互结于局部而致。

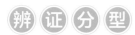

1.	肺经风热	丘疹多发于颜面、胸背上部，色红，或有痒痛，舌红，苔薄黄，脉浮数。
2.	肠胃湿热	丘疹红肿疼痛，或有脓疱，伴口臭口苦，纳食欠佳，大便黏滞不爽，舌红苔黄腻，脉滑数。
3.	痰瘀凝滞	痤疮日久，结节、囊肿、脓疱、瘢痕等多种损害都有，伴舌暗苔腻，脉滑或涩。
4.	冲任失调	女性患者经期痤疮增多或加重，经后减轻，伴月经不调，痛经，舌黯红，苔薄黄，脉弦数。

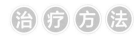

方法一

1. 选穴

主穴：**阳白**（在前额部，当瞳孔直上，眉上 1 寸）、**颧髎**（在面部，当目外眦直下，颧骨下缘凹陷处）、**大椎**（在后正中线上，第 7 颈椎棘突下凹陷中）、**曲池**（屈肘，当肘横纹外侧端与肱骨外上髁连线的中点）、**合谷**（在手背，第 1、2 掌骨间，当第 2 掌骨桡侧的中点处）、**内庭**（在足背，当第 2、3 趾间，趾蹼缘后方赤白肉际处）。

配穴：**肺经风热加身柱**（在背部，当后正中线上，第 3 胸椎棘突下凹陷中）、**风门**（在背部，当第 2 胸椎棘突下，后正中线旁开 1.5 寸）；**肠胃湿热加胃俞**（在背部，当第 12 胸椎棘突下，后正中线旁开 1.5 寸）、**阴陵泉**（在小腿内侧，当胫骨内侧髁后下方凹陷处）；**痰瘀凝滞加脾俞**（在背部，当第 11 胸椎棘突下，后正中线旁开 1.5 寸）、**丰隆** [在小腿前外侧，当外踝尖上 8 寸，条口外，距胫骨前缘 2 横指（中指）]、**三阴交**（在小腿内侧，当足内踝尖上 3 寸，胫骨内侧缘后方）；**冲任不调加膈俞**（在背部，当第 7 胸椎棘突下，后正中线旁开 1.5 寸）、**血海**（屈膝，在大腿内侧，髌底内侧端上 2 寸，当股四头肌内侧头的隆起处）、**三阴交**（图 5-1）。

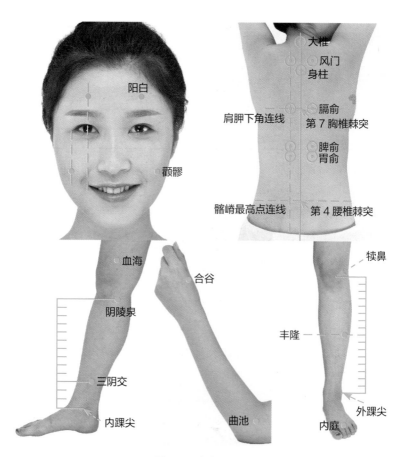

图 5-1　痤疮取穴一

2. **操作方法**　采用针刺后拔罐法。诸穴均常规针刺，泻法，留针 20～30 分钟。起针后背部的相应穴位拔罐 10～15 分钟，以局部皮肤潮红或紫黑为度。隔日 1 次，5 次为 1 个疗程（图 5-2）。

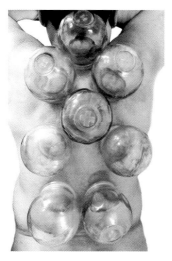

图 5-2　痤疮拔罐一

方法二

1. 选穴　背部第 1 至 12 胸椎两侧旁开 0.5～3 寸范围内丘疹样反应点（图 5-3）。

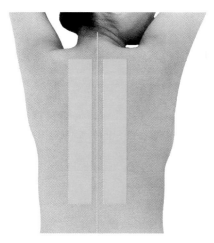

图 5-3　痤疮取穴二

2. 操作方法 采用挑治后拔罐法。让患者充分暴露背部，用手掌沾水后在胸椎 1-12 两侧旁开 0.5～3 寸范围内反复摩擦数次，找到类似丘疹，稍突起于皮肤表面，针帽大小，呈暗红色或棕褐色，且压之不褪色的，即是反应点。找准反应点后，用左手拇指与示指固定施术部位两侧，右手持三棱针挑破表皮，使疹点翻起，挑断皮下部分纤维组织，使之出血少许，再拔罐 10～15 分钟。起罐后，用酒精棉球覆盖伤口，胶布固定。每次取 1 个或 2 个反应点，5～7 日治疗 1 次（图 5-4）。

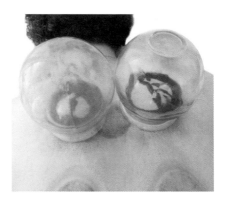

图 5-4　痤疮取穴二

方法三

1. 选穴 ①大椎、肺俞（在背部，当第 3 胸椎棘突下，后正中线旁开 1.5 寸）、膈俞（在背部，当第 7 胸椎棘突下，后正中线旁开 1.5 寸）；②风门、心俞（在背部，当第 5 胸椎棘突下，后正中线旁开 1.5 寸）、胃俞（在背部，当第 12 胸椎棘突下，后正中线旁开 1.5 寸）（图 5-5）。

2. 操作方法 采用刺络拔罐法。患者俯卧位，充分暴露后背，局部皮肤常规消毒后用三棱针快速点刺 2 下或 3 下，使之出血，然后在出血部位上拔罐，留罐 10～15 分钟，出血量根据患

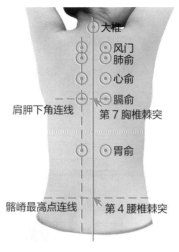

图 5-5 痤疮取穴三

者体质和病情而定，取罐后用消毒干棉球擦净即可。隔日 1
次，两组穴位交替选用，5 次为 1 个疗程。亦可选用梅花针叩刺
（图 5-6）。

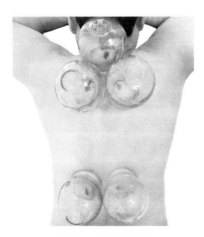

图 5-6 痤疮拔罐三

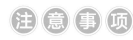

1. 调节情绪，注意休息，严禁用手挤压皮疹，以免引起继发感染，遗留瘢痕。

2. 治疗期间禁用化妆品及外擦膏剂，宜用温水、硫黄肥皂洗面，以减少油脂附着面部而堵塞毛孔。

3. 治疗期间多休息，避免过食脂肪、糖类食品，忌食辛辣刺激性食物，戒除烟酒，多食新鲜蔬菜及水果，保持大便通畅。

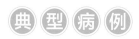

孙某，女，26岁。面部频发丘疹半年，加重1周。面部丘疹以前额、颊颏部为主，搔破后焮热疼痛，伴有口干口苦，便干尿赤。查体：面部皮疹色红饱满，大者如绿豆，小者如米粒，边缘清楚，有的皮疹可见有白色脓点。舌质红，苔黄腻，脉滑数。诊断：寻常痤疮（Ⅱ度），证属肠胃湿热，蕴结肌肤。治疗：采取针后拔罐法。嘱患者取仰卧位，穴取阳白、下关、颧髎、颊车、曲池、合谷、阴陵泉、内庭，针刺得气后，留针30分钟。起针后，取俯卧位，用梅花针中度叩刺大椎、胃俞、大肠俞等穴，以皮肤发红或微微出血为度，闪火法拔罐后留罐10分钟，隔日1次，5次为1个疗程。治疗5次后面部丘疹明显减少。共治疗3个疗程后，丘疹脓疱基本消失。

王某，女，26岁。主诉：面颊部长满红色丘疹3个月。局部红肿疼痛，伴烦躁不安，口干苦，大便干。刻诊：额部、面颊及鼻翼可见散在红色丘疹，局部有脓头，大者如粟米，色红，白头。舌尖红，苔薄黄，脉弦。诊断：痤疮（证属肺经风热型）。治疗：刺络拔罐法。患者俯卧位，充分暴露后背，局部皮肤常规消毒后用梅花针交替叩刺大椎、肺俞、胃俞及反应点，使之微微渗血，然后在出血部位上拔罐，留罐 10 分钟，拔出瘀血约 20 毫升，取罐后用消毒干棉球擦净即可。隔 2 日 1 次，治疗 3 次后，皮疹暗红无新起，大便通畅。改为 5 日 1 次，4 次后红肿热痛等症状消失，皮疹渐退而告痊愈。

二、
荨麻疹

荨麻疹，是一种由于皮肤黏膜小血管扩张及渗透性增强而引起的局限性、一过性水肿反应，以皮肤突起风团、剧痒为主要特征，是临床常见的过敏性皮肤病。急性发作者数小时至数天可愈，慢性患者可反复发作数月甚至数年。西医学认为，吃鱼虾、海鲜等食物；或接触化学物质、粉尘；或蚊虫叮咬、日光暴晒、寒风刺激；或精神紧张等诸多因素，皆可引发此病。

本病属中医学"瘾疹"范畴，多因内有蕴热伏湿，或血虚、复感风寒湿热外邪侵袭，客于肌肤所致。

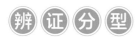

辨证分型

1.	风热犯表	发病急，风团色红，灼热剧痒，兼见发热，咽喉肿痛，心烦口渴，苔薄黄，脉浮数。
2.	风寒束表	发病急，风团色白，遇风寒加重，得暖则减，恶寒，舌淡，苔薄白，脉浮紧。
3.	血虚风燥	皮疹反复发作，迁延日久，午后或夜间加剧，心烦少寐，口干，手足心热，舌红少苔，脉细数无力。
4.	胃肠实热	风团色红，成块成片，脘腹疼痛，恶心呕吐，便秘或泄泻，苔黄腻，脉滑数。

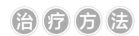

方法一

1. 选穴

主穴：**风门**（在背部，当第2胸椎棘突下，后正中线旁开1.5寸）、**膈俞**（在背部，当第7胸椎棘突下，后正中线旁开1.5寸）、**曲池**（屈肘，当肘横纹外侧端与肱骨外上髁连线的中点）、**合谷**（在手背，第1、2掌骨间，当第2掌骨桡侧的中点处）、**血海**（屈膝，在大腿内侧，髌底内侧端上2寸，当股四头肌内侧头的隆起处）、**三阴交**（在小腿内侧，当足内踝尖上3寸，胫骨内侧缘后方）。

配穴：**风热犯表**加**大椎**（在后正中线上，第7颈椎棘突下凹陷中）；**风寒束表**加**肺俞**（在背部，当第3胸椎棘突下，后正中线旁开1.5寸）；**血虚风燥**加**脾俞**（在背部，当第11胸椎棘突下，后正中线旁开1.5寸）、**足三里**[在小腿前外侧，当犊鼻下3寸，距胫骨前缘一横指（中指）]；**胃肠实热**加**内关**（在前臂掌侧，腕横纹上2寸，掌长肌腱与桡侧腕屈肌腱之间）、**支沟**（在前臂背侧，当阳池与肘尖的连线上，腕背横纹上3寸，尺骨与桡骨之间）、**中脘**（在上腹部，前正中线上，当脐中上4寸）（图5-7）。

2. 操作方法

采用针刺后拔罐法。诸穴均常规针刺，得气后施以平补平泻法，每隔5分钟行针1次，留针30分钟。起针后加拔火罐，留罐10～15分钟，每日1次，5次为1个疗程（图5-8）。

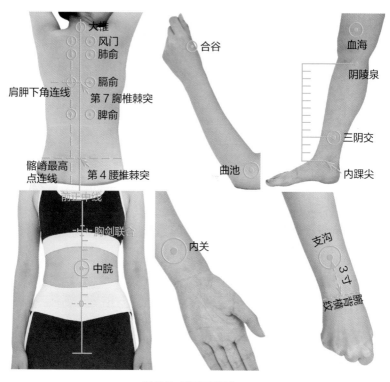

图 5-7 荨麻疹取穴一

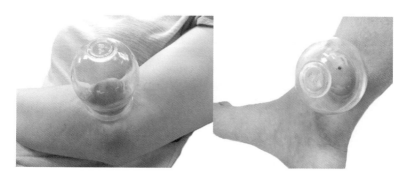

图 5-8 荨麻疹拔罐一

方法二

1. 选穴

主穴：神阙（在腹中部，脐中央）。

配穴：疹发上肢者配大椎、曲泽（在肘横纹中，当肱二头肌腱的尺侧缘）；疹发下肢者配血海、委中（在腘横纹中点，当股二头肌腱与半腱肌腱的中间）；疹发背部者配风门、膈俞；顽固性者配肺俞、脾俞（图 5-9）。

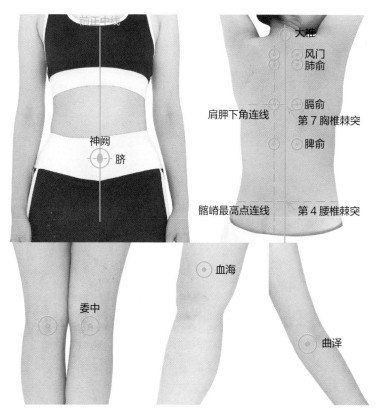

图 5-9　荨麻疹取穴二

2. 方法 采用刺络拔罐法。神阙穴可用闪火法闪罐3~5下后，留罐5~10分钟。配穴用三棱针快速点刺2下或3下，使暗红色血液自然流出，待血色变淡红后再加拔火罐，留置10~15分钟后取罐，取罐后用消毒干棉球擦净血迹。隔日治疗1次。5次为1个疗程。症轻者亦可采用单纯拔罐法（图5-10）。

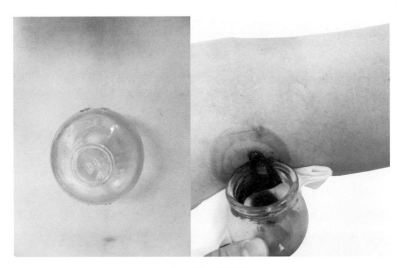

图 5-10 荨麻疹拔罐二

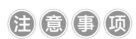

1. 针灸拔罐治疗本病效果良好，一般通过治疗即能退疹止痒，但若急性发作时，伴有呼吸困难（合并过敏性哮喘）、腹痛、腹泻等症状时，应及时采取中西医药物综合疗法治疗，以免发生窒息、危及生命。

2. 对慢性荨麻疹应积极查治可能引发本病的原发病症，如慢性感染灶、肠道寄生虫、内分泌失调等。

3. 在治疗期间应避免接触过敏原，忌食鱼虾、海鲜、烟酒、咖啡及辛辣刺激之品，多吃新鲜蔬菜和瓜果，多饮绿茶，保持大便通畅。

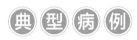

　　蒋某，男，50岁。主诉：周身皮肤反复发作性瘙疹1年。现症见胸腹部及四肢起大片状风团，潮红，扁平凸起，伴心烦口苦，少寐多梦，手足心热，纳食欠佳，大便干，舌淡红，苔薄白，脉细数。诊断：慢性荨麻疹（血虚风燥型）。治疗：采用针刺后刺络拔罐法。先取仰卧位，用毫针直刺中脘、天枢、曲池、合谷、血海、足三里、三阴交等穴位，得气后行平补平泻手法，每隔10分钟行针1次，留针30分钟。起针后取俯卧位，用一次采血针散刺大椎、左侧肺俞出血，再加拔火罐于大椎、肺俞、膈俞、大肠俞（视频34：慢性荨麻疹刺血拔罐法），留置10~15分钟，每罐拔出瘀血3~5毫升。隔日1次，5次为1个疗程。治疗2次后，瘙痒症状明显好转，继续治疗1个疗程，皮疹消失，诸症悉愈。

视频34：慢性荨麻疹刺血拔罐法

三、
带状疱疹

带状疱疹是由水痘-带状疱疹病毒引起的一种以簇集状丘疱疹、局部刺痛为特征的急性疱疹性皮肤病。疱疹多沿某一周围神经分布，呈不规则带状排列，以肋间神经、三叉神经、颈神经和腰骶部神经为多见，常出现于身体的某一侧，一般不超过中线。

中医学根据发病部位的不同而称之为"蛇丹""蛇串疮""缠腰火丹"，认为多因肝胆风热，或湿热内蕴，客于肌肤所致；或因脉络瘀阻，气血凝滞于肌肤之表而发为本病。与情志、饮食、起居失调等因素有关。

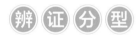

1.	肝经郁热	皮损鲜红，疱壁紧张，灼热刺痛，口苦咽干，烦躁易怒，大便干，小便黄，苔黄，脉弦滑数。
2.	脾胃湿热	皮损色淡，疱壁松弛，口渴不欲饮，胸脘痞满，纳差，大便时溏，舌红，苔黄腻，脉濡数。
3.	瘀血阻络	皮疹消退后局部皮肤仍疼痛不止，伴心烦不寐，舌质紫黯，苔薄白，脉弦细。

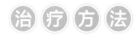

方法一

1. 选穴

主穴：阿是穴（局部皮损区）、病变相应神经节段之夹脊穴。

配穴：肝经郁热加阳陵泉（在小腿外侧，当腓骨头前下方凹陷处）、行间（在足背侧，当第1、2趾间，趾蹼缘后方赤白肉际处）；脾胃湿热加阴陵泉（在小腿内侧，当胫骨内侧髁后下方凹陷处）、三阴交（在小腿内侧，当足内踝尖上3寸，胫骨内侧缘后方）；瘀血阻络则根据皮疹部位的不同加相应的穴位，颜面部加阳白（在面部，瞳孔直下，当眶下孔凹陷处）、太阳（在颞部，当眉梢与目外眦之间，向后约1横指的凹陷处）、颧髎（在面部，当目外眦直下，颧骨下缘凹陷处）；胁肋部加期门（在胸部，当乳头直下，第6肋间隙，前正中线旁开4寸）、大包（在侧胸部，腋中线上，当第6肋间隙处）；腰腹部加章门（在侧腹部，当第11肋游离端的下方。正坐，屈肘合腋，肘尖所指处即是本穴）、带脉（在侧腹部，章门下1.8寸，当第11肋骨游离端下方垂线与脐水平线的交点上）（图5-11）。

2. 操作方法　采用针刺后拔罐法。

（1）局部围刺：皮损局部毫针围刺（围绕每块疱疹及周围皮肤之间、前后、左右，以0.3毫米×40毫米毫针向疱疹中心平刺），其他诸穴均常规针刺，得气后留针30分钟。

（2）梅花针叩刺：起针后，用梅花针叩刺皮损区，手法由轻到重，均匀叩击患部，顺序从周围临界皮肤到疱疹集簇处，程度以皮肤微出血、疱壁破裂为度。

（3）局部拔罐：在确认患部皮肤全部叩刺后，即在叩刺处

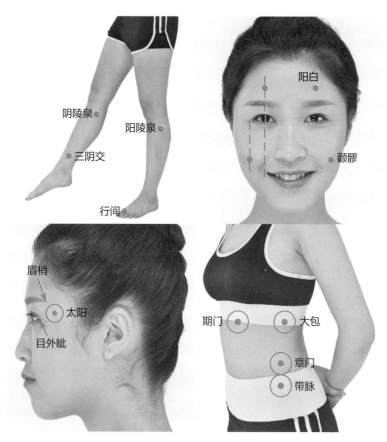

图 5-11　带状疱疹取穴一

拔罐。放血量及留罐时间视患者体质、年龄、病情等情况而定，
一般情况下每拔罐处放血量 1 ~ 3 毫升，留罐时间 5 ~ 10 分钟为
宜。起罐后涂以甲紫或紫外线局部照射（图 5-12）。

　　隔日治疗 1 次，5 次为 1 个疗程。

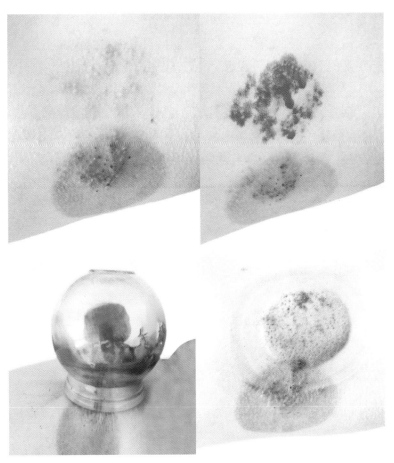

图 5-12 带状疱疹拔罐一

方法二

1. 选穴

主穴：**阿是穴**（皮损区）。

配穴：按发病部位配穴，病变在头面部者取患侧**风池**（在项部，当枕骨之下，与风府相平，胸锁乳突肌与斜方肌上端之间的凹陷处）、**太阳**、**阳白**、**颊车** [在面颊部，下颌角前上方约 1 横指（中指），当咀嚼时咬肌隆起，按之凹陷处]、合谷（在手背，第 1、2 掌骨间，当第 2 掌骨桡侧的中点处）；在颈部、上肢或合并颈神经根处者，配大椎（在后正中线上，第 7 颈椎棘突下凹陷中）、肩井（在肩上，前直乳中，当大椎与肩峰端连线的中点上）、列缺（在前臂掌面桡侧缘，桡骨茎突上方，腕横纹上 1.5 寸，当肱桡肌与拇长展肌腱之间）；在胁肋部者，取该肋间同侧相应之夹脊穴（在背腰部，当第 1 胸椎至第 5 腰椎棘突下两侧，后正中线旁开 0.5 寸，一侧 17 穴）、支沟（在前臂背侧，当阳池与肘尖的连线上，腕背横纹上 3 寸，尺骨与桡骨之间）、阳陵泉；在腰腹部者，取腰部同侧相应之夹脊穴、委中（在腘横纹中点，当股二头肌腱与半腱肌腱的中间）、足三里 [在小腿前外侧，当犊鼻下 3 寸，距胫骨前缘一横指（中指）]、悬钟（在小腿外侧，当外踝尖上 3 寸，腓骨前缘）。若病变范围较大、症状较重者，加大椎、灵台（在背部，当后正中线上，第 6 胸椎棘突下凹陷处）（图 5-13）。

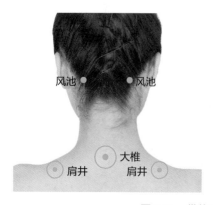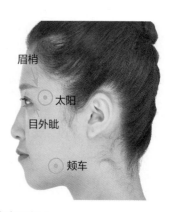

图 5-13　带状疱疹取穴二

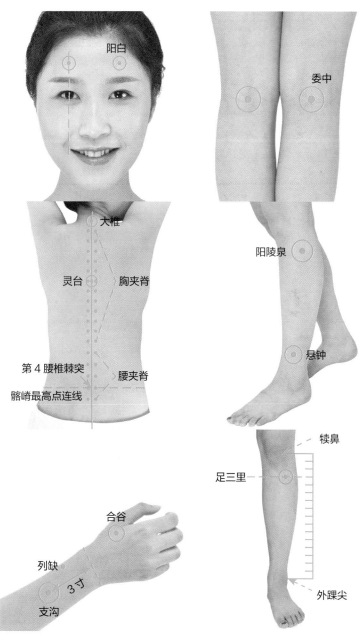

阳白

委中

大椎

阳陵泉

灵台 胸夹脊

悬钟

第 4 腰椎棘突

腰夹脊

髂嵴最高点连线

犊鼻

足三里

外踝尖

合谷

列缺

3寸

支沟

图 5-13（续）

2. 方法 采用针刺后拔罐法或梅花针叩刺后拔罐法。留罐 10 ~ 15 分钟。每日 1 次，5 次为 1 个疗程（图 5-14）。

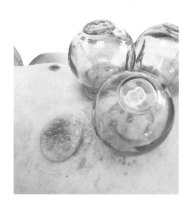

图 5-14 带状疱疹拔罐二

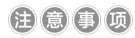

1. 刺络拔罐治疗对带状疱疹有较好的疗效，对后遗神经痛也可止痛。

2. 注意罐具、针具及皮损部位清洁和严格消毒，且 24 小时内不要沐浴，以防止感染，尤其是糖尿病血糖控制不佳者。

3. 注意饮食清淡，忌食辛辣刺激油腻之品，保持大便通畅。

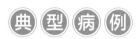

陈某，男，59 岁。主诉：右侧后背、腋下及胸前疼痛 3 天，局部发现红色丘疹及散在水疱 2 天。现病史：3 天前出现右侧后背、胸前及腋下疼痛不适，次日后背、腋下、胸前疼痛剧烈伴灼热感，并发现皮肤出现大小不等的红色丘疹及散在水疱，纳食欠佳，大便干，小便短赤。既往史：冠心病10年。

　　检查：精神不振，痛苦面容，右侧后背、腋下及胸前有大小不等呈带状分布的红色丘疱疹，疱壁紧张，密布成簇，间有正常皮肤，局部灼痛不止，不敢触摸，近衣痛甚，舌质红，苔黄腻，脉弦滑。

　　诊断：带状疱疹（肝经郁热型）。

　　治疗：采用针刺后拔罐法。针刺取穴以皮损区、右侧颈₄至胸₅节段夹脊穴、期门（右）、外关（右）、阳陵泉（右）、行间（右）为主，留针30分钟。起针后，梅花针叩刺皮损区至疱壁破裂及夹脊穴微微渗血，加拔火罐10分钟，吸出暗红色血液和黄水，每处3~5毫升，总量约25毫升。治疗1次后，即感疼痛及灼热感明显减轻，当晚即能入睡。如法治疗5次后，疱疹干瘪结痂，疼痛消失，局部皮肤有痒感，余无不适（图5-15）。

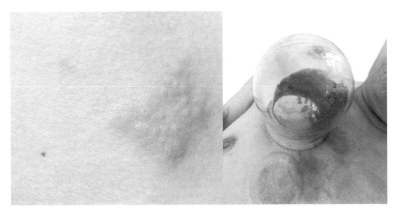

图5-15　带状疱疹拔罐

　　孙某，男，73岁。主诉：左侧胸腹、腋下皮肤疼痛3个月。现病史：3个月前感冒发热后，左侧胸腹、腋下及后背突起红色丘疱疹，密布成簇，疼痛剧烈。经多方治疗皮疹消失，留有大片紫色瘀斑，后背疼痛消失，但左侧胸腹、腋下仍触痛感明显，时有阵发性跳痛，入夜为甚，伴心烦不寐，茶饭不香，舌暗红，苔薄白，舌下脉络紫暗，脉弦数。诊断：带状疱疹后遗神经痛（瘀血阻络型）。治疗：采用刺络拔罐法，在左胸腹及腋下触痛明显处用一次性采血针豹文刺，拔罐 10 分钟，拔出瘀血约 30 毫升。隔 2 日治疗 1 次，3 次后痛大减，仅感局部皮肤发紧不适。改为 1 周 1 次，5 次后症状消失（图 5-16）。

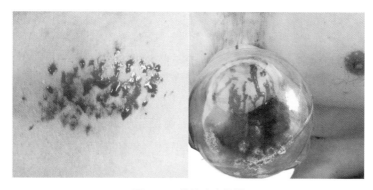

图 5-16　带状疱疹拔罐

四、

神经性皮炎

神经性皮炎是一种以皮肤苔藓样变及剧烈瘙痒为特征的神经功能障碍性皮肤病。根据皮损范围大小，临床分为局限性神经性皮炎和播散性神经性皮炎两种。本病的发生与精神因素有关，精神紧张、焦虑、抑郁、局部刺激及饮酒、进食辛辣发物等均可诱发本病或使本病加剧。

本病归属于中医学"牛皮癣""顽癣"等范畴。多因情志不遂，肝郁化火，日久耗血伤阴，血虚化燥生风，肌肤失去濡养所致；也有因风热外袭、蕴阻肌肤而发病者。

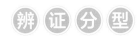

皮损初起为深红色扁平丘疹，密集成片，边缘清楚。日久局部皮肤增厚，干燥粗糙，纹理加深，形成苔藓样变，表面有少许鳞屑，自觉阵发性剧烈瘙痒，尤以夜间及平静时为重。

1.	血虚风燥	丘疹融合，成片成块，表面干燥，色淡或灰白，皮纹加深，上覆鳞屑，剧烈瘙痒，夜间尤甚，女性或兼月经不调，舌淡苔薄，脉濡细。
2.	阴虚血燥	皮损日久不退，呈淡红或灰白色，局部干燥肥厚，甚则泛发全身，剧烈瘙痒，夜间尤甚，舌红少苔，脉弦数。
3.	肝郁化火	皮损色红，心烦易怒或精神抑郁，失眠多梦，眩晕，口苦咽干，舌红，脉弦数。
4.	风热蕴阻	皮疹呈淡褐色，皮损成片，粗糙肥厚，阵发性剧痒，夜间尤甚，舌苔薄黄，脉浮数。

治疗方法

方法一

1. 选穴

主穴：风池（在项部，当枕骨之下，与风府相平，胸锁乳突肌与斜方肌上端之间的凹陷处）、**大椎**（在后正中线上，第7颈椎棘突下凹陷中）、**膈俞**（在背部，当第7胸椎棘突下，后正中线旁开1.5寸）、**曲池**（屈肘，当肘横纹外侧端与肱骨外上髁连线的中点）、**百虫窝**（屈膝，在大腿内侧，髌底内侧端上3寸，当血海上1寸取之）；皮损局部。

配穴：血虚风燥加脾俞（在背部，当第11胸椎棘突下，后正中线旁开1.5寸）、**血海**（屈膝，在大腿内侧，髌底内侧端上2寸，当股四头肌内侧头的隆起处）；**阴虚血燥加太溪**（在足内侧，内踝后方，当内踝尖与跟腱之间的凹陷处）、**血海**；**肝郁化火加肝俞**（在背部，当第9胸椎棘突下，后正中线旁开1.5寸）、**行间**（在足背侧，当第1、2趾间，趾蹼缘后方赤白肉际处）；**风热蕴阻加合谷**（在手背，第1、2掌骨间，当第2掌骨桡侧的中点处）、**外关**（在前臂背侧，当阳池与肘尖的连线上，腕背横纹上2寸，尺骨与桡骨之间）（图5-17）。

2. 操作方法　采用针刺后拔罐法。

针刺：皮损局部用4根或5根毫针由边缘向中心进行围刺。随症配穴，常规针刺，平补平泻。留针30分钟，每10分钟行针1次。

拔罐：针刺结束后立即用闪火罐法闪罐3下或4下后留罐5～10分钟，拔至局部发红、发紫、流血水为佳。

隔日治疗1次，10次为1个疗程。

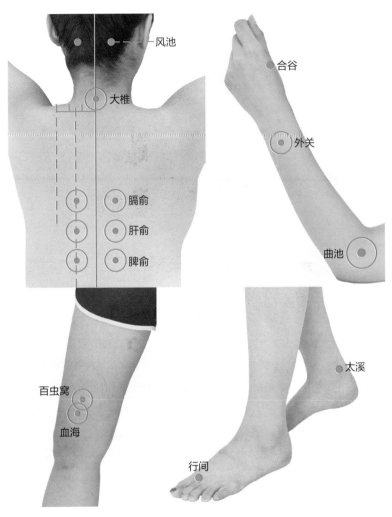

图 5-17 神经性皮炎取穴一

方法二

1. 选穴 ①皮损部位；②大椎、肺俞（在背部，当第 3 胸椎棘突下，后正中线旁开 1.5 寸）、膈俞（在背部，当第 7 胸椎棘突下，后正中线旁开 1.5 寸）、心俞（在背部，当第 5 胸椎棘突下，后正中线旁开 1.5 寸）（图 5-18）。

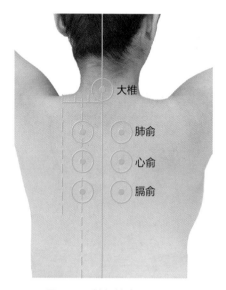

图 5-18　神经性皮炎取穴二

2. **操作方法**　予刺络拔罐疗法治疗。

（1）局部常规消毒，用梅花针沿背部膀胱经循经叩刺 2 遍或 3 遍后，分别叩刺大椎、肺俞、心俞、膈俞等穴，使局部皮肤潮红或微渗血为度，选择大号或中号玻璃火罐用闪火法，迅速吸拔在刺络部位，10～15 分钟后起罐。

（2）起罐后根据皮损面积大小在局部用梅花针叩刺 10～20下，轻者中度叩刺，以微有血点渗出为度，角化程度严重者重度叩刺，渗血较多为宜。然后吸拔火罐，罐数视病变范围大小而定，3～5 分钟后取下（图 5-19）。

隔 3～5 日治疗 1 次，5 次为 1 个疗程。

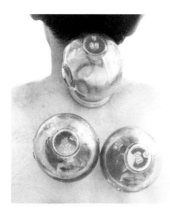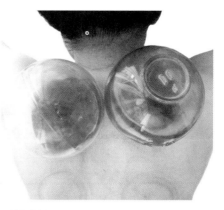

图 5-19　神经性皮炎拔罐

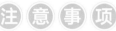

1. 叩刺时的力度和留罐时间根据患者的证型而定，实证重叩，留罐时间可稍长些；虚证轻叩，留罐时间不宜过长。

2. 保证适当的休息和睡眠，重视对患者的心理治疗，引导患者保持心情愉快，去除不良嗜好。

3. 多食新鲜蔬菜和水果，力戒烟酒，忌食鱼腥海鲜及辛辣刺激食物等。

4. 避免用搔抓、摩擦及水烫洗等方法止痒，避免粗糙衣领或羊毛、化纤织品的摩擦。

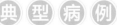

李某，女，56 岁。主诉：颈背部皮肤红斑丘疹伴瘙痒 3 个月。每遇情绪不佳、劳累及季节变化时，皮损加重，瘙痒加剧，影响睡眠。查体：颈背部约 7 厘米 ×5 厘米大小苔藓样斑块，边缘清楚，稍高过皮肤，表面干燥鳞屑，有陈旧性抓痕，舌苔薄黄，脉浮数。诊断：神经性皮炎，证属风热蕴阻型。治疗采用刺络拔罐法，取穴以风池、大椎、肺俞及皮损区为主，治疗3次后，皮损处肤色变淡红，夜间皮肤瘙痒症状明显减轻，治疗1个疗程后，皮损基本消退。

张某，男，47岁。颈部、双上肢肘关节伸侧大面积皮肤呈苔藓样变3年。皮损呈灰白色，颈部皮肤干燥肥厚，阵发性剧烈瘙痒，入夜尤甚，舌红少苔，脉弦数。诊断：神经性皮炎，证属阴虚血燥型。治疗采用针罐法。取穴风池、大椎、风门、膈俞、心俞、曲池、三阴交、太溪，常规针刺后，用一次性梅花针由外至内螺旋式均匀地叩刺皮损局部，以局部渗血为度，然后吸拔火罐，约10分钟后取下，拔出瘀血约20毫升。治疗后即感周身轻松，瘙痒减轻，治疗2个疗程后患处皮肤逐渐恢复至正常肤色（图5-20）。

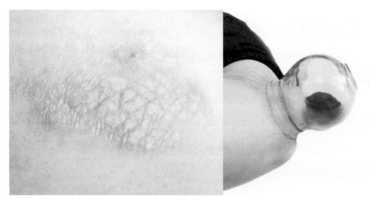

图 5-20　神经性皮炎拔罐

五、

湿疹

　　湿疹是由多种复杂的内外因素引起的一种具有多形性皮损和易有渗出倾向的皮肤过敏性炎症性反应。好发于四肢屈侧、手、面、肛门、阴囊等处，常呈对称分布，且会反复发作和相互转化，一年四季皆可发病。本病常因接触过敏原而引发，如化学粉尘、丝毛织物、油漆、药物等。此外，强烈日晒、风寒、潮湿等也会引发。湿疹在临床上有急性和慢性之分。急性期可出现皮肤潮红、皮疹、水疱、脓疱，有渗出、结痂和瘙痒；慢性期可出现鳞屑、苔藓等皮损，皮疹有渗出和融合倾向。

　　中医学认为，本病是因禀赋不足，风湿热邪客于肌肤而成。湿邪是主要病因，涉及脏腑主要在脾。

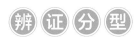

1.	脾虚湿蕴	发病较缓，皮损黯淡不红，瘙痒，抓后糜烂，可见鳞屑，伴纳少神疲，腹胀便溏，舌淡白胖嫩，边有齿痕，苔白腻，脉濡缓。
2.	血虚风燥	病情反复发作，病程较长，皮损色黯，粗糙肥厚，呈苔癣样变，剧痒，皮损表面有抓痕、血痂和脱屑，伴头昏唇淡，肢软乏力，舌淡苔白，脉弦细。
3.	湿热浸淫	发病迅速，初起皮肤潮热红肿，继而粟疹成片或水疱密集，渗液流津，瘙痒不休，伴身热、心烦、口渴、大便干、小便黄，舌红苔黄，脉滑数。

治疗方法

方法一

1. 选穴

主穴：**皮损局部**；**曲池**（屈肘，当肘横纹外侧端与肱骨外上髁连线的中点）、**血海**（屈膝，在大腿内侧，髌底内侧端上 2 寸，当股四头肌内侧头的隆起处）、**阴陵泉**（在小腿内侧，当胫骨内侧髁后下方凹陷处）、**足三里** [在小腿前外侧，当犊鼻下 3 寸，距胫骨前缘一横指（中指）]、**三阴交**（在小腿内侧，当足内踝尖上 3 寸，胫骨内侧缘后方）。

配穴：**脾虚湿蕴加太白**（在足内侧缘，当足大趾本节后下方赤白肉际凹陷处）、**脾俞**（在背部，当第 11 胸椎棘突下，后正中线旁开 1.5 寸）；**血虚风燥加膈俞**（在背部，当第 7 胸椎棘突下，后正中线旁开 1.5 寸）、**肝俞**（在背部，当第 9 胸椎棘突下，后正中线旁开 1.5 寸）；**湿热浸淫加脾俞**、**水道**（在下腹部，当脐中下 3 寸，距前正中线 2 寸）（图 5-21）。

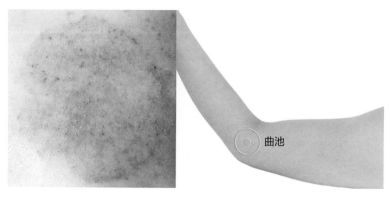

图 5-21　湿疹取穴一

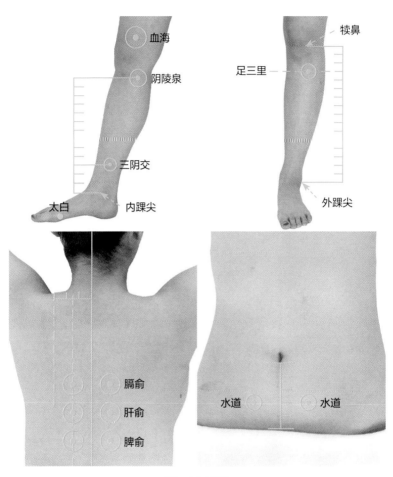

图 5-21（续）

2. 操作方法 针刺后拔罐法。

经穴随症加减，常规针刺，得气后留针 15～20 分钟。皮损局部用梅花针重叩出血后，再拔火罐，留罐 10～15 分钟。隔日 1 次，5 次为 1 个疗程。

方法二

1. 选穴　①皮损区；②大椎（在后正中线上，第 7 颈椎棘突下凹陷中）、肺俞（在背部，当第 3 胸椎棘突下，后正中线旁开 1.5 寸）、膈俞、脾俞（图 5-22）。

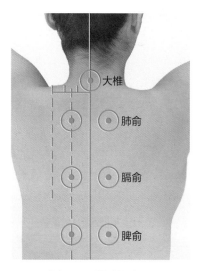

图 5-22　湿疹取穴二

2. 操作方法　采取刺络拔罐法。

（1）常规消毒湿疹皮损部位，用梅花针从皮损中心逐渐向外围叩刺至皮损最外边界，以微出血为度，叩刺后迅速拔以火罐，留罐 5 ~ 10 分钟。

（2）病变局部操作结束后，嘱患者俯卧位，以三棱针分别点刺大椎及双侧肺俞、膈俞、脾俞，每穴点刺 2 下或 3 下，以微出血为度，然后拔罐，留罐时间视患者皮肤纹理粗细、耐受程度和颜色改变而定，最长不超过 15 分钟（图 5-23）。

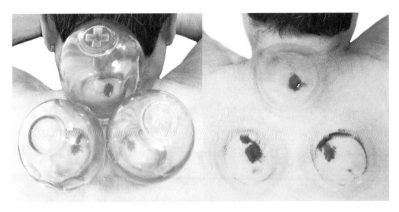

图 5-23　湿疹拔罐二

隔日 1 次，5 次为 1 个疗程。

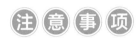

1. 治疗期间忌食鱼、虾、海鲜及辛辣有刺激性的食物，戒烟酒。

2. 皮损部位不可暴晒，也不宜用热水烫洗和肥皂擦洗，尽量避免搔抓，若因搔破感染者，应配合药物外治。

3. 远离过敏原，如化学粉尘、油漆及有毒化学制剂等，不穿尼龙、化纤内衣和袜子。

4. 畅达情志，避免精神紧张，防止过度劳累。

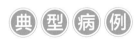

胡某，男，28 岁。主诉：湿疹不愈 1 年余，加重 1 周。1 年前饮酒受风后双肘窝出现红色皮疹，瘙痒难耐，搔抓后皮疹处有黏液渗出，经多方治疗后症状好转，但每遇饮酒、劳累后反复发作。症见双侧肘窝湿疹病灶约 3 厘米 × 4 厘米，呈淡红色斑丘疹，见干燥脱屑、瘙痒，搔破可见流水，伴有不思饮食，睡眠差，大便溏薄，舌质红，苔白腻，脉滑数。诊断：湿疹（脾虚湿蕴型）。治疗：采取刺络拔罐法。常规消毒湿疹皮损部位，用梅花针叩刺皮损区，以微出血为度，叩刺后迅速拔以火罐，留罐5分钟。再嘱患者俯卧位，以三棱针点刺肺俞、脾俞各2下或3下，以微出血为度，然后拔罐，留罐10分钟。隔2日1次，3次为1个疗程。治疗1个疗程后瘙痒症状减轻，渗出逐渐减少。再连续治疗3个疗程后痊愈。

六、

白癜风

白癜风，是一种获得性、特发性色素脱失斑，是由于在表皮、真皮交界处黑素细胞内酪氨酸酶系统功能丧失而引起局部黑素细胞减少或消失。本病为后天发生，可开始于任何年龄，但发病年龄在 20 岁之前者约占 50%。

中医学称之为"白癜""白驳风"，多因七情内伤，肝气郁结，气机不畅，复感风湿之邪，搏于肌肤，致气血失和，血不荣肤所致。

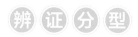

1. 气滞血瘀　皮肤白斑，发展缓慢，白斑内毛发变白，心烦不安，舌黯红或有瘀点、瘀斑，脉涩。

2. 肝郁阴虚　皮肤白斑，随情绪波动而加重，伴胸闷嗳气，性情急躁，两胁胀痛，或五心烦热，舌质红，苔少，脉沉细。

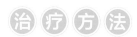

方法一

1. 选穴

主穴：病变局部皮损区、胸椎 3-12 两旁反应点（寻找小丘疹）、脾俞（在背部，当第 11 胸椎棘突下，后正中线旁开 1.5

寸）、**中脘**（在上腹部，前正中线上，当脐中上 4 寸）。

配穴：气滞血瘀加血海（屈膝，在大腿内侧，髌底内侧端上 2 寸，当股四头肌内侧头的隆起处）、**膈俞**（在背部，当第 7 胸椎棘突下，后正中线旁开 1.5 寸）；**肝郁阴虚加肝俞**（在背部，当第 9 胸椎棘突下，后正中线旁开 1.5 寸）、**肾俞**（在腰部，当第 2 腰椎棘突下，后正中线旁开 1.5 寸）、**三阴交**（在小腿内侧，当足内踝尖上 3 寸，胫骨内侧缘后方）（图 5-24）。

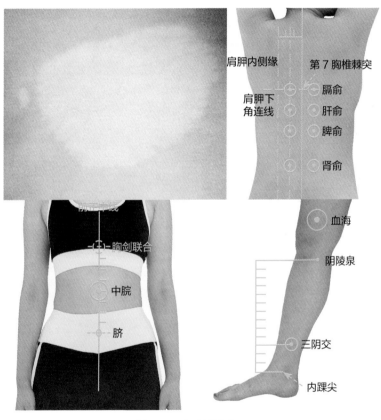

图 5-24 白癜风取穴一

2. 操作方法 先用梅花针由外向内叩刺病变部位，用三棱针挑刺胸椎$_{3-12}$两旁反应点，以微出血为度，然后用闪火法拔罐。余穴用单纯拔罐法，留罐15～20分钟。起罐后，用艾条温灸局部皮损区5～10分钟。隔3日治疗1次，5次为1个疗程（图5-25）。

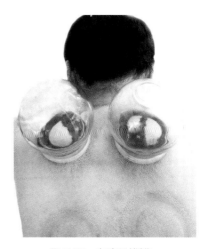

图 5-25 白癜风拔罐一

方法二

1. 选穴 皮损区；孔最（在前臂掌面桡侧，当尺泽与太渊连线上，腕横纹上7寸）、足三里 [在小腿前外侧，当犊鼻下3寸，距胫骨前缘一横指（中指）]、三阴交（图5-26）。

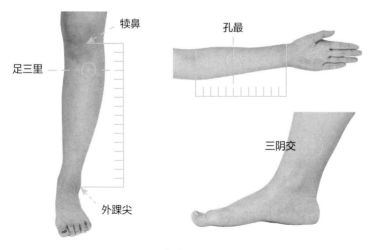

图 5-26 白癜风取穴二

2. 操作方法 采用药罐法。

（1）用棉球在药酒（川芎、木香、荆芥各 10 克，白蒺藜、丹参、当归、赤芍各 15 克，鸡血藤 20 克，灵磁石 30 克，放入 95% 酒精中浸泡半个月余，取汁 100 毫升）中浸湿，贴于火罐壁中段，点燃拔于上述穴位，留罐 15 ~ 20 分钟。每日 1 次。每侧穴位，连续拔罐 10 次。

（2）若白斑范围较小者，可于皮损区拔罐；若范围较大者，可于皮损边缘处拔罐；若皮损在头面等肌肉较少部位，可用面粉揉成条状围成火罐口大小圆圈，贴于拔罐部位。隔日治疗 1 次，10 次为 1 个疗程。

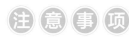

1. 此病较为顽固，须坚持治疗始效。

2. 采用药罐法时注意防烫伤。

3. 皮损区可配合涂以骨脂酊剂（补骨脂 30 克，红花、白蒺藜、川芎各等分，浸于 30% 酒精中浸泡 7 日）。

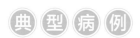

吴某，男，40 岁。发现左侧锁骨下中府穴处有一块椭圆形白斑 1 年。胸闷嗳气，性情急躁，两胁胀痛，舌暗苔薄黄，脉弦数。诊断：白癜风（肝郁气滞型）。治疗：采用刺络拔罐法。嘱患者取俯卧位，充分暴露背部，在左侧肩胛内侧缘与胸椎之间走罐数遍，发现左膈俞处黑紫痧点明显，即取三棱针点刺此处 2 下或 3 下，见点状出血后加拔火罐 10 分钟。再嘱患者取仰卧位，用梅花针反复叩刺患部直至微见出血点后，加拔火罐 10 分钟。起罐后温和灸患部和三阴交 10 分钟以充血为度。隔 2 日治疗 1

次，治疗 7 次后见白斑缩小，20 次后白斑基本消失（图 5-27）。

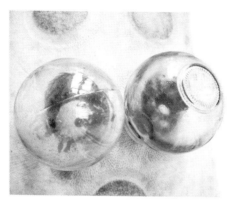

图 5-27　白癜风拔罐

七、

目赤肿痛

目赤肿痛，又称"天行赤眼""风火眼"，为多种眼部疾患中的一个急性症状。常见于西医学的急性结膜炎、假性结膜炎、流行性角膜炎等。中医学认为，本症多因风热之邪侵袭目窍，郁而不宣；或因肝胆火盛，循经上扰于目，以致经脉闭阻，血壅气滞而发目赤肿痛。

辨 证 分 型

1. 风热外袭　　白睛赤红，沙涩灼热，畏光流泪，眵多清稀，兼见头痛，发热，舌红、苔薄白或黄，脉浮数。

2. 肝胆火盛　　白睛赤红，泪热如汤，畏光刺痛，眵多黏稠，兼见口苦，烦热，便秘，舌红苔黄，脉数。

治 疗 方 法

方法一

1. 选穴

主穴：太阳（在颞部，当眉梢与目外眦之间，向后约 1 横指的凹陷处）。

配穴：风热外袭加攒竹（在面部，当眉头凹陷中，眶上切迹处）、风池（在项部，当枕骨之下，与风府相平，胸锁乳突肌与斜方肌上端之间的凹陷处）、外关（在前臂背侧，当阳池与肘尖的连线上，腕背横纹上 2 寸，尺骨与桡骨之间）；**肝胆火盛加瞳子髎**（在面部，目外眦旁，外眼角纹头尽处）、**行间**（在足背侧，当第 1、2 趾间，趾蹼缘后方赤白肉际处）、**侠溪**（在足背，当第 4、5 趾间，趾蹼缘后方赤白肉际处）（图 5-28）。

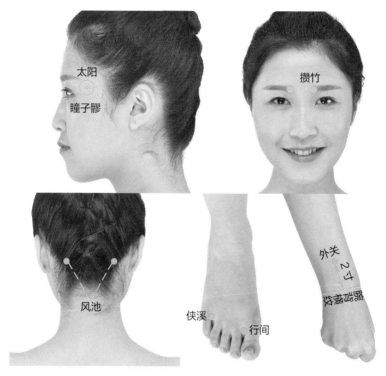

图 5-28　目赤肿痛取穴一

2. **操作方法**　采用刺络拔罐法。用三棱针点刺太阳穴，以微出血为度，然后加小号抽气罐 3 ~ 5 分钟。同时以毫针用泻法刺配穴，不留针，不拔罐。隔日 1 次，3 次为 1 个疗程（图 5-29）。

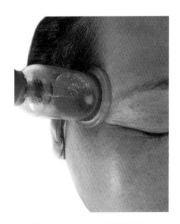

图 5-29　目赤肿痛拔罐一

方法二

1. 选穴　大椎及其两侧旁开 0.5 寸处；肩胛间丘疹样反应点（图 5-30）。

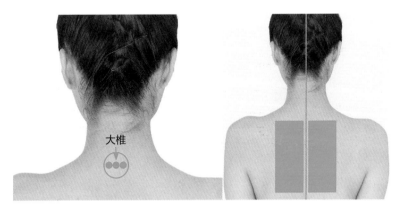

大椎

图 5-30　目赤肿痛取穴二

2. 操作方法　采用挑治后拔罐法。可在两肩胛之间寻找丘疹样反应点，或在大椎及其两侧旁开 0.5 寸处选点挑治，以微出血为度，然后拔罐 10～15 分钟。每日 1 次，5 次为 1 个疗程

（图 5-31）。

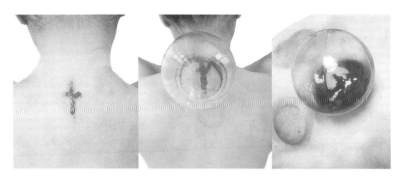

图 5-31　目赤肿痛拔罐二

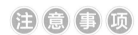

1. 患病期间应注意休息，保证充足睡眠，减少用眼。
2. 避免冷风与强光刺激，忌食辛辣之物。

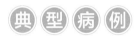

刘某，男，26 岁。两眼红肿疼痛伴畏光流泪 3 天。现面色微红，目赤流泪，畏光，有黄色黏性分泌物，尿赤，舌尖红、苔黄，脉数。证属风热上扰型。取风池、太阳、攒竹、外关、合谷，毫针浅刺，得气行捻转泻法，留针 15 分钟。起针取三棱针点刺太阳穴出血，并加拔抽气罐 5 分钟。次日两眼红肿疼痛减轻，续治 2 次告愈。

八、

睑腺炎（麦粒肿）

睑腺炎（麦粒肿），又名"针眼""土疳"，是指胞睑边缘生小疖肿，形似麦粒，易于溃脓的眼科常见病。相当于西医学的外睑腺炎，多发于青少年。病初有痒感及微痛，睑缘出现局限性红肿硬结，继之红肿渐扩大，几天后硬结顶端出现黄色脓点，破溃后流脓。若无继发感染，可以自愈。

中医学认为，本病多因风热毒邪外袭眼睑，或过食辛辣炙煿之物，积热蕴壅脾胃，以致气血凝滞，风邪热毒蕴积眼睑所致。

辨证分型

1. 外感风热　针眼初起，局部硬结微红肿痒痛，触痛明显，可伴头痛发热、全身不适，舌红苔薄白，脉浮数。

2. 脾胃蕴热　胞睑红肿，局部硬结较大，灼热疼痛，有黄白色脓点，伴口渴喜饮，便秘溲赤，舌红苔黄，脉数。

治疗方法

方法一

1. 选穴

主穴：**太阳**（在颞部，当眉梢与目外眦之间，向后约 1 横指的凹陷处）、**鱼腰**（在额部，瞳孔直上，眉毛中）。

配穴：外感风热加攒竹（在面部，当眉头凹陷中，眶上切迹处）、**风池**（在项部，当枕骨之下，与风府相平，胸锁乳突肌与斜方肌上端之间的凹陷处）、**合谷**（在手背，第 1、2 掌骨间，当第 2 掌骨桡侧的中点处）；**脾胃蕴热加承泣**（在面部，瞳孔直下，当眼球与眶下缘之间）、**曲池**（屈肘，当肘横纹外侧端与肱骨外上髁连线的中点）、**内庭**（在足背，当第 2、3 趾间，趾蹼缘后方赤白肉际处）（图 5-32）。

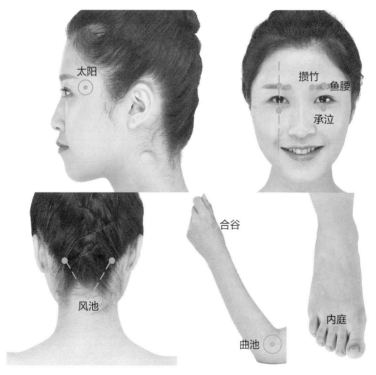

图 5-32 睑腺炎取穴一

2. **操作方法** 采用针刺后拔罐法。常规毫针刺法，得气用捻转泻法，留针 20 分钟，每 10 分钟运针 1 次。起针后取三棱针点刺太阳穴出血，并吸拔小号抽气罐 3~5 分钟。隔日 1 次，3 次为 1 个疗程（图 5-33）。

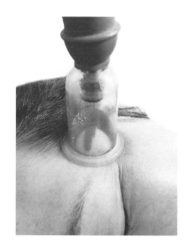

图 5-33　睑腺炎拔罐一

方法二

1. 选穴　背部两肩胛区之皮疹反应点（图 5-34 ）。

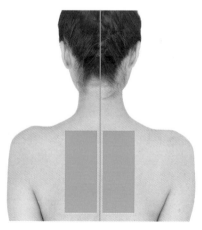

图 5-34　睑腺炎取穴二

　　2. 操作方法　嘱患者取俯卧位，充分暴露背部，在两肩胛间，第 1 至第 7 胸椎两侧，探寻淡红色丘疹或敏感点，每次取 1

个或 2 个反应点，常规消毒后用三棱针点刺或挑断疹点处的皮下纤维组织，然后加拔火罐 10 ~ 15 分钟，至吸出少量黏液或血液为度。隔日治疗 1 次，3 次为 1 个疗程（图 5-35）。

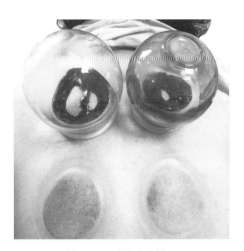

图 5-35　睑腺炎拔罐二

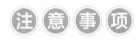

1. 肩胛区的反应点为粟米大小的皮疹，淡红色，压之不褪色。如难以确定，可用木梳背或刮痧板轻刮几道，数分钟后皮疹即显现出来。

2. 在治疗期间或睑腺炎消失 10 日内，忌食辣椒、大蒜、白酒等刺激性食物，保持大便通畅。

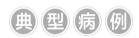

李某，女，19 岁。左眼肿痛 3 天。查：左眼上眼睑红肿明显，近睑缘处有一粟粒样红肿硬结，尚未化脓，苔薄白，脉数。

证属风热外袭之针眼。取风池（双）、太阳（左）、鱼腰（左）、攒竹（左）、合谷（双），毫针刺，得气后用捻转泻法，留针 30 分钟。起针后，再用三棱针点刺左太阳穴 2 下，并加拔火罐，拔出血 3 毫升。仅治疗 1 次，红肿硬结便逐渐消散而愈。

九、

咽喉肿痛

咽喉肿痛，又称"喉痹"，是口咽和喉咽部病变的主要症状，以咽喉部红肿疼痛、吞咽不适为特征。中医学认为，本病多由风热火毒侵袭咽喉，或肺胃积热循经上扰蕴结于咽喉；或体虚、劳累、久病而致肺肾两虚，虚火上炎，灼于喉部而致。常因外感风热或恣食辛辣之品而诱发。西医学的急性扁桃体炎、急性咽炎、单纯性喉炎、扁桃体周围脓肿、咽旁脓肿等可参考本节治疗。

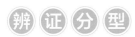 辨 证 分 型

1.	外感风热	咽喉灼热疼痛，口干口渴，伴有恶寒高热、头痛、小便黄，舌质红、苔薄白或微黄，脉浮数。
2.	肺胃实热	咽喉红肿疼痛，口渴喜饮，痰黄黏稠，便秘，小便短赤，舌红、苔黄，脉数有力。
3.	阴虚火旺	咽喉稍肿微痛，喉间有异物感，声音嘶哑，伴有手足心热，午夜尤甚，舌红、少苔，脉细数。

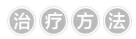 治 疗 方 法

方法一

1. 选穴

主穴：大椎（在后正中线上，第 7 颈椎棘突下凹陷中）、**肺**

俞（在背部，当第 3 胸椎棘突下，后正中线旁开 1.5 寸）、**天突**（在颈部，当前正中线上，胸骨上窝中央）、**少商**（在手拇指末节桡侧，距指甲角 0.1 寸处）。

　　配穴：外感风热加风池（在项部，当枕骨之下，与风府相平，胸锁乳突肌与斜方肌上端之间的凹陷处）、**外关**（在前臂背侧，当阳池与肘尖的连线上，腕背横纹上 2 寸，尺骨与桡骨之间）；**肺胃实热加内庭**（在足背，当第 2、3 趾间，趾蹼缘后方赤白肉际处）、**鱼际**（在手拇指本节后凹陷处，约当第 1 掌骨桡侧中点，赤白肉际处）；**阴虚火旺加太溪**（在足内侧，内踝后方，当内踝尖与跟腱之间的凹陷处）、**三阴交**（在小腿内侧，当足内踝尖上 3 寸，胫骨内侧缘后方）（图 5-36）。

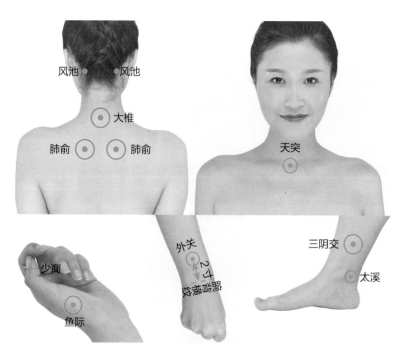

图 5-36　咽喉肿痛取穴一

2. 操作方法 采用刺络拔罐法。少商穴用三棱针点刺出血，余穴皆用梅花针进行轻叩刺，以皮肤发红或微微出血为度，之后在各穴上加拔抽气罐（少商穴除外），留罐 5 ~ 10 分钟，隔日 1 次，5 次为 1 个疗程。

方法二

1. 选穴 大椎、天突、少商（图 5-37）。

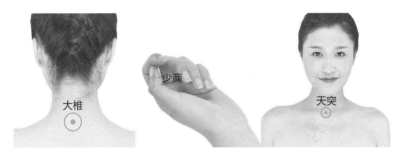

图 5-37 咽喉肿痛取穴二

2. 操作方法 大椎、天突穴采用单纯拔罐法，留罐 10 分钟。少商用一次性采血针点刺出血 10 ~ 15 滴。每日或隔日 1 次，5 次为 1 个疗程（图 5-38）。

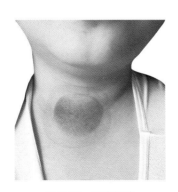

图 5-38 天突罐痕

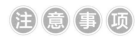

1. 治疗期间要充分休息，少用嗓子，少发声，不要大声高叫，注意保暖，避免感冒。

2. 食物宜清淡，忌辛辣，戒烟酒；多饮绿茶，保持大、小便通畅。

3. 洗漱用具及吃饭碗筷要与他人分开，防止交叉感染。

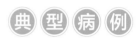

许某，女性，32岁。咽喉疼痛，吞咽困难3天，伴发热头痛，神疲乏力。查体：体温38.5℃，双侧扁桃体Ⅱ度肿大，双颌下淋巴结肿大压痛，辨证为外感风热之咽喉肿痛。穴取大椎、肺俞、曲池、少商，采取刺络拔罐法。用三棱针交替点刺上穴1～3下，以出血数滴为度，之后分别在大椎、肺俞、曲池上拔罐，留罐10分钟。治疗1个疗程后诸症消除，仅存不适感，继用上法治疗1个疗程，咽部不适消除。

十、

耳鸣、耳聋

耳鸣、耳聋是指听觉异常的两种症状。耳鸣是以自觉耳内鸣响，妨碍听觉为主症；耳聋则是以听力减退，甚至听力丧失为主症，耳聋往往由耳鸣发展而来。本症的发生，可分内因、外因。内因多由恼怒、惊恐，肝胆风火上逆，以致少阳经气闭阻，或因久病体弱，肝肾亏虚，精气不能上濡于耳而成；外因多由风邪侵袭，壅遏清窍，亦有因突然暴响震伤耳窍而引起者。

辨 证 分 型

1. **风邪外袭** 起病较速，突发耳鸣、耳聋，伴鼻塞流涕，或有头痛、耳胀闷，或有恶寒发热、身痛，舌红、苔薄白，脉浮数。

2. **肝胆火旺** 情志抑郁或恼怒之后，突发耳鸣、耳聋，伴头痛、面赤、易怒、口苦咽干、便秘、尿黄，舌红苔黄，脉弦数。

3. **肾精亏损** 久病耳聋，耳中蝉鸣，时作时止，兼失眠、头晕、腰膝酸软，舌红苔少，脉细弱。

治 疗 方 法

方法一

1. 选穴

主穴：翳风（在耳垂后方，当乳突与下颌角之间的凹陷处）、听宫（在面部，耳屏前，下颌骨髁状突的后方，张口时呈凹陷处）、**听会**（在面部，当耳屏间切迹的前方，下颌骨髁突的后缘）、**耳门**（在面部，当耳屏上切迹的前方，张口有凹陷处）、**中渚**（在手背部，当环指本节的后方，第 4、5 掌骨间凹陷处）。

　　配穴：风邪外袭加风池（在项部，当枕骨之下，与风府相平，胸锁乳突肌与斜方肌上端之间的凹陷处）、**外关**（在前臂背侧，当阳池与肘尖的连线上，腕背横纹上 2 寸，尺骨与桡骨之间）；**肝胆火旺加行间**（在足背侧，当第 1、2 趾间，趾蹼缘后方赤白肉际处）、**足临泣**（在足背外侧，当足 4 趾本节的后方，小趾伸肌腱的外侧凹陷处）；**肾精亏损加肾俞**（在腰部，当第 2 腰椎棘突下，后正中线旁开 1.5 寸）、**太溪**（在足内侧，内踝后方，当内踝尖与跟腱之间的凹陷处）（图 5-39）。

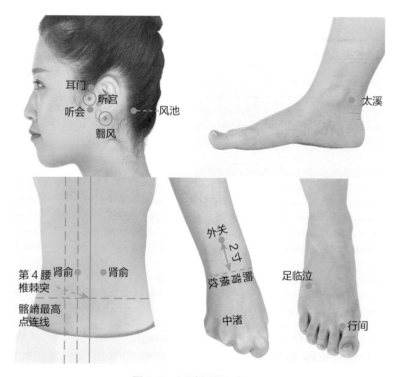

图 5-39　耳鸣耳聋取穴一

2. 操作方法 采取针刺后拔罐法。常规针刺，耳周腧穴的针感要求向耳底或耳周传导，留针30分钟，每5分钟运针1次。起针后，用小号或中号罐在耳后翳风穴和耳前听宫穴附近拔罐5~10分钟，以局部皮肤潮红或瘀紫为度。每日1次，5次为1个疗程（图5-40）。

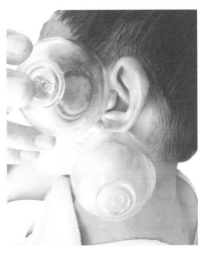

图5-40 耳鸣、耳聋拔罐一

方法二

1. 主穴 听宫（图5-41）。

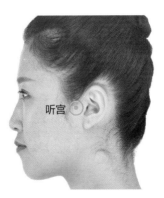

图5-41 耳鸣、耳聋取穴二

2. 操作方法 刺络拔罐法。常规消毒后，取三棱针在听宫穴上点刺2下或3下，以皮肤微微出血为度，之后用小号或中号罐吸拔5~10分钟，拔出3~5毫升瘀血。隔3日1次，5次为1个疗程（图5-42）。

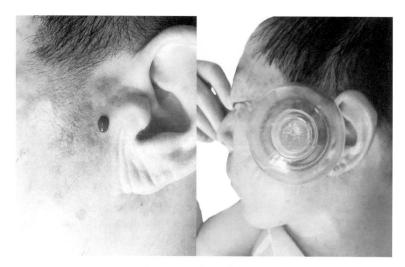

图 5-42　耳鸣、耳聋拔罐二

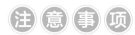

1. 注意调适情志，保持心态平衡，加强营养，保证充足睡眠，节制房事。

2. 避免接触有高分贝噪声的环境，必要时要中西医综合疗法治疗。

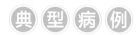

王某，女，53 岁。主诉：左耳突然耳鸣，听力下降 10 多天。10 多天前感冒后，突感左耳闷胀闭塞、听力减弱、时有耳鸣，伴头痛怕风，舌红苔薄白，脉弦。中医诊断：暴聋。辨证：风邪外袭。治疗：采用针刺后拔罐法。穴取风池（双）、翳风（双）、太阳（左）、听宫（左）、听会（左）、耳门（左）、外关（左）、中渚（左），毫针刺，平补平泻手法，留针 20 分钟，每

5 分钟捻转 1 次。起针后，取小号三棱针点刺听宫穴两下后，随即用小号抽气罐吸拔 10 分钟，吸拔出血 5 毫升。次日复诊时诉耳鸣减轻。而后针罐结合（针刺治疗同前，听宫、听会、耳门三穴交替用三棱针点刺出血后拔罐）治疗 5 次后，听力较前有所恢复，继续巩固 2 个疗程，诸症悉愈（图 5-43）。

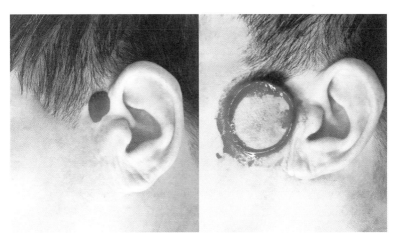

图 5-43　耳鸣、耳聋拔罐三

十一、

颞下颌关节功能紊乱综合征

颞下颌关节功能紊乱综合征，又称"颞颌关节功能障碍综合征"，是指咀嚼肌平衡失调，颞下颌关节各组织结构之间运动失常而引起的颞颌关节区的疼痛、张口受限、弹响等一系列症状的综合征。本病好发于青壮年，以单侧较多见。

本病归属于中医学"颌痛""颊痛""口噤不开"等范畴。本病的发生与肝肾亏虚、风寒侵袭有关。风寒外袭面颊，致局部经筋拘急；面颊外伤、张口过度，致颞颌关节受损；先天不足、肾气不充、牙关发育不良等因素，均可使牙关不利，弹响而酸痛。

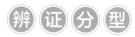

辨 证 分 型

1.	寒湿痹阻	开口不利，咀嚼受限，关节弹响，咀嚼时关节区疼痛，平时酸胀麻木不适，遇寒湿风冷症状加重，舌淡、苔薄白，脉弦紧。
2.	肝肾不足	开口不利，咀嚼障碍，关节区酸痛弹响，头晕耳鸣，腰膝酸软，舌质红，脉细无力。

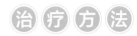

方法一

1. 选穴　取患侧下关（在面部耳前方，当颧弓与下颌切迹所形成的凹陷中）、颊车 [在面颊部，下颌角前上方约 1 横指（中指），当咀嚼时咬肌隆起，按之凹陷处]（图 5-44）。

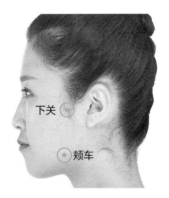

图 5-44　颞下颌关节功能紊乱综合征取穴一

2. 操作方法　采用小抽气贮药罐法。方法为，取伸筋草、钻地风、威灵仙各 60 克，三七 30 克，木瓜 120 克，放入白酒 2500 毫升中浸泡 2 个月备用。治疗时取适量药酊贮于罐内，在患侧下关、颊车穴上拔罐，留罐 15 ~ 20 分钟。隔日治疗 1 次，5 次为 1 个疗程。

方法二

1. 主穴　阿是穴（硬结点或压痛点）、下关、听宫（在面部，耳屏前，下颌骨髁状突的后方，张口时呈凹陷处）（图 5-45）。

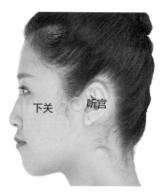

图 5-45 颞下颌关节功能紊乱综合征取穴二

2. 操作方法 采用刺络拔罐法。先用三棱针点刺上穴出血少许，然后拔罐 15 ~ 20 分钟。隔日治疗 1 次，5 次为 1 个疗程（图 5-46）。

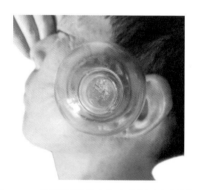

图 5-46 颞下颌关节功能紊乱综合征拔罐二

方法三

1. 选穴

主穴：下关、颊车、听宫、合谷（在手背，第 1、2 掌骨间，当第 2 掌骨桡侧的中点处）。

配穴：肝肾不足加肝俞（在背部，当第 9 胸椎棘突下，后正中线旁开 1.5 寸）、**肾俞**（在腰部，当第 2 腰椎棘突下，后正中线旁开 1.5 寸）；**头晕加风池**（在项部，当枕骨之下，与风府相平，胸锁乳突肌与斜方肌上端之间的凹陷处）；**耳鸣加耳门**（在面部，当耳屏上切迹的前方，张口有凹陷处）（图 5-47）。

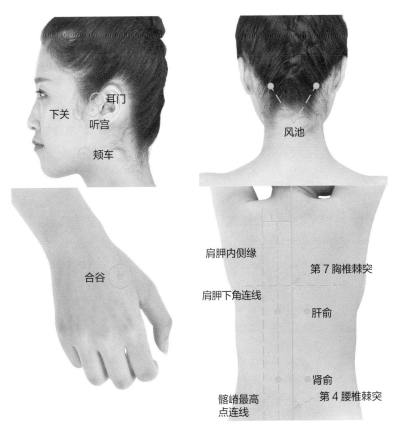

图 5-47 颞下颌关节功能紊乱综合征取穴三

2. **操作方法** 采用针刺后拔罐法。主穴均常规针刺，得气后行提插捻转泻法，使针感向面颊及颞颌关节部放射。可针上加灸，留针 30 分钟，每 5 分钟行针 1 次。起针后，合谷穴和颞颌疼痛区闪罐数次后留罐 5~10 分钟。每日 1 次，5 次为 1 个疗程。

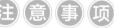

1. 注意饮食，不吃干硬的食物，避免颞下颌关节的进一步损伤。

2. 注意局部保暖，可自我按摩或温敷疼痛区。

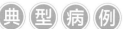

阳某，男，18岁。右耳前酸胀疼痛5天，张口或咀嚼时疼痛加重。查：右侧颌下明显压痛，张口时颞颌关节轻度弹响，舌淡、苔薄白，脉弦紧。诊断：右颞下颌关节功能紊乱综合征（寒湿痹阻）。取下关（右）、听宫（右）、颊车（右）、合谷（双）等穴毫针深刺，得气后，右侧合谷、下关加用电针，疏密波，通电20分钟。起针后，在压痛明显处闪罐5次后留罐10分钟。经2次治疗后症状明显减轻，5次后诸症消失，开合自如。

国学中医，亟待传承，勤学勤思，方有所成。

周仲瑛

国学中医，亟待传承，勤学勤思，方有所成。

周仲瑛

- 心中有数　手下有度

- 百用百效的艾灸方法
  几十年临床效验集结

- 真人操作演示详细地
  介绍了常用灸法的操
  作步骤、适应证、技
  巧和注意事项

别出心裁地以真人秀图文形式展现了各种灸法的灸治"火候"和灸后局部皮肤变化情况，并有80种常见多发病的具体灸疗方法。

超值彩图版
精装

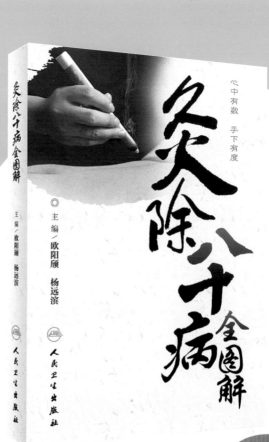

灸除八十病全图解

心中有数　手下有度

◎主编／欧阳颀　杨远滨

人民卫生出版社

32检